面中部年轻化

CENTROFACIAL
REJUVENATION Volume III

主编 · Patrick L. Tonnard

Alexis M. Verpaele

Richard H. Bensimon

主译 · 邱立东

主审 · 李发成

上海科学技术出版社

图书在版编目（CIP）数据

面中部年轻化 / （比）帕特里克·L.唐纳德
(Patrick L.Tonnard)，（比）亚历克西斯·M.韦尔佩莱
(Alexis M.Verpaele)，（美）理查德·H.本西蒙
(Richard H.Bensimon)主编；邱立东主译. -- 上海：
上海科学技术出版社，2021.1
　　ISBN 978-7-5478-5041-1

　　Ⅰ. ①面… Ⅱ. ①帕… ②亚… ③理… ④邱… Ⅲ.
①颈－美容－整形外科手术②面－美容－整形外科手术
Ⅳ. ①R622

中国版本图书馆CIP数据核字(2020)第147569号

上海市版权局著作权合同登记号 图字：09-2018-719 号

封面图片由译者提供

面中部年轻化

主编　Patrick L. Tonnard
　　　Alexis M. Verpaele
　　　Richard H. Bensimon

主译　邱立东
主审　李发成

上海世纪出版（集团）有限公司
上 海 科 学 技 术 出 版 社　出版、发行
（上海钦州南路71号　邮政编码200235　www.sstp.cn）
浙江新华印刷技术有限公司印刷
开本787×1092　1/16　印张20
字数：500千字
2021年1月第1版　2021年1月第1次印刷
ISBN 978-7-5478-5041-1/R·2158
定价：248.00元

内容提要

面部的生理性老化是一个多因素促成的过程，老化直接影响着人们对美的感觉，也使得爱美人士孜孜不倦地追求更年轻的面部。本书系统地介绍了面中部年轻化的相关技术，主要讲解自体脂肪移植术、肉毒毒素和填充物注射技术及巴豆油换肤术在面中部年轻化治疗中需要掌握的技术要点。其中，详细探讨了自体脂肪移植术，概括总结了它与其他面部年轻化技术联合应用的策略。本书图文并茂，通过大量图片（1 350 幅）系统介绍各项技术的操作技巧及作者的经验和教训。

本书适合各年资整形美容外科医师阅读与参考。

献　辞

感谢我的儿子 Gilles 以及我的妻子 Veerle，是他们让我的后半生如同天堂一般美好。

Patrick L. Tonnard, MD, PhD

感谢一直支持我并给予我关爱的妻子 Helga，同时感谢我引以为傲的两个儿子，Louis 和 Rémi。

Alexis Verpaele, MD, PhD

感谢外科医生、解剖学家，充满热情的 Hector Bensimon，他敬爱的导师 Ricardo Finochietto 将他的名字赐予了我，从此注定了我要将外科作为一生的事业。

Richard H. Bensimon, MD

译者名单

主　译

邱立东

主　审

李发成

副主译

黄海滨　李劲良

参译人员

(以姓氏笔画为序)

丰晓冰　王世勇　王绍国　朱　昊　乔爱军　刘彦军
闫晓辉　李　石　李春财　杨佳琦　张立天　张灵丽
张笑天　黄大勇　常东青　韩　勋

编者名单

主 编

Patrick L. Tonnard, MD, PhD
Director
Coupure Center for Plastic Surgery
Ghent, Belgium
Assistant Professor
Free University of Brussels
Brussels, Belgium

Alexis M. Verpaele, MD, PhD
Director

Coupure Center for Plastic Surgery
Ghent, Belgium
Assistant Professor
Free University of Brussels
Brussels, Belgium

Richard H. Bensimon, MD
Executive Medical Director
The Bensimon Center
Portland, Oregon

参编人员

F. Javier Beut, MD, FACS
Instituto Dr Beut
Palma de Mallorca, Spain

Glenn W. Jelks, MD
Private Practice
JelksMedical
New York, New York

Jerome Lamb, MD, FACS
Private Practice
Centerpoint Medical Center
Independence, Missouri

Val Lambros, MD
Clinical Professor of Plastic Surgery
University of California, Irvine
Irvine, California

Christopher C. Surek, DO
Chief Resident
Department of Plastic Surgery
University of Kansas Medical Center
Kansas City, Kansas

**Woffles T.L. Wu, MBBS (S'pore),
FRCS (Edin), FAMS (Plastic Surgery)**
Private Practice
Singapore
Senior Lecturer
Anglia Ruskin University
Cambridge, England, United Kingdom
Honorary Head of Plastic Surgery
 Department
Zhejiang Peoples Hospital
Hangzhou, China

中文版前言

人类文明自开始起就没有停止过对美与年轻的追求。随着人们生活水平的提高以及科学技术的发展，人们对于外貌的要求也在不断变化。近年来，更多的求美者追求的是自然、年轻的外貌。

衰老是一种生命的自然规律，却是年轻最大的敌人。以往认为衰老的主要表现是皮肤软组织的松弛与下垂，因此，外科手术除皱成为主要治疗手段。患者术后松弛、下垂矫正效果明显，但是存在瘢痕明显、恢复期长、并发症多、表情不自然等缺陷。随着研究与认识的深入，发现脂肪缺失、骨吸收（组织容积缺失）是衰老的主要原因。容积再恢复逐渐取代外科手术，成为抗衰老的主要手段。自体脂肪以其获取简单、价格相对便宜、可以避免其他填充材料所形成的并发症等特点在众多移植材料中脱颖而出。脂肪移植也有其自身的缺点，如脂肪存活率较低及术后吸收的问题。如何更好地利用自体脂肪，使用更合理的处理技术和程序，提高脂肪的存活率，使其为患者提供最佳的治疗效果，是一个多世纪以来整形美容专业领域研究和讨论的热点问题之一。

面部年轻化手术是一个相对年轻的专业领域，虽然它的出现不到 100 年，但是在它出现后就呈现了势如破竹般的发展态势。现代人审美的巨大变化对医生提出了更高的要求。Patrick L. Tonnard 博士和 Alexis M. Verpaele 博士作为新时代该领域的领军人物，不但对传统的除皱手术做了巨大的改进，也将脂肪移植在面部年轻化中运用得出神入化，他们的理念在面中部年轻化中表现得淋漓尽致。如果完美是一种极致，那么综合运用各项面部年轻化技术就是面部年轻化的理想方式。Richard H. Bensimon 博士更多地关注衰老皮肤本身，在Hetter 博士的研究基础上，将巴豆油换肤技术运用得更加规范、安全，让患者得到健康的外表，光滑、柔软的皮肤，真正散发出青春的光芒，从而成为面部年轻化的点睛之笔。他们都富有开创精神、勤于学习思考、崇尚合作、治学认真严谨，值得我们每个人学习。

《面中部年轻化》由 Patrick L. Tonnard、Alexis M. Verpaele、Richard H. Bensimon 共同创作，是他们这一系列作品的第三卷，并汇集了许多世界知名整形美容外科医生的知识与经验。本书专注于读者对技术细节、技巧的实际需求，用照片、绘图等方式详尽说明，呈现了大量新颖的观点与研究成果。如此有价值的技术类专著应该更广泛地传播，以使更多患者受益。本书对我们在临床开展工作有很强的指导意义，也对科研工作者进行科学研究有很大的启发作用。

在本书翻译过程中，特别感谢韩岩教授、李发成教授，是他们仔细认真的审校确保了本书的翻译质量。由于译者自身水平有限，疏漏在所难免，也希望同行批评指正、不吝赐教。

邱立东

英文版序

2004 年，Patrick Tonnard 和 Alexis Verpaele 凭借着他们的著作《小切口颅骨悬吊提升术：小切口除皱术》一举成名。我也是在这个时候认识了他们。著作中介绍了一种可以在门诊局麻下进行的操作，在 2 小时内即可完成全面部除皱的手术。这种手术方法在多个方面的优势都是出人意料的，包括手术瘢痕小、术后恢复快、并发症少。这是本书的两位著者职业生涯中惊人而富于创新的标志。在接下来的十年里，我很高兴结识了他们。他们是最前沿的领导者，同时也是富有同情心、关心他人的医生，并且都是一流的整形外科医生。Tonnard 博士和 Verpaele 博士不仅一直反思自己的研究成果，而且开启了面部年轻化的新时代，从"少即是多"到"事半功倍"。

毫无疑问，他们的这本新书《面中部年轻化》，代表了面部年轻化的又一个进展。术中倡导的理念与"更自然的面部年轻化"理念完全一致。通过对脂肪室的认识可以更好地理解面部衰老的机制。面中部衰老是面部早期衰老的标志，面部衰老导致的形状和结构的改变，既需要恢复脂肪室的容量，也需要使用传统的浅表肌腱膜系统（SMAS）手术进行外部的提升。

本书整合多种技术，其中包括了颗粒脂肪移植和纳米脂肪移植在口周、面中部和眼睑成形术中的运用。这些作者都是临床实践中的领军人物，他们将面中部高光区的容量增加作为重新获得美丽和年轻的方法，这是当今面部年轻化技术中最杰出的标志。本书还讨论了肉毒毒素和填充剂技术，以及它们在现代面部年轻化实践中的运用。

本书的各章节将整形外科的科学和艺术整合到了一起，其中包括 Val Lambros 博士和 Woffles Wu 博士对填充剂和肉毒毒素相关的内容和技术的描述。Richard Bensimon 博士描述了皮肤衰老的表现，以及患者在面中部容量恢复后如何通过现代巴豆油换肤技术来帮助提高并维持年轻化效果。Richard Bensimon 博士发现了巴豆油换肤技术的优点，并进行了改进。

本书阐述了全新的面中部和面部年轻化的理念，必将成为一个里程碑式的畅销书。感谢 Patrick Tonnard 博士、Alexis Verpaele 博士和 Richard Bensimon 博士，感谢他们在这本优秀的著作中，无私地分享他们丰富的经验和专业知识。

Rod Rohrich，MD，FACS

Dallas，Texas

英文版第 1、2 部分前言

面部年轻化是一个年轻的专业领域。它出现了不到 100 年的时间，随后经历了几段呈"指数级"发展的时期，并且每个时期内或多或少地维持了一段平稳发展的态势。每一代人都认为他们似乎已经达到了技术发展的顶峰，但实事求是地说，要实现"最终目标"——面部更年轻（而不仅仅是与众不同），我们还有很长的路要走。很讽刺的是，我们目前拥有的所谓"最先进"的技术，可能在未来 30 年或更短的时间内就会过时。

面部美容外科的最新革命是发现了面部浅表肌腱膜系统（SMAS），并由之衍生出很多的技术，以最大限度地利用这一关键的面部结构。就当时对面部美学的理解而言，结果是令人满意的。理由是：面部老化主要表现为皮肤松弛或松垂，因此治疗的重点是恢复皮肤紧致和将结构"提升"到原来所在的位置。

我们相信，现在我们又一次进入了一个创新方法大量涌现的时代。我们正处于强调组织容量恢复的时期，同时也处于再生外科和再生医学新纪元的初始阶段。这两个理念都是颠覆性的，因为它们对于面部老化的思考和治疗方式是完全不同的。

外科技术将继续受公众需求和整形外科医生创造力的影响。我们对面部提升手术的贡献是使手术过程更安全、更简单，结果更自然。小切口颅骨悬吊（MACS）提升术的概念逐渐发展，并于 2002 年在《整形与修复重建外科》(PRS) 杂志上发表。最初我们认为，小切口除皱术只有短期热度，没想到逐渐被全世界所接受。而且我们在 2004 年和 2007 年出版了两本关于这一主题的专著，除了增加了颞部提升术外，手术方法上没有明显的变化。真正的变化在于通过脂肪移植的方法恢复容量。来自纽约的 Sydney Coleman 是脂肪移植技术的领军人物及推广者，我们从 2002 年开始，尝试性地将脂肪移植技术融入 MACS 提升术中，至 2004 年，已经形成了常规和规范。我们试图确定面部脂肪移植的确切指征和部位，在有适应证的眼睑和表浅皱纹的部位，采用特定的器械和技术进行操作。随着时间的推移，我们意识到这种技术的巨大潜力，也意识到在一些患者中，这个"辅助"手段变得比除皱手术更重要，从而提出了"面中部年轻化"的概念。

面中部包括 3 个区域：眶周区、面部中央区和口周区。从本质上讲，这个范围包括了所有恢复象征年轻外观的"椭圆形脸型"的辅助技术。实际上，"面部提升"主要对面周部和颈部区域有影响，而对"椭圆形脸型"本身的恢复作用很小。《面中部年轻化》包括 3 个部分：

第 1 部分"自体脂肪移植术：一种让饱满度恢复重现的细胞治疗技术"中共 7 章，讲述了我们在使用不同脂肪移植技术"从容量恢复到细胞再生治疗"方面的进展。

第 1 章"脂肪移植在面部年轻化中的作用"阐明了脂肪移植在面部年轻化中的新作用：脂肪移植在面部美容外科中越来越重要，与面部提升手术结合，产生了协同作用；确定了面部容量缺失的位置以及容量再恢复的指征，以及脂肪移植的具体部位。面中部年轻化的理念基础是：面部皱缩是面部老化的主要因素。

第 2 章"颗粒脂肪移植技术"详细地描述了颗粒脂肪的获取、处理和注射的过程，并介绍了脂肪获取和注射的器械；着重介绍脂肪移植的颗粒大小对脂肪细胞存活的重要影响，以及技术的可预测性；其他细节还包括麻醉，患者的安全、恢复和效果。

第 3 章"增加容量的眼睑成形术"的理论基础是：眶周老化的原因是容量缺失，在这个假说基础之上，提出了眶周年轻化应恢复眶周的容量，而不是组织切除的新理念。重点介绍了脂肪颗粒注射的精确定位，并给出了详细的解剖位置图，以及注射的技术要点。

第 4 章"口周年轻化"描述了从唇部的单纯填充到唇部塑形的模式转变，真正意义上实现唇部和口周的年轻化。口周年轻化不仅仅需要恢复容量，而且通常需要通过外科手术来缩短上唇高度。简要地介绍了换肤技术，该技术在第 3 部分中有更详细的说明。

第 5 章"锐针皮内脂肪移植技术"，描述了如何使用颗粒脂肪作为一种安全的永久性皮内填充剂进行注射。结合多个临床病例，详细地阐述了适应证。

第 6 章"纳米脂肪移植"讲述了如何通过简单的机械乳化法去除脂肪细胞，离心提取血管基质组分的方法。这种乳糜悬浮液含有比脂肪细胞小得多的细胞成分，因此被称为"纳米脂肪"。这种产物可以通过极细的锐针注入真皮浅层，目的是改善皮肤的质地，如老化、创伤和色素沉着等。强调了纳米脂肪制备的技术细节和安全注射的技术。

第 7 章"面中部年轻化的联合治疗"介绍了大量利用所有技术联合治疗的案例。这些案例展示了多种技术的协同作用，并说明了面中部年轻化的重要性，因为眶周和口周是恢复面部情感表达的关键。

第 2 部分"肉毒毒素和填充剂在现代整形外科中的应用"由 3 章组成，每一章都由世界知名的整形外科医生撰写，他们在使用非自体填充材料方面有丰富的经验。

第 8 章 "面中部容量增加中填充剂的应用"是由国际学者 Javier Beut（Mallorca，Spain），Glenn Jelks（New York，United States），Christopher C. Surek（Kansas，United States）以及 Jerome Lamb（Missouri，United States）撰写的，他们是受人尊敬的解剖学家和临床医生。

第 9 章 "高度稀释的透明质酸填充颞部" 由 Val Lambros（Newport Beach，United States）撰写，描述了用一种非常精巧的方法填充颞部凹陷。颞部是面部衰老治疗经常被忽视的部位。稀释填充剂注射的优点是降低了出现不规则和肿块的风险，对患者来说也是非常舒适的。本章列举了几个案例，并用详细的图片进行了说明。

第 10 章 "填充剂在面上部以及面中部 1/3 的应用"的作者 Woffles Wu（Singapore）介绍了填充剂在鼻部、眶周和眉部的应用，并详细描述了可能导致血管内注射的危险区，以及危险区的相关解剖结构。

第 11 章 "微滴 Botox 注射技术"的作者 Woffles Wu 着重介绍了一种新的方法，即使用高度稀释的肉毒毒素溶液，通过进行多点的真皮内微滴注射，肌肉浅层麻痹，肌肉深层功能不受影响，皮肤细纹消失，同时保留了肌肉的运动与支撑功能，但同时对皮脂腺和汗腺的分泌有影响。

第 3 部分 "巴豆油换肤术的美学标准和技术原理"的作者是 Richard Bensimon（Portland，United States），由 2 章组成，论述了用溶解在苯酚中的巴豆油进行换肤的美学标准与技术原理。Richard Bensimon 博士是这一领域的国际权威。

这是第 3 卷（Volume Ⅲ），也是最后一卷，这 3 卷共同形成了我们的整套英文版丛书，我们从 2004 年以《小切口颅骨悬吊提升术：小切口除皱术》开始，接下来是 2007 年的《小切口面部提升术：手术策略与技术》。贯穿整套丛书的理念是：专注读者的实际运用，注重技术的细节和技巧，以及用照片、绘画等进行详尽的说明。

我们的第 1 卷《小切口颅骨悬吊提升术：小切口除皱术》是一个临床图谱，指导读者通过了解技术，从而全面理解小切口颅骨悬吊提升术的理念。第 2 卷《小切口面部提升术：手术策略与技术》是第 1 卷的深层讲解，旨在将接受这一理念的读者带入下一个理解层次。合作的作者 Daniel Baker，Alain Fogli，Joseph Hunstad，Mark Jewell，Daniel Labbé，Foad Nahai 和 Tom Roberts 很好地阐述了小切口面部提升术的可能性和局限性。该书以 Alain Fogli 提供的示例为起点，详细地阐述了小切口颞部提升术，并讨论了一种改进方法。

在第 3 卷中，我们关注的是我们所认为的全面部年轻化手术中的 "缺失环节"：容量恢复和表皮修复。有趣的是，这两个方面主要适用于面中部的 "椭圆形"，由此产生了 "面中部年轻化"的理念，它与第 1 卷和第 2 卷中描述的面部提升和眉部提升技术齐头并进。

在 25 年的美容手术经验中，我们一直努力追求更好、更自然的效果，在发表的期刊文章和出版的图书中也分享了每一项成果。我们认为，第 3 卷是最重要的，为我们带来前所未有的、完整的和自然的效果，同时保持了良好的安全性、可预测性和再现性。

尽管我们相信这三卷共同为面部美容手术的实践者提供了非常坚实的技术基础，但每一卷都可以单独作为相关主题的教学参考资料，并有助于读者理解面部年轻化。

在人类历史上，对知识和美的追求一直存在。追寻永葆青春的方法和与衰老的斗争从文明之初就开始了。现代面部年轻化技术就是一个例子，说明了科学与艺术是如何融合在一起的，并为我们对抗面部老化提供了方法，但我们必须认识到，我们正处于这一有趣旅程的开始。写这本书是一次有益的经历，虽然它占据了大部分我们在手术室忙碌后的那些有限的空闲时间，但我们坚信，这项工作将继续激发我们开放的心态，来思考面部的老化与治疗，我们的患者将是这项工作的最终受益者。

致谢

《面中部年轻化》是在我们的第 2 卷《小切口面部提升术：手术策略与技术》出版后的一个富有创造性和经验与智慧凝聚的成果。在 2007 年时，我们从未想过会有第 3 卷，但每次在国际会议上与来自世界各地的许多同行互动和交流后，我们就感觉有必要再写一卷。我们认为出版这本书是诸多机遇促成的结果，许多人在其中发挥了重要作用。首先，我们要深深感谢那些培训过我们的人，从我们已故的教授 Guido Matton 那里，我们了解到，只有最好的才足够好，完美主义并不仅仅是一种品质，更是一种要求。已故的 Fernando Ortiz Monasterio 教授以他在整形外科中的创造性思维，和他在整形手术中对操作严肃的态度启发了 Patrick。

我们永远不应该低估那些整形外科和显微外科老师们的重要性，Stan Monstrey 教授和 Phillip Blondeel 教授，还有喜欢鼓舞人心的 Francoise Firmin 博士，他教会了 Alex 耳再造的技巧。我们也不能忘了 Moustapha Hamdi 教授，他是我们两篇博士论文的发起人。

他们的影响是巨大的，我们相信，今天我们能够创作出让你即将阅读的作品，是因为我们站在了这些巨人们的肩膀上。但即使在今天，我们仍在继续向其他整形外科医师学习。首先，我们（Patrick and Alex）在整形外科专业合作的过程中互相学习。我们深信，如果没有每天的讨论和讨论中批判性的思维，我们就永远无法发展和提高我们的技术，来完成最终目标。我们的专业合作是一个协同合作的典型案例，在协同合作的过程中，使得最终效果远远超过每个组成部分的总和，我们的合作关系是创造力、灵感和工作乐趣的持续源泉。

我们要感谢几位年轻的同事，包括 Assaf Zeltzer，Geert Peeters 和 Nicole Lindenblatt，

他们在本书中为我们撰写了关于"容量增加的眼睑成形术""锐针皮内脂肪移植技术""纳米脂肪移植"的文章。我们也要感谢更多整形外科医生，包括 Dan Baker，Fritz Barton，Fahd Benslimane，Tom Biggs，Giovanni Botti，Gary Burget，Syd Coleman，Bruce Connell，Claudio Cardoso De Castro，Joel Feldman，Alain Fogli，Raoul Gonzalez，Joe Hunstad，Mark Jewell，Michael Kane，Roger Khouri，Daniel Labbé，Bill Little，Timothy Marten，Bryan Mendelsohn，Foad Nahai，Mario Pelle-Ceravolo，Gino Rigotti，Tom Roberts，Rod Rohrich，James Stuzin，Frank Trepsat 和其他许多人，他们提出的尖锐的问题和批判性的评论，激励我们反思自己所说的和所做的，并推动我们提高到一个新的水平。他们的支持使我们有勇气坚持发表我们的成果，我们非常感谢所有这些专家的真诚友谊。特别感谢这本书的共同作者 Richard Bensimon，在过去的几年里，我们与他建立了一种特殊的友谊，并在比利时根特组织了一个非常受欢迎的关于脂肪移植和巴豆油换肤的研讨会。我们还要感谢本书的其他贡献者，Glenn Jelks，Javier Beut，Christopher Surek，Jerome Lamb，Val Lambros，Woffles Wu，他们对某些问题的独到见解，有的甚至是非传统的看法，但对本书来说是无价的。还有我们在世界各地的国际会议上遇到的那些对我们的工作批评指正的同行。他们的投入促使我们进一步地完善外科技术和寻找最佳的教学方法。

感谢 Thieme 出版社的团队，是 Sue Hodgson，Kelly Mabie 和 Megan Fennell 耐心地引导和指导，带领我们走出不同的"死胡同"。

我们还想借此机会向我们所有的员工表示极大的感谢：我们的办公室经理，Elien Van Loocke；我们的医疗管理助理，Elisa Bultynck 和 Carmen Van Eeckhoote；我们的护士，Christelle Wullaert，Kateline Gees，Isabelle Breyer 和 Klaartje Ongena；我们的技术人员 Lieve D'hoore 和 Nancy De Meyere。他们在工作中都是不可替代的，我们仍然对 2014 年去世的 38 岁的护士长 Katrien Depoortere 表示哀悼。尽管工作量增加，期限紧迫，但是他们承担了本属于我们的很多工作，在每一个新项目中支持我们。我们很幸运能和这么热情的团队一起工作。

最后，我们要感谢所有同意公开其照片的患者。没有他们的合作，这本书是不可能完成的。

Patrick L. Tonnard，MD，PHD

Alexis M. Verpaele，MD，PHD

英文版第 3 部分前言

在我作为整形外科医生的整个职业生涯中，"完整的面部年轻化"是一种理想的追求。作为会议小组的议题，甚至作为整个会议的标题，一直被人们津津乐道。尽管目的是好的，但这个目标一直是虚幻的，因为一个所谓"完整"的年轻化体系，很大程度上会忽视深皱纹和受损皮肤纹理的改善。我们整形外科医生很擅长切除皮肤和处理软组织，但很讽刺的是，无论是历史上还是在以往的学习过程中，我们似乎都没有做好处理皮肤本身的准备。

在前十年的实践中，我常规做面部外科手术，除了胶原蛋白注射和保湿，很少为皱纹改善采取措施。我当时知道这是不充分的治疗，但是能做的也只有这些。

2000 年，我遇到了一个严重的光损伤、弹性组织缺失和有"吸烟纹"的患者。显然，外科手术对她没有意义，于是我很认真地准备做一次经典的 Baker 皮肤剥脱治疗，因为患者接受了可能出现的我所担心的色素减退。在实行皮肤剥脱之前，我偶然发现了 Gregory Hetter 关于巴豆油换肤的开创性文章，然后一切都变了。

我仔细研究了 Hetter 博士的文章，掌握了这一新信息，我有信心继续进行下去。结果让我震惊，患者得到的是健康的外表，光滑、柔软的皮肤，确实散发出青春的光芒。

我被这段经历所吸引，继续进行换肤操作，为了准备一个地区性的会议，我打电话给 Hetter 医生，请求他给我一张会议展示照片。他被我的痴迷所吸引，鼓励我，并和我分享他的经验。这发展成了一种长久的导师关系和友谊，这种关系一直持续到今天。

随着我对换肤操作更加投入，我逐渐意识到，即使是在全世界范围内，能接受这种治疗的人很少。难以接受的原因包括色素减退、恢复困难和心脏毒性等方面的顾虑和担忧。除此之外，即使在今天，仍有教科书在没有证据的情况下重复数十年来的错误观念。Hetter 的经验和我自己的经验推翻了这些旧的臆断。

一个偶然的邀请是 2013 年在比利时根特的会议，"面部美容外科的艺术 & 技术（CATFAS Ⅳ）"邀请我进行现场演讲和演示。在那里，我了解了 Verpaele 和 Tonnard 倡导的锐针皮内脂肪注射技术（SNIF）和纳米脂肪的新技术。我很有兴趣地注意到，这些方法改善了口周区的皮肤纹理，我相信它们可以和换肤紧密结合。当 Verpaele 和 Tonnard 看到我的演讲和换肤演示后，他们得出了同样的结论，并找我组织了一个研讨会来教授这两种操作。我们的合作成为了现实，我们之后举办了现场手术研讨会，这是本书的灵感来源。

我的巴豆油换肤是融合和运用 Hetter 博士的教学内容，以此为基础，并扩大了面部修复的效用。一个出乎意料的发现是，尽管这种换肤技术最初是用来治疗有明显皱纹的老年人，但年轻的患者也可以通过早期换肤从而延缓衰老进程。一个重要的个人关注点是如何简化这个过程，尽量让它不那么令人望而却步，并帮助学生完成早期的学习。只有这样，这一价值的技术才可以更广泛地传播，并使更多患者受益。

本书第 3 部分又分为 2 章。前一章讨论了皮肤的解剖与老化，以及它们在面部年轻化中的角色，分析了各种换肤方法，详细阐述了现代巴豆油换肤的形成基础和演变过程。

后一章是一个非常详细的教程，介绍如何评估患者，预先准备溶液，并安全地进行操作。这些细节有时似乎显得有些极端，但我的目的是在一本书中提供尽可能多的实践内容和经验，既作为指导，又作为参考。对新手的建议是确保安全，在此基础上逐步积累经验，迅速成为经验丰富的老手。最后，我努力简化整个过程，并提供了一种麻醉的替代方法和一种更方便的术后护理方法。

任何一个整形外科医师真正要实现"综合的面部年轻化"，必须关注皮肤的纹理和质地。我相信，我们最终会有一个很好的方法来实现这一目标，我真诚地希望本书的第 3 部分能激励和引导读者。巴豆油换肤的科学应用，现已摆脱了旧的认知，正处于起步和发展的阶段。作为一名先驱者，这些内容能被未来的创新者阅读，便是我最大的安慰。

致谢

首先，所有的功劳都要归功于 Gregory P. Hetter 博士，他的开创性工作是我创作的基石。他的开创性著作，他的谆谆教诲，对我进入这个领域的影响是无比巨大的。在他的工作基础上进行创造和发展，是我职业生涯中的荣誉和恩惠。

我认为自己非常幸运地能与 Tonnard 博士和 Verpaele 博士结识，他们的教学内容和影响力造就了这本书。我同样感恩与他们建立了持久的友谊。只有时间才能告诉我们，我们的合作将产生什么样的成果。

在我换肤实践的早期，我得到了 Foad Nahai 博士的鼓励。他已经成为巴豆油换肤的声援者，并在他的伟大作品《美容手术的艺术》中与我共同创作了一章，给了我最好的赞扬。

在我的"化学换肤之旅"中，我的助手和妻子 Andrea L. Stapleton，RNFA，CPSN，CANS 也加入了我的工作，从我读 Hetter 博士的文章到准备计划出版这本书。她在很多次的操作过程中都在场，她敏锐的眼光帮助我更好地理解和规范操作过程。她坚持分析每一个病例，并制订每一个人的治疗计划，因此案例就阐述得更加清晰。我希望读者在这本书的第 3 部分中可以看出这一点。无论我有无资格当老师，我都应该感谢她。

最后，我要感谢我的编辑 Sue Hodgson，她礼貌而又坚持的鼓励让我（基本上）一直在工作，并使整个过程都很愉快。

Richard H. Bensimon，MD

目 录

第 *3* 部分

巴豆油换肤术的美学标准和技术原理

索 引

第 1 部分

自体脂肪移植术：一种让饱满度恢复重现的细胞治疗技术

FAT GRAFTING: FROM VOLUME RESTORATION TO REGENERATIVE CELL THERAPY

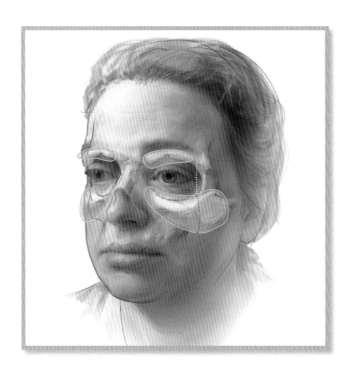

第1章
脂肪移植在面部年轻化中的作用

Patrick L. Tonnard   Alexis M. Verpaele

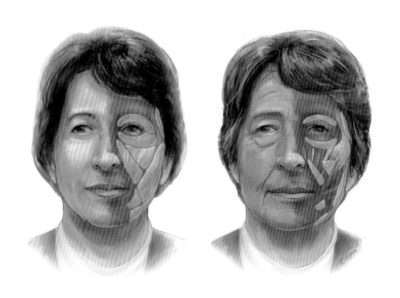

很多东西开始只存在在想象中，后来变成了现实。

——Giacomo Casanova

外科手段应用于改善年龄老化所致的面部结构下垂，已经有一百多年的历史了。然而，面部的老化不仅仅表现在皮肤的松弛上（图 1-1），同时也会出现皮肤质地的改变，如色素沉着，以及特定部位的容量缺失。面部肌肉的收缩会产生深沟、皱纹，尤其是前额以及颈部这样的区域。因此，在对患者进行关于面部年轻化讲解的过程中，这些内容一定要充分涵盖到。由于患者对面部年轻化的需求会有个体差异。因此，医生应设计针对性明确及多种方法联合应用的治疗模式，最终达到全面且自然的年轻化效果。

面部提升术可用于矫正面部下垂。手术包括小切口、深层次以及骨膜浅层几个不同层次的方式。外科医生不仅可以对眼睑、眉部、唇部、颈部进行年轻化治疗，同时也可以进行部分下颌下腺、颊部脂肪团的切除。掌握如何正确选择联合治疗方案、准确理解不同治疗技术，比掌握外科技术本身更加困难。皮肤纹理和质地可以通过如 α-羟基酸、维甲酸换肤或者光电治疗，如采用脉冲光进行改善。如需进一步换肤，可以进行皮肤磨削术、化学剥脱术、二氧化碳或者铒激光治疗。针对肌肉活动性强的情况，可以采取手术切除术、选择性神经离断术，以及侵略性较小的短效方法，如肉毒毒素注射来治疗。容量缺失可以通过外科手段、透明质酸或者自体脂肪填充来增加组织容量。制订方案前需对每位患者的情况进行充分分析，征得本人同意后，设计出个性化的治疗方案。治疗方案应充分考虑医生的个人经验、技术的熟练程度和患者的期望值等因素。在最近的 20 年里，我们一直尝试将各种微创外科技术结合起来，我们将各种技术的结合称为"协同作用"（图 1-2）。

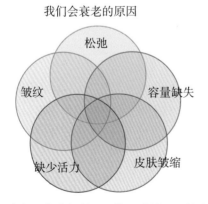

图 1-1　衰老是多种机制共同作用的结果：松弛、皱纹、皮肤皱缩、容量缺失和弹性缺失。术者应考虑各种因素，因为患者可能介于表格中的任何一个范畴。只有对各种因素的机制有了充分的理解，制订的治疗计划才能全面而合理（IPL：强脉冲光；SMAS 提升术：面部浅表肌肉腱膜系统的组织部分切除）。

协同作用

1 + 1 + 1 ≠ 3 = 10

图 1-2　"协同作用"可以解释为"各种分散的作用在联合后使总效果优于单个效果之和"。

脂肪移植技术和面部提升术相结合

脂肪移植技术和面部提升术相结合是一个常用的"协同作用"例子。脂肪移植技术和面部提升术独立操作时，都可以确切达到各自的手术效果。然而，它们任何一种手术，都不能达到它们联合时所产生的手术效果。在面部年轻化治疗中，应首先要考虑的常规治疗：增加面部老化部位的组织容量，这也是本书第一部分的重中之重。

历史上，面部年轻化技术是由"皮肤收紧"到"皮下组织切除""皮肤悬吊固定"过程的演变。20 世纪 80 年代末至 90 年代初，Ramirez 等 [1] 和 Little[2] 医生专注于研究容量保留的面部提升术，其目的在于保留或者增加中面部的组织容积。20 世纪 90 年代初，Coleman[3] 医生推广了脂肪移植技术。其实，脂肪移植技术并不是一项新技术，早在一百年前就已经被德国外科医生 Neuber 最先提出 [4]。当时由于脂肪存在吸收率高和效果不确定等问题，没有得到很好的推广。

Coleman 医生通过设计特定的针头（吸取脂肪）、脂肪的离心处理、利用精细钝针脂肪注射等，将脂肪移植技术进行了标准化。他的贡献让脂肪移植变成一项可靠实用的整形外科技术，从而使整形外科医师能够在临床实践中充分地利用这项技术。对于整形外科而言，如今的脂肪填充技术，与 20 世纪 70 年代的乳房假体、80 年代的内镜技术、90 年代的显微外科技术一样，都有着里程碑式的意义。我们在面部年轻化治疗中，2002 年开始偶尔地使用自体脂肪移植技术，2008 年以后在 95% 的面部提升术中，常规地联合使用这项技术，并常规在眶周部、颧部、口周部等治疗中，联合使用不同的治疗技术。

面部松弛与面部皱缩

要想了解自体脂肪移植技术在面部年轻化中的重要性，首先要充分理解面部松弛和面部萎缩的区别。面部松弛主要发生在侧面部，如外眼角、口角和颈部下颌缘交界处（图 1-3A）。面部皱缩主要发生在面中部，如眶周部（包括眉间区和睑部）、颧颊部、口周区（图 1-3B），这些正是表情丰富、肌肉运动活跃的地方。然而，面部皮肤本身的改变是独立于松弛和萎缩，且发生在整个面部（图 1-3C）。

折页假说

根据我们观察，单纯的机械性因素可以引起面部脂肪的萎缩，比如，把纸反复折叠，折痕的位置一定会变得薄弱。本章我们介绍的就是引起面部脂肪萎缩的"折页"假说（图 1-4 和图 1-5）[5]。这个假说可以推断：高度机械压力会导致脂肪细胞萎缩。我们在临床中也可以发现，皮瓣经过扩张器扩张后，皮下组织中的脂肪层发生了萎缩 [6]。同样的情况也出现在腹部的皮下脂肪，颞部是面部外周唯一可以明显地观察到脂肪容量萎缩的部位，这些脂肪位于

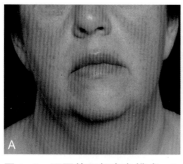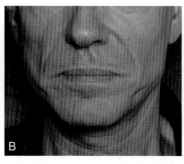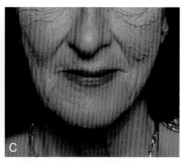

图 1-3　不同的面部衰老模式。A. 这位患者的主要问题是皮肤松弛（特别是面部下 1/3 和颈部）。B. 这位患者的主要问题是皮肤萎缩。C. 这位患者的主要问题是皮肤本身质地的显著改变。

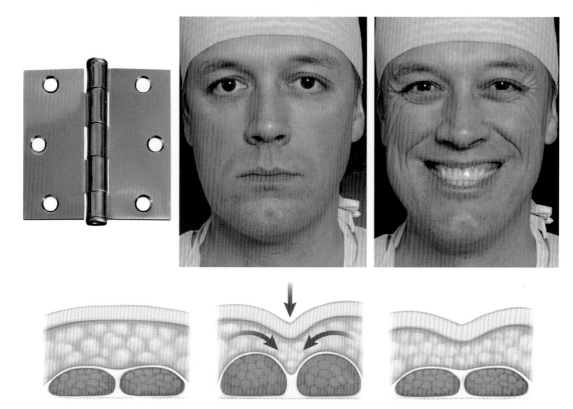

图 1-4　较深的面部皱纹主要出现在表情肌活跃的部位，主要表现为鱼尾纹、睑颧沟、鼻唇沟、木偶纹。随着时间的变化，反复的机械运动导致脂肪萎缩，从而变成持续性静态的皱纹。这些表情肌的反复运动就像折页一样，这就是引起脂肪萎缩的"折页"假说。

颊肌之上。

面部除皱术的稳定性

　　一般来说，面部脂肪移植技术和面部除皱术结合有两点好处：①手术效果稳定、维持时

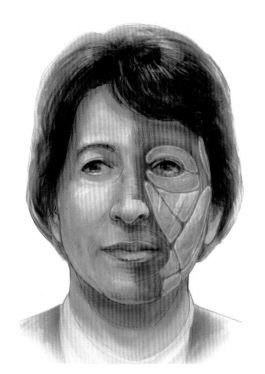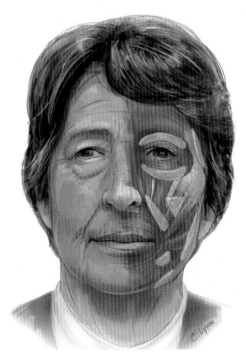

图 1-5　表情肌主要集中在中面部，同样，面部脂肪萎缩也是主要出现在中面部。因此，可以将表情肌对脂肪的影响归因为单纯的机械运动。

间更长；②术后效果更加自然。根据面部年轻化案例（1998—2003 年）分析可以发现：在单纯行小切口颅骨悬吊（MACS）提升术案例的远期效果中，鼻唇沟部分复发率很高，并且面中部皮肤皱缩改善不明显。

例如图 1-6 所示，一位 49 岁男性，为求改善面部松弛，接受过小切口颅骨悬吊提升术、经结膜眼袋脂肪去除术、下眼睑夹捏法皮肤松弛矫正术、小切口颞部提升术 [7]。术后 10 个月，可以发现颏颈部和颞部的松弛明显改善，鼻唇沟部分也明显改善。术后 4 年，颏颈部和颞部术后效果稳定，但是，鼻唇沟松弛复发，面中部下垂也有复发，眶颧沟仍然很明显。如今，外科医生可以通过脂肪移植的方法，更好地维持面中部年轻化的效果，并且防止鼻唇沟加深。

现在，我们可以联合多种技术（包括面部年轻化脂肪移植），更好地改善患者的鼻唇沟和中面部外观，如图 1-7~ 图 1-9 所示。

在面部提升修复术中，脂肪移植更为重要。

例如，一位 62 岁男性，10 年前在其他医院接受了 SMAS 除皱术（图 1-10）。照片显示除了面部松弛复发外，面中部下垂更为严重。修复手术包括颏颈部 MACS 提升术、颞部小切口提升术、鼻整形术、脂肪移植术（上睑沟、颧部、鼻唇沟、木偶纹）。在面中部年轻化手术中，面部容量的增加，比提升面部松弛更重要。

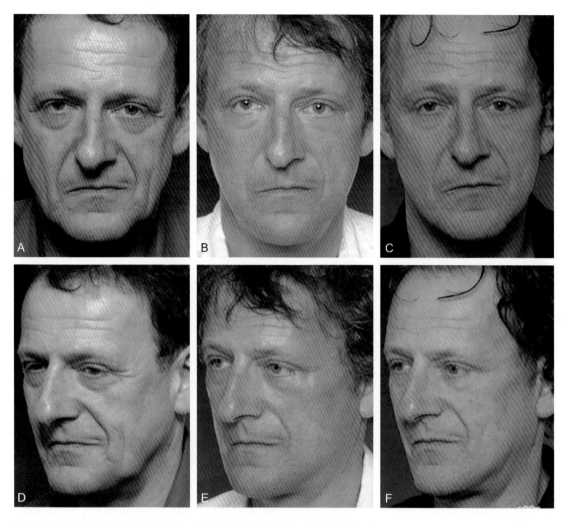

图 1-6　A、D. 术前（49 岁）。B、E. 术后 10 个月。C、F. 术后 4 年。

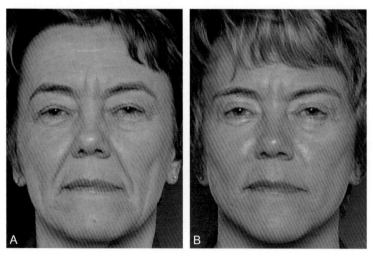

图 1-7　A. 一位 52 岁的女性面部术前照片，手术包括 MACS 提升术、上眼睑成形术、颞部提升术、精细化微颗粒脂肪填充（鼻唇沟、口角、木偶纹）。B. 鼻唇沟部分经过多层次精细化微颗粒脂肪移植联合皮下分离，得到明显地改善，术后 3 年，效果维持良好。

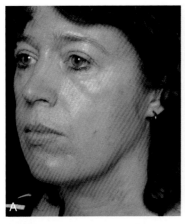 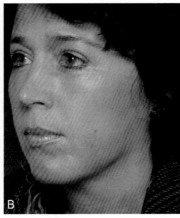 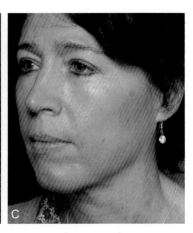

图 1-8　A. 一位 46 岁女性的术前照片，除了颊部有轻微的下垂外，主要问题还有颞部界于皮肤和颧骨之间部分的脂肪垫缺失。B、C. 分别为该女性术后第 2 年、术后 7 年的照片，显示了稳定而明显的年轻化效果。

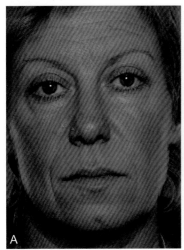 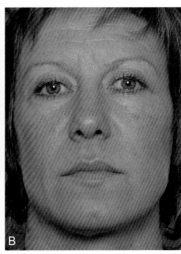 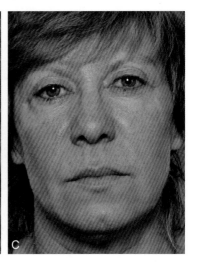

图 1-9　A. 一位有明显鼻唇沟的 48 岁女性。B、C. 分别为术后 2 年、术后 6 年的效果，手术包括 MACS 提升术、经结膜下眼睑成形术、鼻唇沟（皮下分离联合微颗粒脂肪移植术），照片显示鼻唇沟部分远期效果良好。

目前，我们常规在面中部下垂的区域行 MACS 提升术联合脂肪填充（图 1-11）。如图所示，患者的术后远期效果良好。

更自然的术后效果

为了追求更自然的术后效果，我们将脂肪移植技术与面部除皱术联合应用。面部年轻化的目的是让患者变得更加年轻，而不是让患者变得与众不同。为了达到这个目的，我们

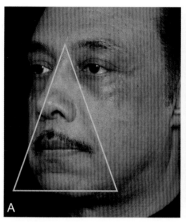
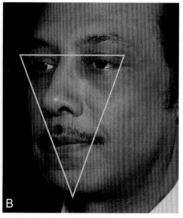

图 1-10　A. 一位 62 岁男性，10 年前接受了 SMAS 提升术。B. MACS 提升术、颞部小切口提升术、鼻整形术、脂肪移植术（上睑沟、颧部、鼻唇沟、木偶纹）术后 1 年，其中主要的是面中部容量的恢复，将衰老象征的"正三角形"转变成年轻象征的"倒三角形"。

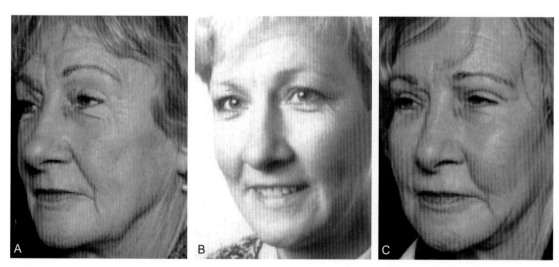

图 1-11　A. 一位 69 岁女性，接受了面部提升术和脂肪移植（眶周、中面部）。对于年龄较大的患者，面中部容积的缺失不容忽视。B. 患者 35 岁时的照片。C. 患者术后 4 年，面中部的容量恢复效果稳定。

必须让患者充分了解到面部松弛和面部萎缩之间的区别。在过去的 10 年里，我们要求所有年轻化患者（包括只接受眼睑整形美容手术的患者），面诊时携带 20~30 岁时期的照片，以便医生观察患者年轻时的面部形态，共同制订手术方案。出乎意料的是，几乎所有的患者，都存在一定程度上的面中部的容量缺失，即使其中一些患者在这些年内体重出现上涨也不例外。医生和患者一定要充分认识到，重建年轻时的面部组织轮廓是年轻化的首要目标（图 1-12）。

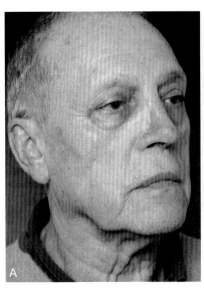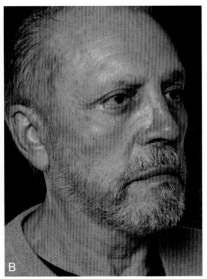

图 1-12　A. 一位 70 岁的男性患者，接受了 MACS 提升术和精细化微颗粒脂肪（颧部及眶周）移植术。B. 术后 1 年，照片显示恢复组织容量对于年轻化的重要性。

面部年轻化中容量的分布特点

　　面部容量的分布在面部年轻化中起着极其重要的作用。例如，医生不需要观察口周纹和鱼尾纹，而是利用面部"格式塔"的美学理论，根据面部不同区域容量的分布情况，即可判断其年龄，推测出 20 米外的患者的年龄。面部衰老的重要标志就是：脸型从一个由高颧骨、饱满的面中部及轮廓分明的下颌缘线组成的"倒三角形"，变为由低颧骨、干瘪的面中部及不清晰的下颌缘线组成的"正三角形"。Little[2, 8] 及在他之前的研究中，将其称为"青春的倒锥"。

　　一位 62 岁的女性，要求改善面部老化及继发鼻畸形（图 1-13A）。通过对比她 26 岁时的照片，发现其颧部和唇部有明显的皱缩（图 1-13B）。手术方案包括：延伸型 MACS 提升术、小切口颞部提升术、二次鼻整形术、精细化微颗粒脂肪（上眼睑、颧部及唇部）移植术。术后 18 个月（图 1-13C），除了颈部、下颌缘和眉尾的松弛得到明显改善，26 岁时的面部轮廓线、眶周部和口周部的组织容量也得到了重建。可以说，如果没有组织容量的恢复，就不会获得如此自然的年轻化容貌。

面中部年轻化

　　几乎每一次面部年轻化手术会议，都要就是否进行颈部开放式手术开展相关讨论。颈部开放式手术包括：颏下部切口、彻底分离颈前部皮肤、内侧颈阔肌成形、有时要联合二腹

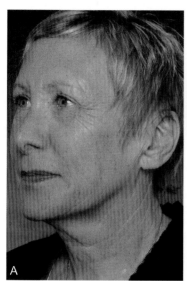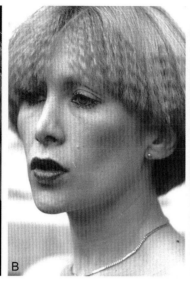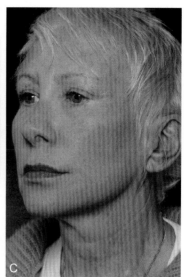

图 1-13　A. 一位 62 岁女性，要求通过面部提升术和容量填充来达到年轻化目的。B. 年轻时的面部框架。C. 通过精细化微颗粒脂肪移植（眶周、面中部、唇部），恢复了年轻时的面部框架。

肌或者下颌下腺的切除。颈部闭合式手术包括：颏下 3 mm 切口进行颏下区吸脂、垂直提升颈阔肌外侧缘。手术方式的选择取决于：外科医生的手术技术、患者颈部的松弛程度、手术及其并发症的风险。

随着面部年轻逐渐全球化，颈部年轻化也变得越发重要。尽管如此，我们在考虑容量在面中部年轻化的重要影响时，也应该考量颈部成形术在面部"格式塔"美学理论中的影响有多少。

一直以来，颈部提升是面部提升中的基础（无论是否行眼睑整形手术）。在 20 世纪 80 年代的《面部提升》杂志中，大部分的术前、术后照片都是侧位照，因为侧面观时颈部改善是最明显的。如今，术前、术后照片角度包括正位、斜位、侧位，可以很好地反应面中部、眶周、口周部的改变。面部表情大部分集中在口周和眼周（而不是颈部），此外，人们在交流中，看到对方面部的正面和斜面远远多于侧面。虽然外科医生有时候可能着迷于追求完美的颏颈角，但有关于年龄的信息大部分来自于面中部。

目前认为，皱缩是引起面中部衰老的主要原因。Lambros[9] 医生在长期的面部三维立体研究中，通过观察面部的一些特殊标志，如色素痣、间沟，发现这些标志的位置并没有因为面部的衰老而出现下降，这表明传统的面部提升术并不合理，他认为，面部容量缺失是衰老的本质，面部下垂是面部容量缺失的假象。这和笔者的观点相同，尤其是涉及面中部和眼部。脂肪移植因并发症少、创伤小、恢复期短，从而取代了操作困难、创伤更大的面中部提升术。根据组织容量丢失的部位不需要被提升，而需要被填充这一理论，我们在 MACS 提升经验中的"三针缝合"技术提升面中部已经完全被颧部脂肪填充所取代。

　　面部中心包括三个区域：眶周、面中部、口周部。面部下垂是面部容量缺失的假象，在面部衰老前后，大部分的面部标志位置没有发生变化，在面中部这种现象更是如此，只有上唇的垂直高度在衰老的过程中有所增加（图 1-14）。"面中部年轻化理念"的主要理论基础是"面部容量缺失是面部衰老的主要原因"。

　　传统的眶周衰老治疗方法：提升联合松弛皮肤的切除。现在观点则认为，眶周部衰老主要原因是皱缩而不是松弛。Fagien[10] 医生提出："保留容量"是眼睑整形术获得年轻自然的眼部外观的第一步。其他几名医生（Benslimane[11]、Little[12]、Marten[13]、Roberts[14]、

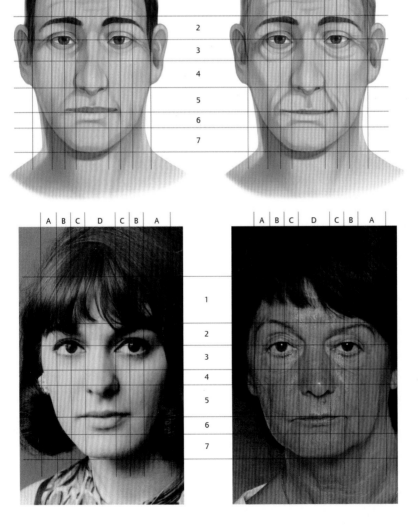

图 1-14　面部的老化发生后，面部解剖标志（眉毛、眶颧沟、鼻尖、颧颊沟）都处于原先位置上，仅出现延长的面部标记是上唇的垂直高度（详见第 4 章），由此可以推断，下垂是衰老的假象。

Trepsat[15]）在这基础上又进一步提出了"增加眼周容量"理论，由此共同形成了后面章节的"容量增加法眼睑整形术"理论。

口周部分的衰老包括多种机制：容量的缺失、上唇的下垂和皮肤结构（质地、纹理）的改变。合理的治疗需要联合不同的技术，才能达到一个理想的年轻化效果。

参·考·文·献

[1] Ramirez OM, Maillard GF, Musolas A. The extended subperiosteal face lift: a definitive soft-tissue remodeling for facial rejuvenation. Plast Reconstr Surg 88:227-236; discussion 237-238, 1991.

[2] Little JW. Volumetric perceptions in midfacial aging with altered priorities for rejuvenation. Plast Reconstr Surg 105:252-266; discussion 286-289, 2000.

[3] Coleman SR. The technique of periorbital lipoinfiltration. Oper Tech Plast Surg 1:120-126, 1994.

[4] Neuber GA. Fettransplantation. Bericht tüber die Verhandlungen der Deutschen Gesellschaft für Chirurgie. Zentralbl Chir 22:66, 1893.

[5] Tonnard PL, Verpaele AM, Zeltzer AA. Augmentation blepharoplasty: a review of 500 consecutive patients. Aesthet Surg J 33:341-352, 2013.

[6] Austad ED, Pasyk KA, McClatchey KD, et al. Histomorphologic evaluation of guinea pig skin and soft tissue after controlled tissue expansion. Plast Reconstr Surg 70:704-710, 1982.

[7] Tonnard PL, Verpaele AM, eds. Short-Scar Face Lift: Operative Strategies and Techniques. St Louis: Quality Medical Publishing, 2007.

[8] Little JW. Three-dimensional rejuvenation of the midface: volumetric resculpture by malar imbrication. Plast Reconstr Surg 105:267-285; discussion 286-289, 2000.

[9] Lambros V. Observations on periorbital and midface aging. Plast Reconstr Surg 120:1367-1376; discussion 1377, 2007.

[10] Fagien S. Advanced rejuvenative upper blepharoplasty: enhancing aesthetics of the upper periorbita. Plast Reconstr Surg 110:278-291; discussion 292, 2002.

[11] Benslimane F. Periorbital fat grafting. The frame concept. Presented at Controversies, Art and Technology in Facial Aesthetic Surgery (CATFAS) III, Ghent, Belgium, June 2010.

[12] Little JW. How I have changed my approach to aesthetic surgery of the face. Presented at ASPS/ASAPS New Horizons Symposium, Palm Springs, CA, Jan 2007.

[13] Marten T. Simultaneous face lift and fat grafting. Presented at Controversies, Art and Technology in Facial Aesthetic Surgery (CATFAS) III, Ghent, Belgium, June 2010.

[14] Roberts T. The synergy of multimodal facial rejuvenation. In Tonnard PL, Verpaele AM, eds. Short-Scar Face Lift: Operative Strategies and Techniques. St Louis: Quality Medical Publishing, 2007.

[15] Trepsat F. Volumetric face lifting. Plast Reconstr Surg 108:1358-1370; discussion 1371-1379, 2001.

第2章
颗粒脂肪移植技术

Partrick L.Tonnard   Alexis M.Verpaele

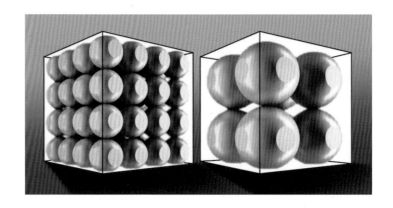

坚持做那些做不到的事，是因为相信有一天会做到。

——Vincent van Gogh

脂肪移植技术并不是一项新技术。早在 1893 年，Neuber[1] 医生在关于自体脂肪移植的介绍中就首次提到这项技术。

此后，自体脂肪移植技术一直在"狂热化"与"妖魔化"两者之间徘徊。直到 1995 年，Coleman[2] 医生的研究工作让脂肪细胞移植变得具有可预测性和操作的可重复性。

然而，脂肪移植技术在一些特殊情况下，仍然存在一些问题，特别是在下眼睑部位进行脂肪移植之后，有时出现很容易摸到、甚至肉眼可见的不平整或结节。且脂肪移植技术的恢复期也很长，并伴有明显的面部肿胀。

通过总结 Thomas Roberts Ⅲ、Frank Trepsat、J. William Little 的观点，我们发现，减小移植物的颗粒直径可以解决大部分问题。

《几何学》中提到：在空间大小一定的情况下，球体颗粒的总表面积和半径成反比（图 2-1）。因此，当脂肪移植的空间固定的情况下，脂肪颗粒半径缩小一半，其总的接触表面积增加 2 倍。由于脂肪颗粒移植到受区早期，其尚未重新建立血供，受区以"直接扩散"形式为其提供营养，所以脂肪颗粒表面积增加可以提高脂肪的存活率。此外，2011 年，Yoshimura[3] 等发表的研究表明：如果移植的脂肪颗粒直径超过 2 mm，则会出现中心脂肪坏死。

Yoshimura 的研究显示，移植的脂肪颗粒直径超过 2 mm，受区会出现三个区域：①外部的存活区，深度在 100~300 μm 之间；②再生区，深度在 600~1 200 μm 之间；③中心坏死区，在深度超过 1 mm 的区域都会出现这样的情况。这就意味着，如果颗粒直径超过 2 mm，就会出现中心坏死区。

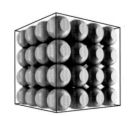 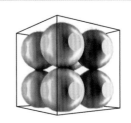

	n 表示数量，r 表示半径		m 表示数量，R 表示半径
球的数量	n=64		m=8
球的半径	r=0.25		R=0.5
球的总体积	$V_n=n\left(\frac{4}{3}\pi r^3\right)$	$=$	$V_m=m\left(\frac{4}{3}\pi R^3\right)$
球的表面积	$A_n=n\left(4\pi r^2\right)$	大于后者 2 倍	$A_m=m\left(4\pi R^2\right)$
填充的体积	$A_n\times r=3V_n$	$=$	$A_m\times R=3V_m$
半径与表面积的反比关系	r.Surfn	$=$	R.Surfm

图 2-1 微颗粒脂肪移植原理：减少球体的半径，能成比例地增加接触面积。

特别是在皮肤薄的下睑区，脂肪存活的量越多，其坏死量就会越少，坏死组织引起的炎症反应以及长期水肿的风险就会降低，恢复时间缩短，也可降低脂肪结节形成的风险（框2-1）。

目前，我们获取脂肪使用的是"Tonnard"吸脂针：针管直径约 2~3 mm，由多个锐性针孔组成（孔的边缘经过锐化处理），每个针孔的直径是 1 mm。吸脂针的孔径大小直接决定了获取的脂肪颗粒的直径，比如，吸脂针孔的直径是 1 mm，那么脂肪颗粒的最大直径就是 1 mm。孔的锐性的边缘可以通过切割的方式增加术野内更小脂肪颗粒的刮除率，脂肪颗粒可以很容易从皮下组织中分离出来，从而提高脂肪的获取量。这就是"刨针"样吸脂针（图 2-2）。

有些公司生产了便宜获取小脂肪颗粒的吸脂针。Tulip 医疗器械公司生产的 Luer-Lok 吸脂针，即可以连接注射器（小直径针管），又可以连接吸脂机（大直径针管）。

这些吸脂针的针孔边缘锋利，操作原理比较像"刨针"，可以获取更多的脂肪。我们喜欢利用针管直径 2~3 mm，带有多个 1 mm 直径的针孔且边缘锐利的吸脂针，获取精细的脂肪颗粒；利用针管直径 3 mm，带有多个 1 mm 直径的针孔且边缘锐利的吸脂针，可以获取大量的脂肪颗粒。

由于使用小直径多孔吸脂针吸出的液体量比大直径吸脂针吸出的液体量更多，所以在进行面部脂肪移植时，使用小直径多孔吸脂针吸出的总量（包括脂肪与液体），应该是预估脂肪移植量的 5 倍。这种方式获取的脂肪颗粒，则需使用更精细的注脂针。目前，我们使用针管直径 0.7~0.9 mm 钝头注脂针，进行精细化脂肪注射。

这样的注脂针只能注射通过上文描述的方式获取的小颗粒脂肪，而大颗粒脂肪则很难通过这样的注脂针注射。注射手法应该小心、轻柔，否则很容易导致大块脂肪的堆积。

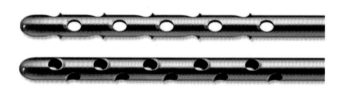

图 2-2　如图所示："刨针"样吸脂针，或称"Tonnard"吸脂针，针管直径为 2.4 mm，由多个锐性针孔组成（孔的边缘经过锐化处理），每个针孔的直径是 1 mm，这样的吸脂针如同"锉刀"一样，可以增加脂肪的获取量。（致谢 Tulip Medical Products, San Diego, CA）。

框 2-1　较小的脂肪移植颗粒的优点

存活率更高

更少需要过矫

恢复期更短

摸到或者看到结节的风险更低

患者的评估与选择

每一个衰老的面部都存在一定程度的容量缺失，通过现在的照片与 20~35 岁时的照片对比，我们可以分析出患者各自的衰老类型。研究发现，衰老主要集中在眶周区（上下眼睑、颞部、颧部）和口周区（鼻唇沟、上下唇、木偶纹），详见第 3、4 章。

适应证与禁忌证

我们在面部年轻化的治疗中，95% 的病例应用到了颗粒脂肪移植技术。这种技术既可以单独应用，也可以与面部提升手术联合使用。手术禁忌证包括：服用抗凝药物、吸烟、身体消瘦和代谢异常。

术前计划与患者准备

面部年轻化的联合治疗中，颗粒脂肪移植本质上不会增加手术的并发症和恢复期，恢复过程中不自然的外观主要是因为脂肪过度填充导致的。利用颗粒脂肪进行移植，脂肪存活率比较高、被吸收的很少，几乎不需要进行过度填充。这种技术与其他方式相比缩短了恢复期。如果患者在接受脂肪移植术稳定之后（术后 4 个月左右），仍觉不够饱满，可以在局部麻醉下进行二次填充。在我们的临床实践中，这种情况大约占 10%。

术后 2~3 周内，患者面部感觉或者看起来有些不自然，有些患者会有紧绷感，特别是在颧部和唇部，并且活动度降低。医生一定要让患者充分了解，这样的情况是暂时的，需要耐心等待恢复。术前可以给患者观看肿胀吸收的过程照片，以此来消除患者的顾虑。

术前，医生应将脂肪获取和脂肪移植的部位告知患者。通常，脂肪获取部位包括下腹部、大腿内侧、膝内侧，这些部位的脂肪在患者仰卧位时比较容易获得。对于体型较瘦、没有明显皮下脂肪的患者，脂肪获取可以选择在大腿前侧。人手掌的表面积大概是 200 cm^2，对于同等大小的表面积，吸取 1 mm 厚度的皮下脂肪，大概可以获得 20 ml 的脂肪量。手术医生可以很容易在每侧（大腿前侧），获取至少 60~100 ml 的脂肪量。

颗粒脂肪移植技术

麻醉

对供区使用含有 0.8% 利多卡因和 1∶1 000 000 肾上腺素的 Klein 式肿胀液进行局部浸润麻醉。

在受区使用的麻药配方（框 2-2），稀释成 0.3% 的利多卡因溶液，其中含有浓度 1 : 650 000 肾上腺素和 0.15% 罗哌卡因（一种对心脏毒性很小的长效局部麻醉药物）。麻醉药物中含有比例为 1 : 650 000 的肾上腺素，能够有效收缩局部的血管，并且不会产生任何系统性的不良反应（心悸和高血压等）。加入 2 ml 8.4% 的碳酸氢钠碱性溶液，可以中和酸性的利多卡因，从而提升麻醉药物的 pH，减少注射时的疼痛感，并且酸性的 pH 环境被认为可能会引起脂肪细胞的凋亡。与小切口面部提升术的肿胀液不一样，为了不影响脂肪的存活率，麻醉药物中不加氢化可的松。

框 2-2　局部麻醉药物配比

100 ml	0.9% 氯化钠溶液
20 ml	2% 利多卡因溶液
10 ml	罗哌卡因，10 mg/ml
2 ml	8.4% 碳酸氢钠溶液
0.2 ml	肾上腺素，1 mg/ml

最终浓度
0.3% 利多卡因溶液
0.15% 罗哌卡因溶液
1 : 650 000 肾上腺素

利用同样的麻药配方，可以通过口内入路进行眶下神经和颏神经的神经阻滞。眶周和口周脂肪移植受区，以 25 G 针头经皮在骨膜浅层，进行同种麻药的局部浸润麻醉。这些部位不需要达到肿胀的程度。另外，唇部需要单独注射一些麻药来收缩血管。

如果患者特别紧张，可以对其肌注咪达唑仑，这是一种短效的苯二氮䓬类药物，大概可以维持 2~3 小时，并且没有宿醉感以及其他副作用，根据患者的体重和精神状况，一般单次注射剂量为 2.5~5 mg。这种镇静效果可以看成是一种放松状态，这种状态下患者是清醒的，并且很放松很配合。如果医生或患者偏向于深度麻醉，也可以让患者完全睡着，但是这样患者的配合会减少，同时也要进行必要的通气管理。手术也可以在全身麻醉和局部麻醉相结合的状态下进行。

患者体位

脂肪获取可以与面部局部麻醉同时进行。一般取脂部位主要有腹部的脐下方、大腿的内侧、膝关节的内侧。由于操作方便，一般都采取仰卧位。

设计画线

术前，术者在患者站立位时，标记吸脂的区域。供区标记吸脂量，由于利用 "Tonnard" 吸脂针会吸出多余的液体，因此吸出的总量（包括脂肪与液体），应该是预估脂肪移植量的 5 倍。

技术

脂肪获取

常规的术前准备和消毒铺单之后，脂肪获取部位常规使用特制的 Klein 式肿胀液进行浸润注射。在距离吸脂区 5 cm 的位置，用 11 号刀片做 3 mm 大小的切口。吸脂针距离尖端 3~4 cm 之外带有多个 1 mm 直径的小孔。切口距离吸脂区 5 cm，可以在抽吸过程中维持负压状态，也可以减少抽吸过程中吸脂针边缘对真皮层的损伤，这种损伤可能造成凹陷性的瘢痕。

如果脂肪需要量少于 10 ml，可以直接使用 Luer–Lok 注射器吸脂。

如要获取大量的脂肪，则需要使用吸脂机，并将无菌瓶连接在吸脂针和吸脂机之间，进行脂肪的收集。

获取的脂肪无须离心处理，使用带有尼龙纱布（孔径 400 μm）的无菌瓶进行过滤，并用生理盐水或者乳酸林格缓冲液反复洗涤，将油脂和其他组织处理干净后，用勺子或者直接抽取方法将脂肪转移至 10 ml 注射器中，再用双通转换头将脂肪转移至 1 ml 注射器中。整个脂肪处理过程大概需要 10 分钟。尤其在大量脂肪的处理中，这种方法相对于离心技术要更便捷。

由于该方法利用锐利的吸脂针、高负压获取脂肪，而且脂肪处理制备时暴露在空气中，过程中会对脂肪造成额外的损伤，因此这种方法倍受质疑。但是，临床结果令人满意（包括脂肪获取过程，以及受区只需要少量脂肪时）。如果脂肪移植存在损伤和再生，那么在脂肪移植过程中，损伤本身不是敌人而是朋友，损伤是机体内所有再生的"触发器"。

脂肪离心与单纯过滤洗涤，这两种处理方式的优缺点仍然备受争议。但是，这些争论的依据，更多的是基于个人的经验，而不是科学研究。每种方法的支持者都表示：自己的方法技术能获得良好的效果。我们更倾向于后者，因为这样获得的脂肪流动性更大，脂肪可以在相对更小的推力下通过直径 0.7 mm 的注脂针。这样，操作者可以更容易地控制每一次的注射量，更好地控制脂肪的分布，最大程度上实现脂肪的精细化注射。尤其是泪沟和眼睑部等需要精细化注射的部位更为合适。

获取脂肪和注射脂肪之间的时间间隔，是脂肪的"冷缺血时间"，这对于脂肪移植影响极大，脂肪处理好后应立即进行注射。外科医生必须尽最大可能减少"冷缺血时间"，首先可以确保手术成功，其次可以减少手术导致的肿胀，因为肿胀会掩盖术区真实情况（比如面部提升术和眼睑成形术等开放手术），对脂肪的注射形成干扰。

颗粒脂肪注射技术

脂肪注射前，使用 18 G 的血管穿刺针进行穿刺破皮，得到的针孔可以满足微颗粒注脂针进入。术后针孔不需要缝合或者其他方式的封闭处理。

颗粒移植的基本理念：移植的脂肪颗粒越小，单次脂肪推注量越少，脂肪的存活率越高。脂肪移植过程中少量、多次推注是确保脂肪存活的关键。1 ml 的脂肪应该分成 30~50

次进行推注。精细的脂肪注射技术是非常重要的。前后移动注脂针的同时推注少量的脂肪，脂肪可以均匀平铺在需要填充的部位。通常在注脂针回撤时推注脂肪。

面部颗粒脂肪移植时，通常从深部的骨膜表面开始注射，逐层向浅层注射。眼睑部通常紧贴骨面注射，在眼轮匝肌浅层不注射。

表 2-1 列出了面部各部位的平均注射量和脂肪的吸收程度。活动度大的部位，如嘴唇等，脂肪吸收率会相对较高。

表 2-1　面部年轻化治疗中各个部位的脂肪注射量和脂肪的吸收程度

面部区域	脂肪移植量（ml）	脂肪的吸收程度
上睑沟	0.5~3	几乎不吸收到很少吸收
泪沟	1~2	几乎不吸收到很少吸收
颧部	3~10	吸收少到中等
中面颊部	4~15	吸收中等到较多
鼻唇沟	1~4	吸收中等
红唇	2~4	吸收多
木偶纹	2~4	吸收中等
颏部	6~20	少量吸收
颞部	2~6	吸收中等

术后护理

皮肤表面注脂针的进针孔无须封闭或者包扎，填充区不需要任何绷带包扎（弹力绷带会影响已经受损的淋巴回流功能）。

利用 Hilotherm 治疗仪对脂肪填充的部位进行冷敷，仪器温度控制在（16~18℃）之间，冷敷时间至少 1 个小时。该治疗仪可以持续不断的给它特制的面罩输送冷水（图 2-3）。这种温度的冷敷比冰敷的刺激更小，冷敷后有利于促进血管的再灌注。

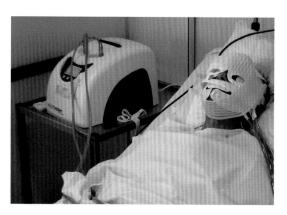

图 2-3　利用 Hilotherm 治疗仪对自体脂肪移植术后的患者面部进行一定温度（16~18℃）的冷敷，冷敷时间至少 1 个小时。

患者术后第 1 天，可以进行面部和头发的清洁。术后第 4 天，可以使用 Vodder 法促进淋巴回流，这种方法通过对肩颈部（面部除外）的淋巴结进行按摩，可以有效刺激相应区域的淋巴循环，有助于消除面部的肿胀。术后常规使用 3 天抗生素（500 mg 羟氨苄青霉素，每天 3 次）。

术后效果

图 2-4 为一位接受过下睑成形术的 50 岁男性。术前照片显示：面中部明显凹陷、眶下缘位于眼球后方（呈负向矢量），表明面部容量显著缺失。术者计划对患者的面中部每侧填充 25 ml 微颗粒脂肪，通过软组织填充来改善面部形态。下眼睑利用"夹捏法"去除多余的皮肤，同时行眼轮匝肌悬吊术，未处理眶隔脂肪。此外，每侧鼻唇沟注射 1.5 ml 微颗粒脂肪。所有的手术都是在局部麻醉下完成。

照片分别展示了患者术后 6 天、术后 6 周、术后 9 个月和术后 4 年的情况。术后 6 天，仍有中度的肿胀，患者第 10 天的时候可以进行正常工作和社交生活；术后 6 周，肿胀基本消退；术后 9 个月，基本可以看到术后最终效果；术后 4 年，可以观察到稳定良好的远期效果。

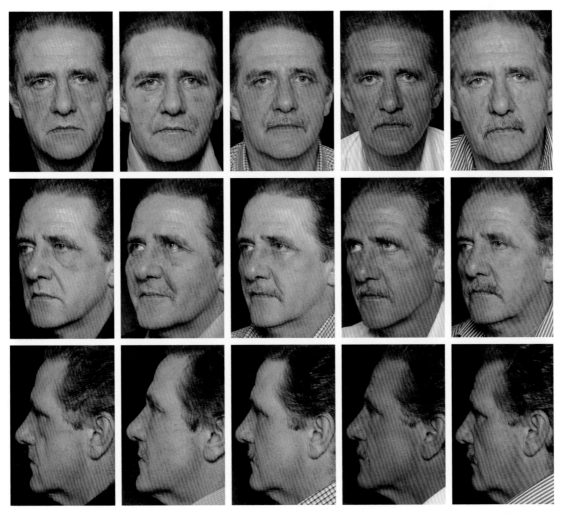

图 2-4　从左到右分别是患者术前（50 岁时）、术后 6 天、术后 6 周、术后 9 个月、术后 4 年的照片。

手术安全注意事项

术者在眶周和口周部位进行微颗粒脂肪注射时，一定要警惕血管内注射的风险。采用下面的方法可以进行相对安全的注射。

- 在肿胀液中加肾上腺素，保证其注射区域的血管处于收缩状态。
- 使用钝针注射，可以让血管内注射的风险降到最低。
- 退针时推注。
- 多隧道注射。
- 单次注射量少（每次推注量少于 0.1 ml，1 ml 的脂肪分 30~50 次完成推注，是最理想的标准）。
- 注射时压力要小。

并发症

矫枉过正和结节是最常见的并发症。首次填充量要相对保守，可以很容易避免矫枉过正的情况，而且采取二次填充，往往要比吸出过量的脂肪更容易被患者接受。由于颗粒脂肪的注射，大大降低了结节形成的概率。颗粒脂肪技术未发现囊肿的形成。目前也没有感染的情况发生。供区的并发症主要来自于过度抽吸和技术性的失误。患者术后 6 个月内戒烟、避免体重降低是保证术后效果的必要条件。

技术要点

- 吸脂针的针孔直径直接决定了获取脂肪颗粒的直径。利用细小的吸脂针孔可以获得良好的脂肪颗粒。
- 直径细小的注脂针可以用来注射填充细小的脂肪颗粒（0.7~0.9 mm），适用于皮下组织较薄的部位，如眼睑部位的填充，细小的微颗粒脂肪可以避免皮下出现可见或者可以摸到的结节。
- 颗粒脂肪移植存活率高，被吸收的少，从而减少了并发症和术后恢复时间。在同样的空间内，脂肪颗粒越小其总体的接触表面积就越大。
- 由于颗粒脂肪存活率高，因此对于一些特定的区域，如唇部，应当尽可能地减少过度填充。

参 · 考 · 文 · 献 --

[1] Neuber GA. Fettransplantation. Berichtüber die Verhandlungen der Deutschen Gesellschaft für Chirurgie. Zentralbl Chir 22:66, 1893.

[2] Coleman SR. Long-term survival of fat transplants: controlled demonstrations. Aesthetic Plast Surg 19:421-425, 1995.

[3] Yoshimura K, Eto H, Kato H, et al. In vivo manipulation of stem cells for adipose tissue repair/reconstruction. Regen Med 6(6 Suppl):33-41, 2011.

延 · 伸 · 阅 · 读 --

[1] Boureaux E, Chaput B, Bannani S, et al. Eyelid fat grafting: indications, operative technique and complications; a systematic review. J Craniomaxillofac Surg 44:374-380, 2016.

[2] Chou CK, Lin TM, Chiou JH, et al. Influential factors in autologous fat transplantation—focusing on the lumen size of injection needle and the injecting volume. IPRAS J 8:25-27, 2012.

[3] Cleveland EC, Albano NJ, Hazen A. Roll, spin, wash, or filter? Processing of lipoaspirate for autologous fat grafting: an updated, evidence-based review of the literature. Plast Reconstr Surg 136:706-713, 2015.

[4] Coleman SR. Structural Fat Grafting. St Louis: Quality Medical Publishing, 2004.

[5] Eto H, Kato H, Suga H, et al. The fate of adipocytes after nonvascularized fat grafting: evidence of early death and replacement of adipocytes. Plast Reconstr Surg 129:1081-1092, 2012.

[6] Gause TM, Kling RE, Sivak WN, et al. Particle size in fat graft retention: a review on the impact of harvesting technique in lipofilling surgical outcomes. Adipocyte 3:273-279, 2014.

[7] Gierloff M, Stöhring C, Buder T, et al. Aging changes of the midfacial fat compartments: a computed tomographic study. Plast Reconstr Surg 129:263-273, 2012.

[8] Gosain AK, Klein MH, Sudhakar PV, et al. A volumetric analysis of soft-tissue changes in the aging midface using high-resolution MRI: implications for facial rejuvenation. Plast Reconstr Surg 115:1143-1152; discussion 1153-1155, 2005.

[9] Kato H, Mineda K, Eto H, et al. Degeneration, regeneration, and cicatrization after fat grafting: dynamic total tissue remodeling during the first three months. Plast Reconstr Surg 133:303e-313e, 2014.

[10] Kirkham JC, Lee JH, Medina MA III, et al. The impact of liposuction cannula size on adipocyte viability. Ann Plast Surg 69:479-481, 2012.

[11] Lin TM, Lin TY, Chou CK, et al. Application of microautologous fat transplantation in the correction of sunken upper eyelid. Plast Reconstr Surg Glob Open 2:e259, 2014.

[12] Pontius AT, Williams EF. The evolution of midface rejuvenation: combining the midface-lift and fat transfer. Arch Facial Plast Surg 8:300-305, 2006.

[13] Pu LL. Towards more rationalized approach to autologous fat grafting. J Plast Reconstr Aesthet Surg 65:413-419, 2012.

[14] Pu LL, Yoshimura K, Coleman SR. Fat grafting: current concept, clinical application, and regenerative potential, part 2. Preface. Clin Plast Surg 42:xiii-xiv, 2015.

[15] Rohrich RJ, Ghavami A, Constantine FC, et al. Lift-and-fill face lift: integrating the fat compartments. Plast Reconstr Surg 133:756e-767e, 2014.

[16] Romeo F. Upper eyelid filling with or without surgical treatment. Aesthetic Plast Surg 40:223-235, 2016.

[17] Sinno S, Mehta K, Simmons C, et al. Current trends in facial rejuvenation: an assessment of ASPS members use of fat grafting during facelifting. Plast Reconstr Surg 136(4 Suppl):141, 2015.

[18] Strong AL, Cederna PS, Rubin JP, et al. The current state of fat grafting: a review of harvesting, processing, and injection techniques. Plast Reconstr Surg 136:897-912, 2015.

[19] Tambasco D, Arena V, Finocchi V, et al. The impact of liposuction cannula size on adipocyte viability. Ann Plast Surg 73:249-251, 2014.

[20] Xie Y, Zheng DN, Li QF, et al. An integrated fat grafting technique for cosmetic facial contouring. J Plast Reconstr Aesthet Surg 63:270-276, 2010.

[21] Yoshimura K, Coleman SR. Complications of fat grafting: how they occur and how to find, avoid, and treat them. Clin Plast Surg 42:383-388, 2015.

第 3 章
增加容量的眼睑成形术

Partrick L.Tonnard   Alexis M.Verpaele

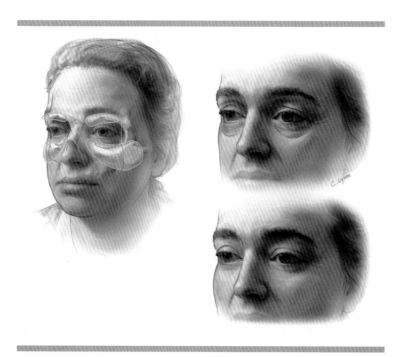

当变革之风吹来时，有些人在寻求庇护，

而另一些人在建造风车。

——Heraclitus

脂肪组织的缺失是引起面部衰老的重要因素之一。临床研究证明，大部分面部容量缺失集中在肌肉运动活跃的区域，如颞部、面中部。

增加容量的眼睑成形术理念

眶周衰老的本质是容量缺失，基于这样的假说，我们提出了"容量增加的眼睑成形术"理念。这是一种由传统"切除多余松弛皮肤"到现在"补充缺失组织"模式的转型，从根本上实现眶周年轻化。一种模式的形成，需要公认的原则、方法、评估和技术，并在一代代的实践延续中不断地被验证。传统模式得到了广泛的认可，效果也很令人满意，同时得到伦理学上的允许。但传统模式固有的局限性，对它的价值产生了一定的影响。新的模式可以通过增加组织容量来实现眶周年轻化，这是传统模式所无法企及的。

传统的眼睑成形术是去除上下眼睑的组织的手术。去除的组织包括部分眼睑皮肤、眼轮匝肌、一个或者多个眶隔内的脂肪团。术后，眼睑部呈现凹陷、干瘪的外观。然而，年轻的眼睑部是光滑、饱满、几乎没有凹陷的（图 3-1）。

随着年龄的增长，眼睑部容量会逐渐缺失，外观表现出皮肤出现冗余。实际上，皮肤并没有明显的增加，而是皮肤萎缩和眉尾下垂，给人产生的视觉假象。萎缩是一个循序渐进的过程。通过分析老年人（80~100 岁）的照片可以发现，几乎所有的老年人都存在眼睑凹陷（图 3-2）（有些人上睑内侧可以观察到明显的脂肪团），我们将眼睑内侧出现的明显凹陷称之为"A"形畸形。如果该畸形不矫正，无法达到良好的年轻化效果。

眉尾下垂也叫颞部的"帽檐样"突出，可以认为原因是外侧额肌提升缺失。所以，要实现上眼睑部年轻化，需要通过颞部提升手术来提升眉尾，同时填充上睑眶下缘的凹陷。眼睑皮肤的切除应控制在很小的一条，并且完整保留眼轮匝肌，从而尽可能保留组织容量。

传统的下眼睑成形术存在许多弊端，如改变睁眼形态、增加巩膜的暴露率、甚至还会导致下眼睑外翻。下眼睑外翻可能是术后下睑中部瘢痕挛缩牵拉、皮肤去除过多导致的。在

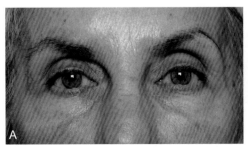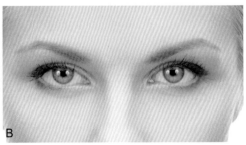

图 3-1　A、B. 传统的眼睑成形术常常会导致眼睑部凹陷、干瘪的外观。然而，年轻的眼睑部是光滑、饱满、几乎没有凹陷的（致谢 Syda Productions/Shutterstock）。

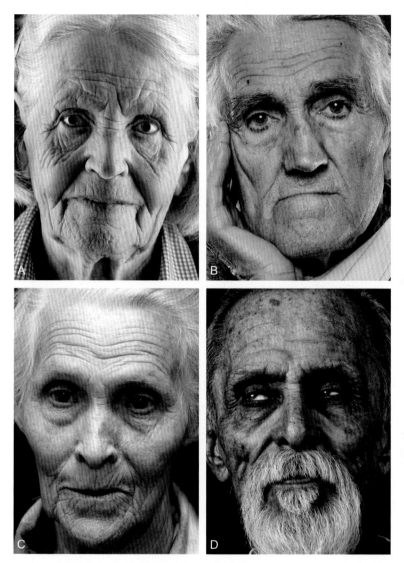

图 3-2　在高龄老人中，几乎无一例外的存在眼睑凹陷（图 A 致谢 Photobac/Shutterstock；图 B 致谢 Catalin Petolea/Shutterstock；图 C 致谢 Ilya Andriyanov/Shutterstock；图 D 致谢 Laurin Rinder/Shutterstock）。

传统手术中，下睑疝出的眶隔脂肪往往通过皮肤或者结膜切口将脂肪去除。这种方法可以解决下睑脂肪疝出的问题，但是没有改善睑颊交界明显的问题。因此，可以将眶隔脂肪保留，并将脂肪转移到眶骨前缘改善睑颊交界。通常，面中部和颧部容量缺失产生的凹陷会加重眼周的衰老畸形。大部分容量缺失发生于内眦到外眦之间的颧部前方，符合"折页"假说：容量缺失主要发生在表情肌集中的区域（参考第 1 章）。因此，要实现下睑年轻化，应该增加颧部容量，尤其是增加内眦到外眦之间的颧部前方的容量，同时也可以联合眶隔脂肪转移。

　　2003 年，在 Trepsat[1]、Lambros[2, 3]、Little[4]、Roberts[5] 和 Benslimane[6] 等人的研究基础上，我们首次在眶周年轻化的治疗中，尝试利用脂肪移植治疗容量的缺失。从 2008 年开始，我们一直在使用微颗粒脂肪移植技术，其中有95%的案例都使用到了这种技术。我们将"增加容量的眼睑成形术"[7]，发表在《美容外科》杂志上。

　　与乳房手术中的容量增加提升乳房类似，容量增加眼睑成形术分两步：①增加容量；②去除多余的皮肤。与传统眼睑成形术不同，新术式可以最大限度保留组织容量，并通过颗粒脂肪移植，对容量缺失的眼睑部和眶部进行填充，同时保守地去除多余的皮肤。

患者的评估和选择

　　面部年轻化是为了拥有一个年轻的、有活力的、无瑕的外观，在美容外科领域，意味着让患者看起来更年轻。我们要求所有接受眼睑成形术和面部年轻化治疗的患者，面诊时携带20~30岁的照片，以便进行更好的术前咨询。由于引起衰老的机制有很多：松弛、容量缺失、皱纹、萎缩、缺少活动度等，而且每个患者的面部衰老的方式并不完全一样，所以我们不能在没有患者年轻时照片的情况下制订方案。

上眼睑

　　通过分析患者年轻时的照片可以发现，几乎每个人都有一定程度上的上眼睑容量缺失，尤其是上眼睑内侧，就是上文提到的"A"形畸形[8]。

　　传统的切除法眼睑成形术去除了多余的皮肤和眼轮匝肌（包括或不包括中央和内侧的脂肪团的去除[9, 10]）。如果不补充缺失的容量，这样的方式很难恢复年轻时的形态。传统的眉提升术是切除法眼睑成形术的完善[11]。而且，大部分患者上眼睑的凹陷程度会随着时间逐渐加重。因此，传统手术术后无法达到眼睑年轻、饱满的状态。

下眼睑

　　通过分析患者年轻时的照片我们也可以发现，几乎所有患者随着年龄的增长，颧部（尤其是颧部前方）都会出现容量的缺失，即使一些患者在10年内体重有所增长也不例外。颧部是支撑下眼睑的主要结构，一旦颧部容量出现缺失，眼袋囊袋状外观就会加重。传统的下眼睑成形术需要去除下眼睑的中央、内侧、外侧眶隔内的脂肪团，去除皮肤（包括或者不包括悬吊眼轮匝肌）[12]。这样仅解决了眼袋突出的问题，但是睑颊交界明显的问题未得到改善，而且还会随着颧部组织的萎缩进一步加重。这些缺陷降低了传统的眼睑成形术在年轻化中的价值。

适应证与禁忌证

　　由于皱缩现象贯穿了整个面部老化的过程，因此，恢复容量适用于所有衰老的眼睑。

当我们掌握如何准确分析眼睑的衰老情况，就会发现，几乎所有衰老的眼睑都伴有容量的减少。作为美容外科医师有责任做出判断，并且明确地告知患者，如何采取必要的治疗措施。在眶周年轻化治疗中，使用颗粒脂肪移植是非常重要的治疗手段。

极少部分患有家族遗传眼睑松弛症的年轻人，可以采用单纯切除皮肤的方法来治疗（图3-3）。此外，还有一部分年轻人（年龄不超过 35 岁），出现非衰老性的眼睑松弛，也可以适当地去除部分皮肤。

一旦眼睑松弛开始出现，利用传统的眼睑成形术只会引起睑板显形外观，并不能改善眼睑松弛和衰老外观（图3-4）。一些患者甚至主动要求去除皮肤，让眼睑看起来更加的"紧致"。虽然很多医生已经这样实践了很多年，但是实际效果并不理想，这样的结果只会让患者看起来"更不一样"而不是"更年轻"。

一般的手术禁忌证包括：凝血功能障碍、吸烟和有严重的系统疾病。这种术式没有特定的禁忌证。

术前计划和术前准备

术前对中年患者进行充分的眼部检查，比如泪液分泌情况和眼压检测。患者术前 10 天停止服用抗凝类药物；术前戒烟 3 周以上。手术可以在局麻或者全麻下进行。术后 1 周内禁

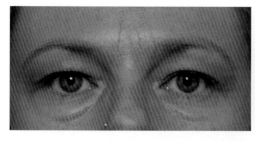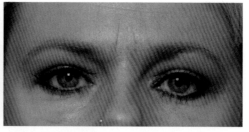

图 3-3　传统的眼睑成形术适用于上眼睑饱满的患者（单纯切除部分皮肤，保留眼轮匝肌和脂肪）。

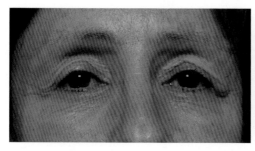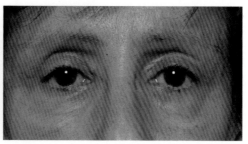

图 3-4　针对眼睑松弛的眼睑，传统的眼睑成形术后并没有实现眼睑的年轻化，并且有睑板显形的外观，也没有改善眉下区的凹陷。患者并没有获得年轻、健康的外观。

止佩戴角膜接触镜。

手术过程

上眼睑

术前画线

患者处于站立位或者坐位，术者用红色笔标记预计切除的眼睑皮肤量。嘱患者闭眼，标记于睑板上缘皱襞的位置，然后嘱其睁眼正视前方，在之前标记线（睑板上缘皱襞）投影的位置标记，患者再次闭眼时可见两条标记线，两条标记线之间的区域，就是上眼睑皮肤的最大去除量。

患者处于站立位，术者用绿色笔标记出脂肪填充的部位（图 3-5）。填充部位包括：眉下区中内侧（1/2~2/3）、眉毛内侧的下 1/3。脂肪填充的部位和解剖上脂肪的分布是不完全一样的，脂肪不直接填充至眼睑内，而是填充到至眉下区域，延续至眶上缘的下方。这个区域的填充，需要参照眼睑年轻时的状态。

麻醉方式

在绿色笔标记的区域（图 3-5），使用局麻溶液（0.3% 利多卡因和 1 : 600 000 肾上腺素）在眼轮匝肌深面进行局部浸润麻醉，同时在计划皮肤去除的皮下进行局部浸润麻醉。

手术方法

利用 18G 针头在眉尾处刺破皮肤，然后插入直径 0.7 mm 的精细注脂针，使用 Coleman

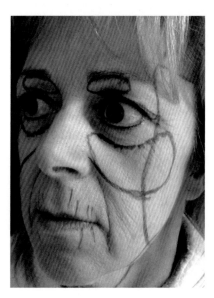

图 3-5　首先进行面部、颞部提升术的标记，然后用红色笔标记眼睑的去皮量，最后用绿色笔标记出颗粒脂肪的填充部位（眉下方区域、泪沟、颞部）。

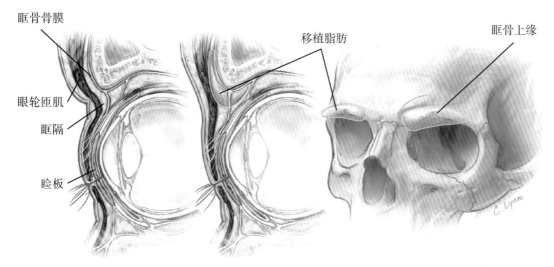

图 3-6　脂肪填充在眶上缘的下方矫正上眼睑凹陷。填充范围包括：眉下区中内侧（1/2~2/3）、眉毛内侧的下 1/3。用 Coleman 脂肪注射技术将脂肪精确的填充到眶上缘前方以及下方的眼轮匝肌深面部分，脂肪积聚在眶上缘周围。脂肪并不填充在上眼睑区域，而是填充到眉下部分。如果脂肪在眉外侧部分堆积过多，会造成"类人猿样"外观。

脂肪注射技术，在眼轮匝肌深层将脂肪填充到眶上缘处。

值得注意的是：脂肪并不是填充到眼睑区域，而是填充到眶上缘的前方、下方的骨膜表面（图 3-6）。实际上主要填充在眉部的区域，而非眼睑区域。如果脂肪填充到了上睑部，可能会导致不恰当的隆起，甚至会引起医源性的上睑下垂。

脂肪的注射量取决于患者的基本情况，一般在 0.5~2.5 ml 之间。大部分情况下，脂肪填充是和皮肤去除同时进行的。皮肤切开后，利用针形电刀紧贴皮下进行分离，保留眼轮匝肌及脂肪组织。除非有强烈需要（几乎没有）去除部分的鼻侧脂肪团，或者是要经眼睑切除部分的皱眉肌，我们才会打开内侧部分的眼轮匝肌。如需进行外眦成形或者眉尾成形的时候，眼轮匝肌外侧部分会被打开。最后，医生可以按照自己的习惯来缝合皮肤的切口。通常眼睑成形术的完善，还需要通过利用颞部切口矫正眉外侧下垂。

下眼睑

颧部脂肪填充是否需要联合进行下睑成形术，取决于患者下眼睑眶隔脂肪疝出的程度。如果没有明显的脂肪疝出或者仅有轻度的睑颊交界（大部分位于内侧），则单纯进行泪沟与颧部的填充即可。如果存在明显的脂肪疝出，则可以通过结膜入路进行去除多余的脂肪，也可以通过经睑缘下方皮肤入路，将眶隔脂肪转移到眶下缘前部，联合进行颧部脂肪填充，共同增加颧部的容量。但是这样会造成眼轮匝肌的去神经化，有可能会导致巩膜的外露，同时也增加了因瘢痕挛缩造成下睑退缩的风险。因此，我们应该尽可能地避免切开眼轮匝肌。

术前画线设计

患者处于站立位或者坐位，术者标记颧部的脂肪移植范围，并在颧骨表面进行局部浸润麻醉（与上文的麻醉配方相同）。如果要联合下眼睑成形术，该部位应按照传统的方式进行注射。

手术方法

利用 18G 针头在分别在颧部（外侧和下方）取两个皮肤切口。通过颧部下方的切口，在泪沟的垂直方向上，采用"交叉"平铺的方式对泪沟、颧部进行注射，这样可以避免出现"香肠样"的外观。利用辅助手的食指，可以感受、控制针尖的层次与位置，这种技巧在眶下缘表面注射时尤为重要。如果有必要，在颧部填充时，可以继续往睑板下缘的方向进行填充。颧部填充一定要在眼轮匝肌的深部进行，并且颧部外侧不能过度填充。脂肪填充的重点是颧部前方（内眦到外眦垂直线部分），这也是容量缺失最严重的部位（图 3-7、图 3-8）。

面中部脂肪的缺失量以及最终所要达到的突出度，决定了脂肪的填充量。术者通过术前分析和术前标记的范围可以预估出填充量。一般每侧面中部填充脂肪量约 4~10 ml，极特殊情况下每侧填充量可能达到 25 ml。眶周区域不可矫枉过正，因为该区域的脂肪存活率较高。如果存在皮肤冗余，可以通过夹捏法保守地去除皮肤。睑结膜入路去除部分脂肪后，也可以利用果酸换肤或者铒雅克激光实现紧致皮肤、改善皮肤质地。

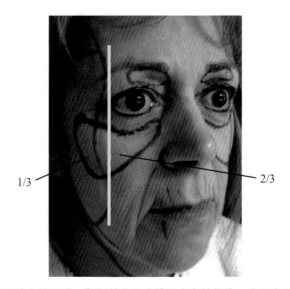

1/3　　　　　　　　2/3

图 3-7　标记显示颧部脂肪填充的区域。颧部前方是表情最丰富的部位，也是容量缺失的主要位置，2/3 的脂肪填充至这个部位（内眦到外眦部分）。颧部外侧至外眦垂直线这部分需要填充约 1/3 的脂肪，避免过度填充造成上颌宽度的增加。

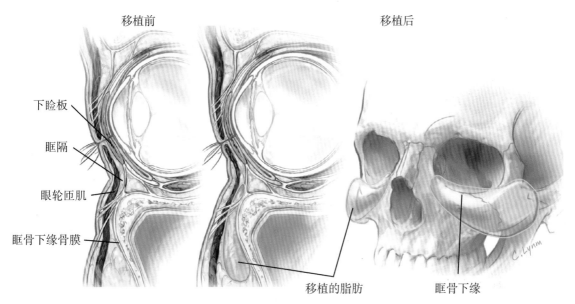

图 3-8　颧部脂肪填充的范围（下眼睑的颧区延续至眶下缘），脂肪大部分填充在颧部，少部分过渡至眼睑区。

术后护理

对比传统的眼睑成形术，增加容量的眼睑成形术的术后没有明显的淤青、红肿。术后常规口服 3 天抗生素（羟氨苄青霉素 500 mg，每天 3 次）；术前 3 周至术后 3 周围手术期内，严格禁烟；术后 4 个月之内尽量不要减肥，减肥会影响脂肪的存活。

患者术后第 6 天（拆线时）、术后 6 周、术后 3 个月、术后 6 个月、术后 1 年要定期复诊。术后 3 个月随访时，可以观察到脂肪移植后的存活情况。根据医生的临床经验和患者的主观要求，大概有 15% 的患者可能需要进行第二次的修饰填充。修饰手术可以在局麻下完成。

术后效果

这位 51 岁的女性（图 3-9），因明显的上眼睑凹陷呈现衰老的外观。通过分析其年轻时的照片，可以观察到上眼睑光滑、饱满。手术方案采用了上眼睑容量增加眼睑成形术（包括在眉下填充了 2.5 ml 的微颗粒脂肪，并且保守地去除一些松弛的皮肤）。

这位 47 岁女性（图 3-10），上眼睑内侧凹陷明显。照片 A 可以观察到患者有明显的颧部容量缺失、皮肤松弛，并伴有明显的睑颊交界。照片 B 是患者 25 岁时，可以看到饱满、光滑的上睑和颧部，没有明显的睑颊交界。手术方案包括微颗粒脂肪填充眉下区 2.5 ml、下睑颧眶部 10 ml，同时去除一定量松弛的下睑皮肤，上睑皮肤未做处理。照片 D 显示患者术后 3 年效果良好、稳定。

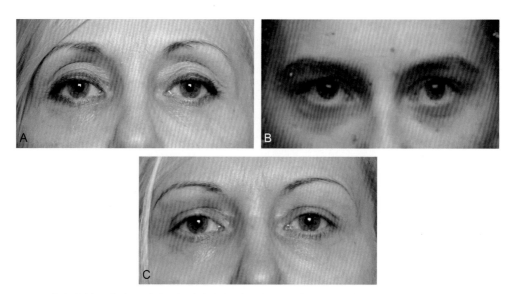

图 3-9　A.患者术前照片（51 岁）。B.患者年轻时照片（20 岁）。C.患者术后 1 年照片。

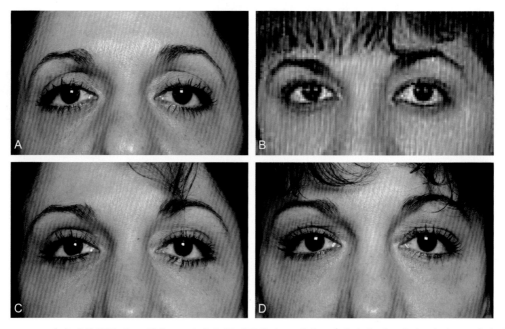

图 3-10　A.患者术前照片（47 岁）。B.患者年轻时照片（25 岁）。C.患者术后照片（1 年）。D.患者术后照片（3 年）。

这位 55 岁女性（图 3-11），与其 22 岁时圆润、饱满、有光泽的颞部对比，颞眶部出现明显萎缩。手术方案包括增加容量的眼睑成形术和 MACS 提升术。上眼睑每侧填充 1.7 ml 微颗粒脂肪，去除多余的皮肤。颞眶部填充了 9 ml 脂肪，并利用夹捏法去除多余的皮肤。

这是一位接受过上、下睑成形术的 55 岁女性（图 3-12），可见上眼睑皱缩明显（尤其

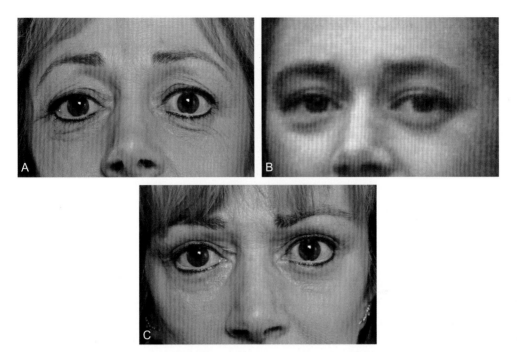

图 3-11　A.患者术前照片（55 岁）。B.患者年轻时照片（22 岁）。C.患者术后照片（3 年）。

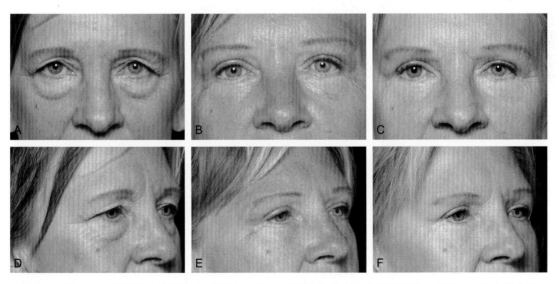

图 3-12　图 A、D 是患者术前照片（55 岁）。图 B、E 是患者术后 2 个月时照片。图 C、F 是患者术后 9 个月时照片。

是内侧部分），并伴有眉部下垂，眉尾下垂呈"帽檐样"突出。下眼睑部分可见严重疝出的眶隔脂肪团，造成睑颊交界明显，并伴有颧部前方明显萎缩。在局部麻醉下进行了增加容量的眼睑成形术：上眼睑进行了皮肤松弛的矫正，并在内侧部分填充了 1.5 ml 的微颗粒脂肪；同时进行了眉尾部提升固定术。下眼睑进行了眶隔脂肪转移，同时在颧部前方填充了 4 ml

的微颗粒脂肪；眼轮匝肌悬吊固定后，保守地去除部分皮肤。术后第 2 个月，可以明显地看到眉尾的提升，睑颊交界得到了平滑的过渡。术后第 9 个月，恢复效果良好、稳定。

　　这位 54 岁女性，要求面部年轻化（图 3-13）。手术方案包括：MACS 提升术和面中部微颗粒脂肪移植术，微颗粒脂肪填充（每侧）（上睑部 1.5 ml、颧部 5 ml、木偶纹 2 ml），口周部利用锐针皮下填充 4 ml（详见第 5 章）。上、下眼睑未去除任何的皮肤以及脂肪。术后 1 年，颧部饱满度增加后，睑颊交界有了明显改善，眉下区域由凹陷导致的阴影变成了隆起的高光。很多其他患者也得到了类似的效果（参见图 3-14～图 3-17）。

　　这位 40 岁女性（图 3-14），下眼睑脂肪明显疝出，泪沟、眶颧沟较深。手术方法包括经结膜入路去除部分眶隔脂肪，填充微颗粒脂肪泪沟 2.5 ml、颧部 3 ml。术后 7 个月照片显示睑颊交界、颧部轮廓都得到了明显改善，侧面观面中部负向矢量也得到了纠正。

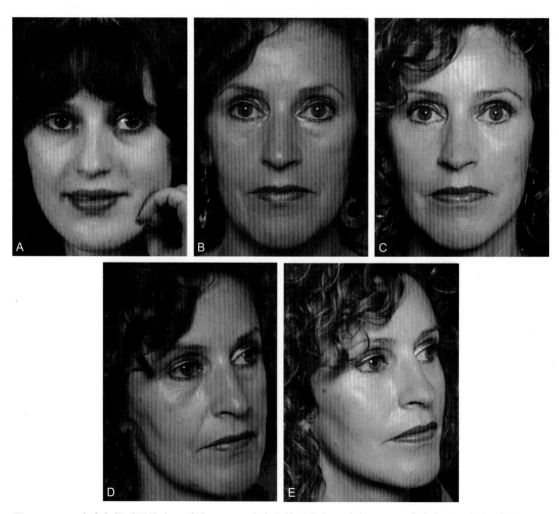

图 3-13　A. 患者年轻时照片（22 岁）。B、D. 患者术前照片（54 岁）。C、E. 患者术后照片（1 年）。

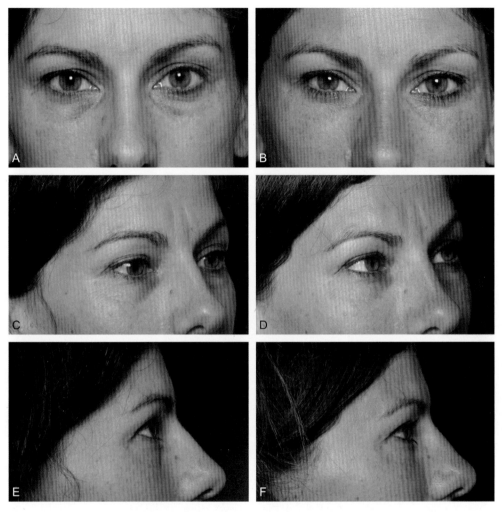

图 3-14　图 A、C、E 是患者术前照片（40 岁）。图 B、D、F 是患者术后照片（7 个月）。

这位 41 岁女性（图 3-15）可见上眼睑皮肤松弛，面中部凹陷（呈负向矢量）。手术方法包括增加容量的上、下眼睑成形术，以及眉提升固定术。颧部每侧填充微颗粒脂肪 8 ml。下眼睑眼轮匝肌悬吊之后，去除了松弛皮肤，同时唇部填充微颗粒脂肪。术后 3 个月与术后 3 年对比，显示睑颊交界过渡平滑自然，下眼睑得到了很好的支撑，颧部萎缩得到了改善，负向矢量也得到了纠正。

这位 41 岁的女性（图 3-16）下眼睑脂肪疝出，泪沟、皮肤松弛明显。手术方案包括经结膜入路去除部分眶隔脂肪，微颗粒脂肪填充（每侧）（泪沟 1.5 ml、颧部 3 ml），同时行巴豆油换肤术。术后 6 个月照片显示，睑颊交界改善，下眼睑皮肤紧致。

这位 47 岁男性（图 3-17），有明显的睑颊交界，还有颧部发育不良形成的负向矢量面容，这样的先天性发育不良的面容也被称为"北极熊样"畸形。这种发育不良的颧部很难为

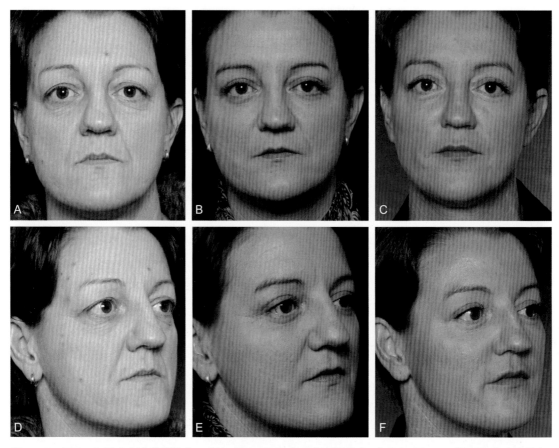

图 3-15　图 A、D 是患者术前照片（41 岁）。图 B、E 是患者术后照片（3 个月）。图 C、F 是患者术后照片（3 年）。

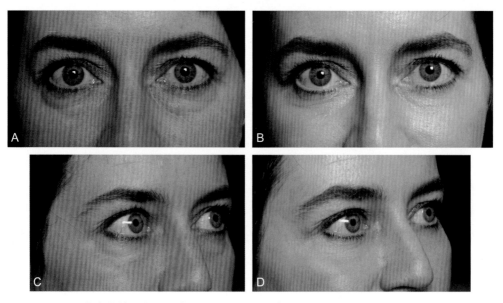

图 3-16　图 A、C 是患者术前照片（41 岁）。图 B、D 是患者术后照片（6 个月）。

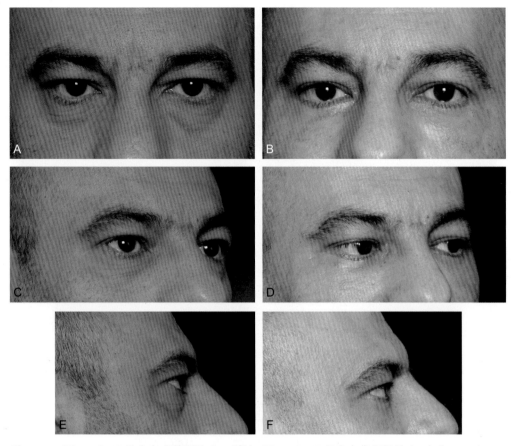

图 3-17　图 A、C、E 是患者术前照片（47 岁）。图 B、D、F 是患者术后照片（1 年）。

下睑提供足够的支撑，因此采用传统的手术方法很难进行纠正。手术方案包括眶颧部微颗粒脂肪注射（每侧 9 ml）、眼轮匝肌悬吊后去除多余的松弛皮肤。术后 1 年可见睑颊交界过渡平滑，下眼睑的支撑力得到加强。由于手术没有破坏眦部支持结构，有效地避免了下睑退缩的风险。

存在的问题与并发症

眼睑的脂肪移植也会有一定的并发症出现，特别是在术后的早期。在 2003—2008 年，我们逐渐将自体脂肪移植技术应用于眼睑成形手术中，2008 年之后，我们几乎在每一例眼睑成形手术中都会用到这项技术。大部分的并发症发生在术后早期，可以归咎于技术性的错误或者观念性的错误。

刚开始尝试这项技术的医生可能会犯以下这些错误，比如脂肪填充过量、填充的层次过浅，以及填充位置过于靠近眼睑缘部分，填充的脂肪团块过大易形成皮下结节（图 3-18）。

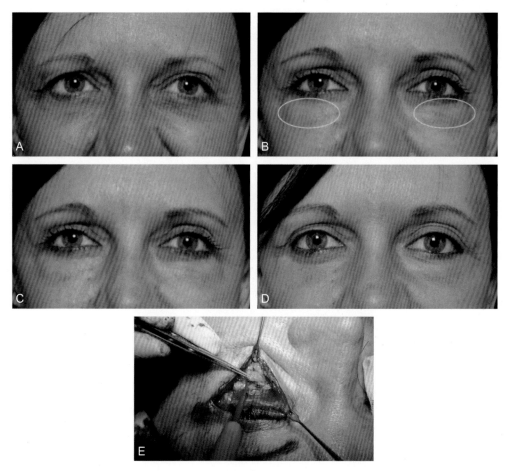

图 3-18　初学者往往会出现过度填充或者填充位置错误的问题。图 A 和图 B 分别是患者微颗粒脂肪填充矫正下睑凹陷的术前与术后 6 个月的照片。术者错误地认为脂肪吸收率会很高，因此在每侧眼睑各填充了3 ml 的脂肪，术后导致了明显的过矫外观，需要进行手术修复。图 C 和图 D 是取出 2 ml 脂肪后的术后以及术后 2 个月的外观。图 E 显示的是在眼轮匝肌下的存活的脂肪团块。这个脂肪在下睑的位置比较突兀可以明显地观察到。单纯进行下眼睑脂肪填充是一项不合理的操作，脂肪应该重点填充至颧部，只有少量过渡至下眼睑（上文有详细介绍）。

　　传统的 2 mm 直径的 Coleman 注脂针由于过粗，不适用于眼睑部位。我们设计了专门用于进行眼睑部位脂肪移植的吸脂针与注脂针（详见第 2 章）。

　　另外的一个问题是未对脂肪移植部位的边界进行良好的过渡填充。比如在上眼睑填充时，脂肪仅堆积在眉下凹陷处，但是未对外侧眉区进行过渡性的填充，就会造成局部凸起的外观（图 3-19），这种情况需要二次调整。

　　我们的手术案例中没有出现严重的并发症。我们统计了早期手术案例的并发症情况（2008 年之前，统计案例总数为 138 例）：脂肪填充不足（21%）、过度填充（9%）、明显的结节（8%）、不对称（4%）、巩膜外露（2%）、术后血肿（1%）。我们在使用微颗粒脂肪移

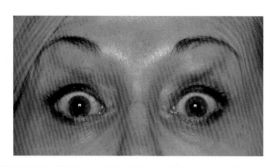

图 3-19　本图显示患者眉下凹陷处堆积了大量的脂肪，但是由于未对外侧眉区进行过渡性的填充，所以造成局部凸起的外观，虽然这种现象在患者用力抬眉时才表现得很明显，但是完全可以利用过渡性的填充避免。

植技术后（2008 年之后，统计案例总数是 362 例）的情况：未发生过明显的血肿，但会有一定程度的红肿淤青；颞部填充后有 7% 的患者出现了持续性的肿胀（持续时间超过 1 个月）；有 1% 的患者出现术后巩膜外露的情况（这个主要与眶隔脂肪重置法、肌皮瓣悬吊术式有关）；没有出现过感觉与或者运动神经损伤、感染、不对称和过矫的情况。其中一位患者由于联合了面部提升术，术后进行了严格地禁烟，1 年内体重增长 12 kg，导致双侧颞部填充术后的饱满程度超过预期，后在局麻下进行吸脂修复手术。

美学和形态学的建议

术前一定要充分交代患者：容量增加法眼睑成形术中，填充的脂肪会出现一定程度的吸收。具体的吸收情况与移植部位的活动度相关，比如眶部周围的活动度较小，脂肪吸收的量大约是填充总量的 15%，因此填充时要多填充 15% 的脂肪量，这样恢复期可能会相对延长数周或数月。然而，大部分患者为了追求更短的恢复期，都不会采纳多填充的建议。与此同时，一旦出现了矫枉过正情况，也属于并发症之一，需要手术取出。患者术后 4~6 个月时，如果觉得不理想，可以进行二次填充，我们会对这些患者减免一部分的费用。约有 15% 的患者需要进行二次补充手术。总之，我们的原则是：眶部脂肪填充，宁可欠矫也不要过矫（图 3-20）。

有些案例仅通过脂肪填充也可以矫正上眼睑凹陷，但是最好联合皮肤松弛矫正术同时进行。一味地想利用脂肪将松弛的皮肤填充到极限紧致的观念也是错误的，因为这样会导致不自然的外观。正如 Lambros 在 2010 年的"个人经验交流"中形容的那样："紧致的皮肤下很容易看到脂肪"。

眉外侧切记不可填充过多的脂肪，因为这样做可能会导致不美观的"猿人样"外观。

下眼睑脂肪填充也容易矫枉过正。在早期使用大颗粒脂肪进行填充的时候，很多患者

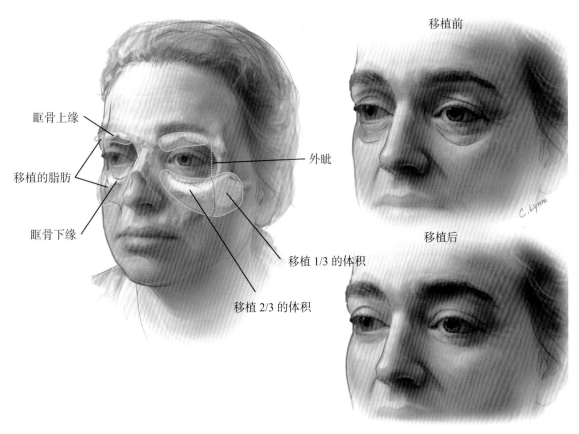

图 3-20　眶周脂肪填充的准确部位。上眼睑：脂肪填充至眶骨上缘中内侧 2/3 的部位；下眼睑：脂肪填充至颧部，过渡至下眼睑，2/3 的脂肪容量填充至内外眦之间的区域。

出现可触摸的、甚至肉眼可见的结节团块。主要由注射方式造成，比如沿着下眶缘方向平行注射，很容易形成一条横穿泪沟与眶颧沟的"香肠样"的外观突起（图 3-21）。把泪沟和颧眶沟看成是独立的畸形，利用一些注射材料（透明质酸）对其进行矫正，这在脂肪填充中是不明智的。应同时增加整个颧部的组织量，通过进行颧部至睑部的过渡填充，进一步改善睑颊交界。

　　同脂肪填充上眼睑的情况类似，脂肪也不是填充到下眼睑的眼睑区域，而是填充到眶下缘的组织层中。同样也不要过矫。

　　颧部前方参与了主要面部表情，活动性大，组织萎缩显著，所以脂肪填充主要集中在这部分。颧部的外侧不可过度填充，这会导致面中部看起来过宽，失去了患者本身的容貌特征，同样也无法获得年轻的美感。通常，颧部前方填充 2/3 的脂肪量，外侧（外眦垂线至颧部外侧界）填充剩余的 1/3。

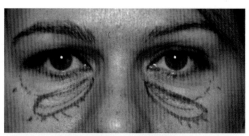

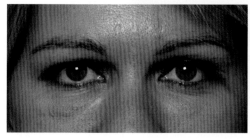 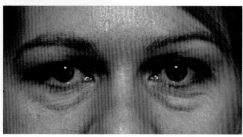

图 3-21 初学者大多会在填充位置的把握以及眶缘的填充方式上出现错误，结果可能导致泪沟部出现横行的"香肠样"外观。术后早期，因为水肿的原因，"香肠样"外观不会很明显，但是随着肿胀的消退，这种畸形就会逐渐显现。脂肪填充不能像透明质酸一样单独填充泪沟，建议用脂肪对颧部整体进行填充，逐渐过渡至泪沟部，让泪沟和颧部融合协调。

手术要点总结

- 技术性或者观念的错误会导致不理想的术后效果。
  - 技术性错误
    - 使用不合适的吸脂针
    - 使用不合适的注脂针
    - 注射层次的错误
  - 观念错误
    - 过度填充
    - 填充不足
    - 填充部位不当
- 增加容量的眼睑成形术是一种恢复原有组织量和矫正松弛的皮肤，包括或不包括眉尾提升等联合多种手段来实现面部年轻化的一种技术。
- 上、下眼睑部位的脂肪填充，宁可欠矫也不要过矫。
- 上、下眼睑脂肪填充的准确部位不是眼睑部，而是其上下眶骨边缘，实现降低上眼睑、提升下眼睑的目标。
- 与复杂的、困难的、有潜在风险的面中部、眼睑年轻化技术相比，眶周微颗粒脂肪移植技术有更高的价值与安全性。

参 · 考 · 文 · 献

[1] Trepsat F. Periorbital rejuvenation combining fat grafting and blepharoplasties. Ann Plast Surg Aesthet Plast Surg 27:243-253, 2003.

[2] Lambros V. Observations on periorbital and midface aging. Plast Reconstr Surg 120:1367-1376, 2007.

[3] Lambros V. Fat injection for the aging midface. Oper Tech Plast Reconstr Surg 5:129-137, 1998.

[4] Little JW. Applications of the classic dermal fat graft in primary and secondary facial rejuvenation. Plast Reconstr Surg 109:788-804, 2002.

[5] Roberts TL III, Bruner TW, Roberts TL IV. The synergy of multimodal facial rejuvenation. In Tonnard PL, Verpaele AM, eds. Short-Scar Face Lift: Operative Strategies and Techniques. St Louis: Quality Medical Publishing, 2007.

[6] Bensliman F. Periorbital rejuvenation: the frame concept. In Coleman SR, Mazzola RF, eds. Fat Injection: From Filling to Regeneration. St Louis: Quality Medical Publishing, 2009.

[7] Tonnard PL, Verpaele AM, Zeltzer AA. Augmentation blepharoplasty: a review of 500 consecutive patients. Aesthet Surg J 33:341-352, 2013.

[8] Codner MA, Hanna KM. Upper and lower blepharoplasty. In Nahai F, ed. The Art of Aesthetic Surgery: Principles and Techniques. St Louis: Quality Medical Publishing, 2005.

[9] Flowers RS. Cosmetic blepharoplasty—state of the art. Adv Plast Surg 8:31, 1992.

[10] Rohrich RJ, Coberly DM, Fagien S, et al. Current concepts in aesthetic upper blepharoplasty. Plast Reconstr Surg 113:32e-42e, 2004.

[11] Flowers RS, Flowers SS. Precision planning in blepharoplasty. The importance of preoperative mapping. Clin Plast Surg 20:303-310, 1993.

[12] de Castro CC. A critical analysis of the current surgical concepts for lower blepharoplasty. Plast Reconstr Surg 114:785-793, discussion 794-796, 2004.

延 · 伸 · 阅 · 读

[1] Boureaux E, Chaput B, Bannani S, et al. Eyelid fat grafting: indications, operative technique and complications; a systematic review. J Craniomaxillofac Surg 44:374-380, 2016.

[2] Branham GH. Lower eyelid blepharoplasty. Facial Plast Surg Clin North Am 24:129-138, 2016.

[3] Buckingham ED, Bader B, Smith SP. Autologous fat and fillers in periocular rejuvenation. Facial Plast Surg Clin North Am 18:385-398, 2010.

[4] Collar RM, Boahene KD, Byrne PJ. Adjunctive fat grafting to the upper lid and brow. Clin Plast Surg 40:191-199, 2013.

[5] Farkas JP, Pessa JE, Hubbard B, et al. The science and theory behind facial aging. Plast Reconstr Surg Glob Open 1:e8-e15, 2013.

[6] Hahn S, Holds JB, Couch SM. Upper lid blepharoplasty. Facial Plast Surg Clin North Am 24:119-127, 2016.

[7] Karimnejad K, Walen S. Complications in eyelid surgery. Facial Plast Surg Clin North Am 24:193-203, 2016.

[8] Lam VB, Czyz CN, Wulc AE. The brow-eyelid continuum: an anatomic perspective. Clin Plast Surg 40:1-19, 2013.

[9] Lee JW, Baker SR. Esthetic enhancements in upper blepharoplasty. Clin Plast Surg 40:139-146, 2013.

[10] Lin TM, Lin TY, Chou CK, et al. Application of microautologous fat transplantation in the correction of sunken upper eyelid. Plast Reconstr Surg Glob Open 2:e259, 2014.

[11] Love LP, Farrior EH. Periocular anatomy and aging. Facial Plast Surg Clin North Am 18:411-417, 2010.

[12] Oh SR, Chokthaweesak W, Annunziata CC, et al. Analysis of eyelid fat pad changes with aging. Ophthal Plast Reconstr Surg 27:348-351, 2011.

[13] Romeo F. Upper eyelid filli g with or without surgical treatment. Aesthetic Plast Surg 40:223-235, 2016.

第4章
口周年轻化

Partrick L.Tonnard Alexis M.Verpaele

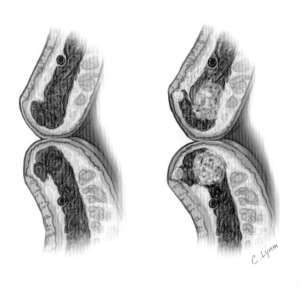

关注您的嘴。

——Daniel Handler

患者的评估与选择

与眼周一样，唇与口周也是面部感觉和表情丰富的部位。患者在接受全面部综合年轻化治疗时，口周部位的衰老经常会被忽视，导致最终效果不能令患者满意。几乎每一个面部年轻化的治疗方案都囊括了口周部位。

口周部位老化的因素有很多，传统的观念认为只存在"容量缺失"这一个因素。因此，单纯恢复口周的容量往往达不到理想的效果，甚至会显得不自然。另外还需要考虑的是，恢复唇部的形态和轮廓。重建唇部轮廓、改善唇部下垂以及光滑度，可以得到饱满圆润的唇部及实现口周部位的年轻化。

口周部位的老化表现在鼻唇沟加深、皮肤纹理的改变（"条形码样"皱纹）、容量缺失、红白唇部交界不清晰、人中延长（鼻翼基底至上唇红唇缘的 垂直距离延长）（图4-1、图4-2）。经过长期对面部衰老的人群的面部进行分析表明，延长的人中部位是面中部衰老中唯一显现出下垂的位置。口周年轻化的治疗方案需要联合应用脂肪填充术、换肤术、上唇提

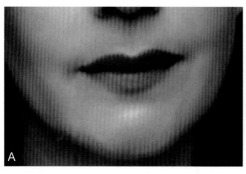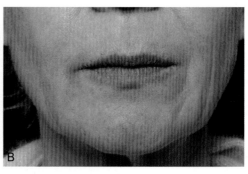

图4-1　这是同一名女性在24岁（A）和54岁（B）两个时期的口周部位的照片。照片显示：随着年龄的增加，可以观察到上、下红唇皱缩，红唇的容量减少，干唇向湿唇出现转化，人中出现了延长。上唇皮肤最先出现了垂直样皱纹，逐渐蔓延至是下唇皮肤。

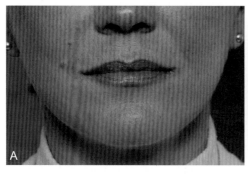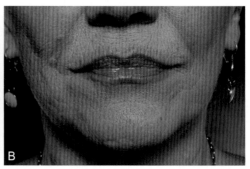

图4-2　这是同一名女性在50岁（A）和65岁（B）两个时期的口周部位的照片。照片中最明显的变化是：皮肤出现了垂直样皱纹以及鼻唇沟加深。

升术等技术，这是另一个"协同作用"的典型案例。

麻醉方法

通常情况下，眶下神经联合颏神经阻滞就可以达到口周部位良好的麻醉效果，但是，对人中与口裂部分的麻醉效果较差，需要追加该部分的局部浸润麻醉。此外，脂肪移植的区域需要使用混合肾上腺素的利多卡因溶液进行局部浸润注射，以便更好地收缩局部血管。

口周部位的年轻化技术

鼻唇沟的治疗

鼻唇沟部位改善的治疗方法有很多，但是效果均不理想，特别是"直接提升法"（传统观念认为，鼻唇沟加深是中面部下垂的表现），对鼻唇沟的改善效果不理想，并且很容易复发。还有一种更激进的方法：面部提升手术，皮下充分分离至鼻唇沟处，甚至更靠内侧，但仍然无法保证远期效果。有理论认为鼻唇沟加深是因为常年的表情运动导致局部容量萎缩，可以使用填充剂进行矫正。根据该理论还有一种方法就是，利用肉毒毒素限制该部分的表情运动。通过研究面瘫病例发现：面瘫患者单侧的鼻唇沟完全消失。但是，在临床实践中不可能这样做，因为这样也会影响到其他的面部表情。因此，鼻唇沟理想的治疗方案是使用颗粒脂肪进行填充。

鼻唇沟的深层次使用直径 0.7~0.9 mm 钝注脂针进行填充，利用 18 G 的针头刺破皮肤，通过"交叉式"的注射方法进行深层填充（构建地基），这样可以避免"平行式"注射方法产生的"香肠样"畸形。大部分的脂肪填充至尖牙窝处，然后逐渐过渡至口角部分。鼻唇沟的浅层采取"平行式"的注射方法。最后以 18G 针头对鼻唇沟的皮下进行松解剥离。

此方法可以松解鼻唇沟处的皮肤与深部组织之间的韧带连接（图 4-3），剥离后在形成的腔隙中填充少量的微颗粒脂肪 0.3~0.5 ml，防止皮肤和深层组织再次形成粘连。平均每侧填充 1~3 ml 微颗粒脂肪，此区域保守填充比过量填充更合适，术后效果也更加持久、自然。

唇部年轻化

丰满、色泽红润的唇部令人看起来更年轻，并且富有女性魅力。这也就解释了为什么填充剂、移植物和脂肪移植常常用于唇部，并且适用于几乎所有年龄段的人群。丰唇术不仅可以用于唇部年轻化，也可以治疗先天性薄唇的年轻患者。

丰满的唇部可以增加口周区域的魅力。唇部填充不可过量，过度填充的话会形成过于前凸的外观，看起来不自然甚至有些可笑，更夸张的会出现"香肠样"或者"鸭嘴样"畸形。最好联合上唇提升术，使红、白唇边界轻微上翘。

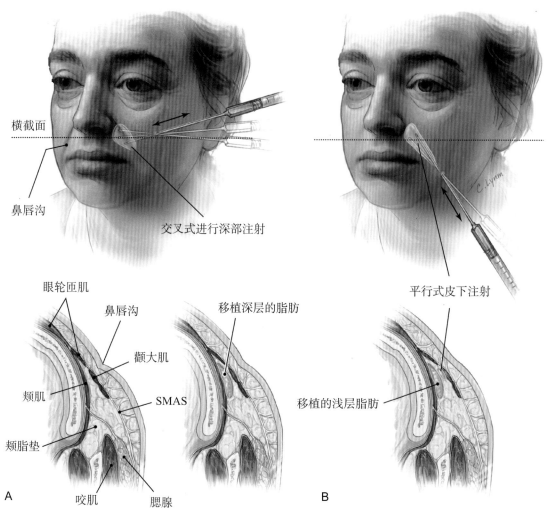

横截面

鼻唇沟

交叉式进行深部注射

平行式皮下注射

眼轮匝肌

鼻唇沟

颧大肌

颊肌

移植深层的脂肪

SMAS

颊脂垫

移植的浅层脂肪

A

咬肌　　　腮腺

B

图 4-3　图片是鼻唇沟的解剖结构和脂肪移植的层次。A. 鼻唇沟深层次"交叉式"填充。B. 鼻唇沟浅层次"平行式"填充；SMAS，面部浅表肌肉腱膜系统。

女性的唇部美学

　　首先上、下唇的比例一定要协调（图 4-4 和表 4-1），正面观下唇比上唇略厚。如果违反了这样的比例关系，只填充上唇，就会使上、下唇不协调。所以上、下唇都要填充。

　　西欧血统患者的上、下唇的比例接近 1 : 1.618，下唇要比上唇厚 60% 左右，唇部进行填充时一定要参照黄金比例。经常有患者咨询，是否可以单独填充上唇，如果单独填充上唇的话会破坏上、下唇的正常比例关系。作为医生一定要解释清楚，只有上下唇同时填充，并且下唇的填充量大于上唇，才能更好地维持这种比例关系。如果没有注意到这一点，术后的唇形看起来会很不自然（图 4-5）。

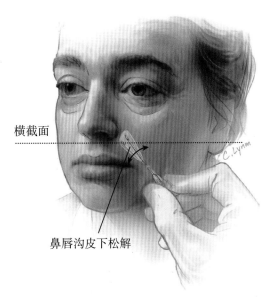

横截面

鼻唇沟皮下松解

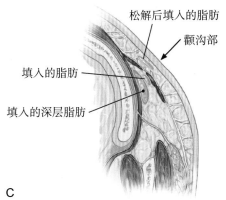

松解后填入的脂肪

颧沟部

填入的脂肪

填入的深层脂肪

C

图 4-3（续） C.鼻唇沟皮下松解剥离，松解后在腔系内填充脂肪。

表 4-1　年轻女性和年老女性的唇部特征对比

	年轻女性	年老女性
上、下唇的比例	1：1.618	基本不变
上唇的突出度	较下唇突出 1~2 mm	与下唇一致或者低于下唇突出度
红白唇的交界	交界清晰、上翘	界限不清晰、不上翘
"丘比特弓"	明显	缺失
白唇形态	略凹	平直或者略凸
人中脊	明显	缺失
黏膜	平滑柔软	干瘪萎缩
皮肤表面	光滑	粗糙、色素沉着、皱纹
口裂形态	水平或者弧线弯曲向上	弧线弯曲向下

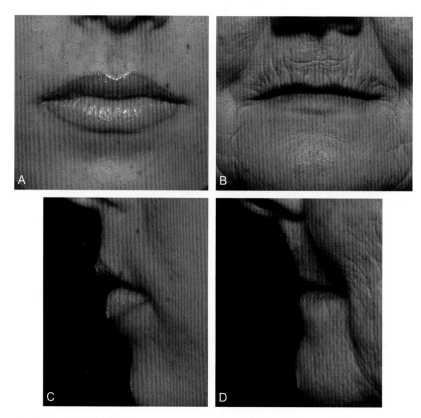

图 4-4　左、右两侧分别是年轻女性和老年女性的唇部对比图。明显的区别表现在：正面（A、B）可以发现唇部体积减少和皮肤纹理的改变，唇峰、人中脊不明显；侧面（C、D）可见唇部突出度丧失，白唇形态由凹陷变为凸出。上唇的垂直高度随着衰老、皮肤下垂而逐渐延长。

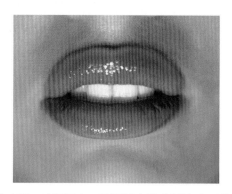

图 4-5　本案例显示：单独填充上唇，破坏了上、下唇原有的比例关系，唇形看起来不自然。

理想的唇形如下：

• 正面观，下唇较上唇厚 60%（黄金分割比例为 1∶1.618）。

• 侧面观，上唇较下唇轻微前突 1~2 mm。

年轻人的嘴唇，红、白唇交界清晰、上翘，正面观可以看到明显的"丘比特弓"；侧面观可见上唇较下唇轻微前突 1~2 mm，上白唇轻微凹陷，人中脊明显。口裂是水平或者轻微上扬的；红唇黏膜柔软、饱满；皮肤光滑细腻。

　　唇部衰老的表现包括：红、白唇的交界不清晰，并且变得平坦；正面观"丘比特弓"缺失；侧面观上唇的突出度降低，甚至会回缩到下唇的后方；上白唇部位变得凸出，这是由于上白唇变长，红唇内翻导致的；人中脊变得不明显；口角下垂，红唇黏膜变的干瘪，表面皱缩；皮肤变得粗糙并出现不规则的色素沉着，以及出现垂直皱纹（条形码状皱纹）。

　　为达到唇部综合年轻化效果，需要联合多种技术，比如容量填充、唇部提升和换肤技术等。

唇部颗粒脂肪移植

　　唇部是面部最活跃的部分，因此唇部脂肪移植术后的吸收率最高。我们研究发现：唇部脂肪移植术后的吸收率大概在 40%~50% 之间。医生要充分告知患者，让其自行选择：① 矫枉过正，恢复时间较长（大概几个月）；②保守填充，恢复快，术后 4~6 个月之后，视情况采取修饰性填充。我们与大部分患者都青睐于后者。

　　为预防单纯疱疹，患者术后口服阿昔洛韦 800 mg，每天一次，共服用 5 天。

　　唇部的年轻化要求：容量恢复、轮廓重建。①容量恢复，将大部分的脂肪填充于口轮匝肌内。②轮廓重建，将脂肪填充到红、白唇交界的浅层。后者需要利用锐针进行皮内的脂肪注射（SNIF 技术在第 5 章进行详细讲解）。

　　分别在口角两侧使用 18G 针头刺破皮肤，使用直径为 0.7~0.9 mm 的钝注脂针进行脂肪注射。唇部要全层填充，重点填充在口轮匝肌内（图 4-6）。注射时用手指感受脂肪注射的层次，口内口外双指相对，感受脂肪注射的量以及平整度，对于小的不平整的地方可通过轻微按摩使其平整。皮肤针眼不需要封闭处理。每半侧唇需要注入 0.5~2.0 ml 的脂肪。口周部脂肪填充的总量很少会超过 8 ml。红唇部位的标准脂肪填充量为 5~6 ml。红、白唇交界使用 21G 锐针或者 0.7 mm 直径的钝针，顶到红、白唇交界处皮下，边退针边注射，上、下唇各注射约 1 ml。人中脊可以使用同样的锐针进行皮内注射，平均每侧注射 0.25 ml。

唇部提升术

　　上唇是衰老的面中部唯一出现下垂延长的部位（鼻基底至红、白唇交界）。这种现象很容易被忽视，但是仔细分析照片可以观察到上唇的前凸表现（图 4-7）。唇部提升术是一种简单却效果很惊艳的手术，可以很好地增加女性魅力、达到年轻化的效果。手术目的实际上就是让红唇缘轻微外翘，让鼻基底至红、白唇交界之间部分恢复略凹陷的形态。这个手术操作简单，并且意外情况和并发症少，因此，即使患者不要求，我们也常会建议他们接受手术。大部分患者也意识到了这个衰老特征。

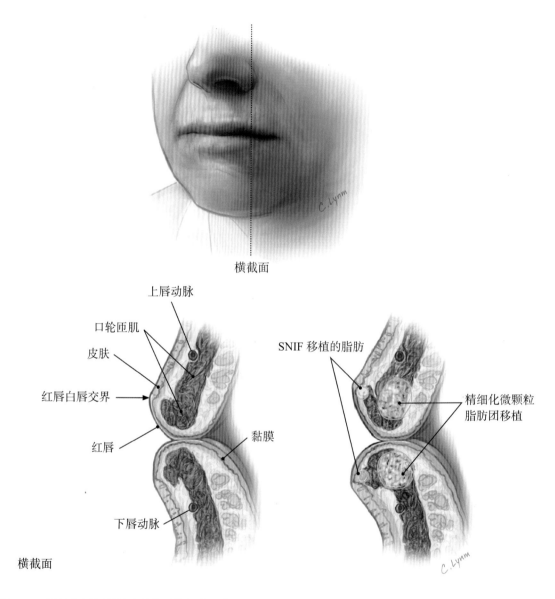

图 4-6　图示为唇部脂肪注射前后的矢状面断层解剖图。首先，利用直径为 0.7 mm 的钝针进行深部口轮匝肌内脂肪注射，增加容量；然后，利用 21G 锐针进行红唇缘、人中脊的皮下脂肪注射，重建轮廓。图中标出了上、下唇动脉的位置，显示 SNIF 方式操作的安全性。

　　红唇的脂肪移植联合上唇部提升术可以起到协同作用的效果：脂肪填充术后，唇部的突出度增加，上唇提升术后，形成了红唇轻微外翘的效果（图 4-8）。如果单纯利用填充的方法获得上唇外翘，会导致不自然的"香肠样"畸形。

　　唇部提升术需要切除一部分鼻基底处的皮肤。手术切口的形状有很多，最常用的是"海

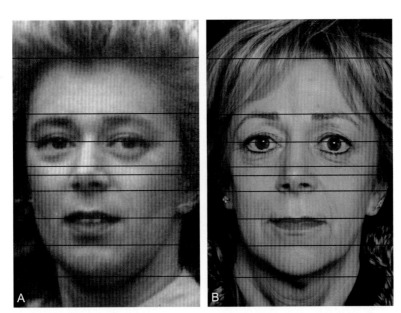

图 4-7　图 A、B 分别是同一个患者在 20 岁、48 岁的照片。照片显示：几乎所有的面部解剖标志都保持在原来的位置上（眉部、瞳孔、眶颧沟、鼻尖、鼻基底、颏唇沟），只有上唇部出现了明显的下垂延长，可以通过唇部提升术来纠正。

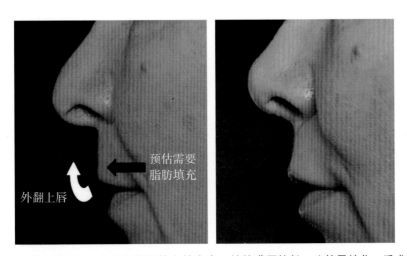

图 4-8　这是一位要求鼻修复、口周年轻化的女性患者。她的嘴唇较长，比较男性化。手术方案包括开放入路鼻整形修复术、唇部提升术，切除了鼻基底 3 mm 的皮肤，上唇红唇部口轮匝肌内注射了 3 ml 微颗粒脂肪。术后上唇高度缩短，红唇突出度增加，红唇轻微外翘，红、白唇交界更加清晰。

鸥翼形"和"牛角形"切口。我们找到了一种最有效的手术切口，形状与比利时的侦探小说人物 Hercule Poirot 的胡子一样（图 4-9），切口延续至鼻翼基底皱襞中，这种切口方式可以更好地实现唇部外侧部分的提升。

　　上缘的切口线沿着鼻翼基底延伸进鼻槛内部，可以很好地将切口瘢痕隐藏至鼻孔内部。

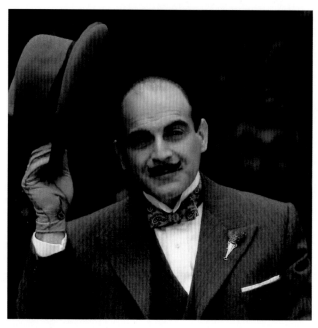

图 4-9　女性上唇提升术最有效的切口设计，形状与比利时的侦探小说人物 Hercule Poirot 的胡子一样。

切口中线正好位于鼻小柱基底处，下缘的切口线的形状取决于最终要获得的唇形，通常情况下是平直的，并且可以最大程度上地恢复"丘比特弓"唇线。如果要更多地提升唇的两侧部分，可以设计下方切口线轻微弯曲向下，有时候甚至可以延伸至鼻唇沟皱襞内。手术平均切除约 3~6 mm 宽的皮肤（仅切除皮肤层），为了更好地促进切口外翻，切口尾侧需要向外侧皮下分离 1~2 mm 的范围。充分止血后，利用 5-0 PDS 线进行皮下减张缝合，4-0 丝线在真皮内缝合，把线节隐藏在鼻孔基底部。如果切缘不一致或者较难对齐时，用 5-0 尼龙线进行连续水平褥式缝合可以更好地对合皮缘。皮肤的缝线在术后 6 天拆除。

　　手术在两个美学单位交界的位置，即使在年轻患者中，愈后的瘢痕也不明显。医生一定要确保切口线在鼻孔内，这样可以避免出现鼻孔基底部可见的瘢痕，如同在面部除皱术中，耳屏后方的切口线较耳屏前方的更不明显。各种切口方式如图所示（图 4-10），我们认为只有 A 图的方法最令人满意。

唇部换肤术

　　唇部换肤术可以有效改变唇部的皮肤质地。历史上，最早出现的换肤技术是皮肤磨削术，然后是二氧化碳激光。与二氧化碳激光相比，冷 - 铒雅克激光的红斑恢复期更短，色素脱失率更低，因此我们利用后者取代了二氧化碳激光。最近，我们也开始使用一种更加便宜，并且可以达到深层换肤效果的巴豆油换肤术（这项技术具体在第 2 篇详细讲述）。

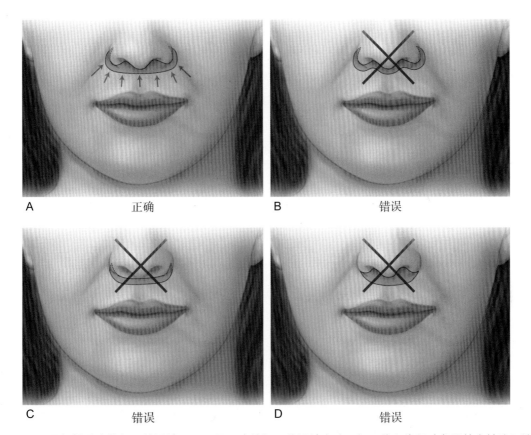

图 4-10 唇部提升术的切口线设计：图 A 是正确的切口线设计方法，切口线上缘紧贴鼻翼基底皱襞开始，沿着鼻槛内部穿过鼻小柱基底，再到对侧位置，切口线下缘从鼻翼基底皱襞曲线向外，内侧部分呈直线，这样可以提升上唇外侧部分并重现"丘比特弓"的唇形。图 B 为"海鸥翼形"或者"牛角形"切口线，对"丘比特弓"的形态重塑不佳。图 C 是沿着鼻孔平直的切口线，常常会形成明显的瘢痕。图 D 的切口线形状正确，但是延伸不足，不能有效地提升唇部的外侧部分，这样会导致不自然的"木偶噘嘴样"畸形和过度上提的"丘比特弓"。

　　唇部换肤术前，患者使用 0.1% 的维甲酸软膏表皮涂抹 4~6 周，可以令皮肤的角质层变得更加紧致，角质颗粒变小，降低黑色素颗粒的浓度，刺激真皮层胶原蛋白的形成。针对色素沉着高风险的人群，可以额外加用 4% 的氢醌软膏。为了预防单纯性疱疹的发生，患者在术前 2 天至表皮完全恢复的过程中，坚持服用阿昔洛韦片。

　　利用铒雅克激光治疗的日常安全防护包括：患者佩戴金属眼盾，湿纱布保护口腔，术者和助手佩戴护目镜，操作期间禁止吸烟。

　　操作区域涵盖整个口周，激光参数如下：光斑直径 5 mm，能量 1 000 mJ，平均为 6.25 J/cm²，频率是 10~12 Hz。每个光斑有 3~4 列，其中有 50% 的重叠率，交错操作，均匀覆盖所有区域。术后表现：皮肤网格状真皮层在发生改变之前就可以观察到皱纹的淡化，由于血管收缩，乳头状真皮层的出血很少发生。如果发生出血，能量就会被血液所吸收，无法达到除皱的目的。

如果患者只存在孤立性的皱纹，并且皱纹之间的皮肤质地较好，此时只需要使用点状光斑或者微光斑有针对性地进行换肤（图 4-11）。我们使用直径为 2 mm，能量为 200 mJ 的光斑，术后恢复期缩短，并发症发生率降低。

我们使用同比例的凡士林和石蜡油制作无抗生素的软膏，用来涂抹术后创面，对创面进行开放式护理。凡士林里添加石蜡油，可以让软膏更顺滑并且更易于涂抹。术后指导患者，坚持使用软膏覆盖创面，保持创面湿润。

术后效果

这些是本章所介绍的所有接受过换肤术的案例（图 4-12~ 图 4-17）。分析患者的年轻时

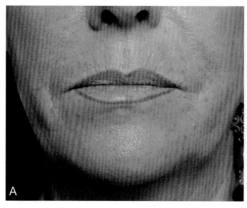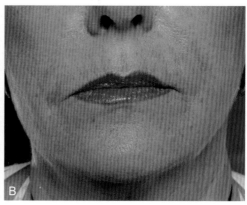

图 4-11　A. 患者上唇有明显的皱纹。B. 上唇皱纹激光换肤术治疗，术后 6 个月。

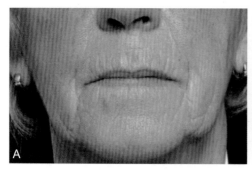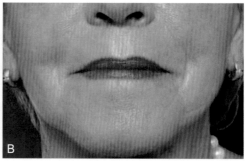

图 4-12　图 A 为一名 73 岁的女性患者，接受了 MACS 面部提升术、脂肪移植术（鼻唇沟、木偶纹、锐针皮内注射口周纹）、唇部提升术，以及口周部铒雅克激光换肤。图 B 为患者术后 1 年的照片，可以看到上唇高度明显缩短、红唇轻微外翘、皱纹基本消失。

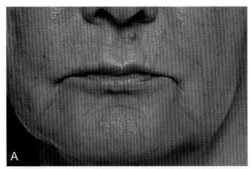

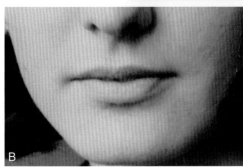 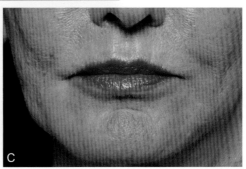

图 4-13 图 A 是一名存在面部、口周部衰老的 64 岁女性。图 B 是她 24 岁时的照片。对比可以发现：唇部的容量显著缺失，上唇高度明显延长。图 C 是患者接受唇部提升术、钜雅克激光换肤术、微颗粒脂肪和纳米脂肪填充上、下唇治疗后，术后 3 年的照片。上、下唇分别填充了 3 ml 脂肪，上下红、白唇交界处各填充了 1 ml 脂肪，人中脊共填充了 0.5 ml 脂肪，鼻唇沟处填充了 2 ml 脂肪，并进行了皮下松解，上、下唇的皱纹利用 SNIF 技术共填充了 3 ml 脂肪，口周区域填充了 10.5 ml 的纳米脂肪，并通过钜雅克激光去除了皮内痣，获得了稳定的年轻化效果。

照片（在 20~30 岁之间），根据每个人的需求和基础，制订个性化的治疗方案。术后效果接近患者年轻时自然状态的口周部外观。

存在的问题与并发症

本章中介绍的所有的技术方法，很多文献中报道了它们的并发症，概括起来如下：脂肪填充后出现的皮肤坏死、不规则、结节，唇部提升术与换肤术术后瘢痕或者痕迹明显。

本章介绍的是对患者安全、效果可控的技术。保守地进行操作，即使再怎么强调也不为过。

口周部的脂肪移植的主要的问题包括填充不足、填充过度、填充位置不准确。

• 填充不足很容易矫正，但是过度填充就很棘手而且患者难以接受。

• 细致的术前准备、设计和熟练的技术可以确保填充位置的准确。

唇部提升的主要问题包括切口线设计不合理以及缝合技术欠佳（图 4-18）。

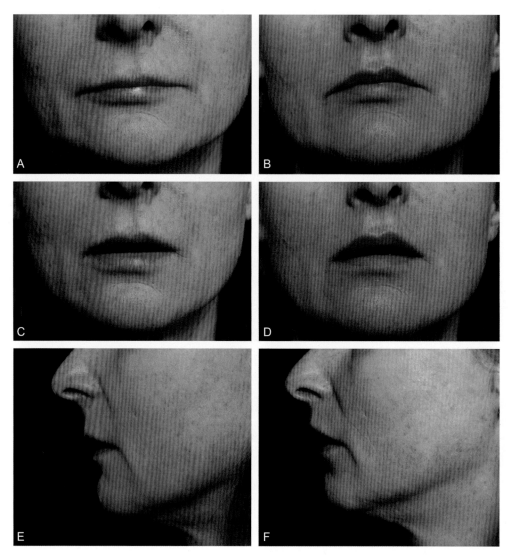

图 4-14　图 A、C、E 为一名 58 岁的女性，唇部皱缩明显。图 B、D、F 为患者接受了上唇提升术、颗粒脂肪移植术治疗，术后 6 个月的照片（其中上唇填充脂肪 2.6 ml、下唇 3.0 ml，同时也对红、白唇交界、人中脊处进行了脂肪移植）。术后显示：瘢痕隐蔽，切牙显露增加、红唇轻微外翘。

- 手术瘢痕应该隐藏于鼻槛内。
- 侧方皮肤切除不足会引起中间部分的"木偶噘嘴样"畸形。
- 皮肤过量切除可能会导致难以弥补的唇部闭合不全。

换肤术的主要问题包括：剥脱不足、产生瘢痕、色素脱失和色素沉着。

- 剥脱不足的主要原因是层次太浅，这种情况很容易通过再次治疗解决。我们一般承诺

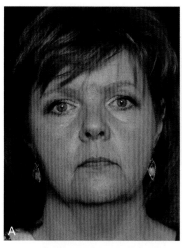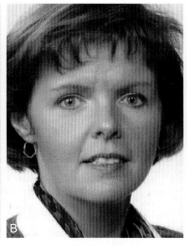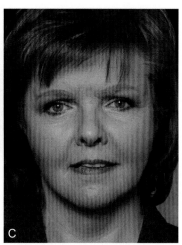

图 4-15　图 A 是一名 55 岁的女性。图 B 是她 20 岁时的照片。对比照片可以发现面部以及口周部老化明显。图 C 是患者接受了 MACS 面部提升术、颗粒脂肪术（颧部、木偶纹、鼻唇沟、锐针皮内注射填充上下唇）、上唇提升术治疗术后 6 个月的照片。术后显示切牙显露增加，唇部外侧显著提升，接近 20 岁时的年轻面容外观。

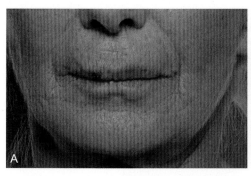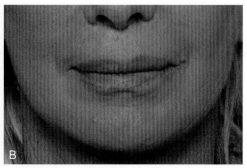

图 4-16　图 A 是一名 62 岁的女性，表现出面部、口周部明显衰老。图 B 是患者接受了 MACS 提升术、颗粒脂肪移植上下唇、上唇提升术治疗术后 1 年的照片。术后显示红唇轻微外翘，上唇提升的切口瘢痕隐蔽。

患者：换肤术可以去除明显的皱纹，而不是所有的皱纹。

• 瘢痕产生的原因是过度剥脱，主要是由于剥脱的层次过深，或者术后出现了细菌或者病毒感染。因此，患者需要预防性地进行抗单纯疱疹病毒治疗，并且精心地护理创面，同时术后 3 个月之内要进行密切随访。如果出现可能导致增生性瘢痕的硬节，应该立刻使用泼尼松和氟尿嘧啶混合液（1:1）进行局部注射治疗。

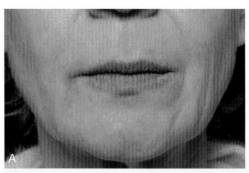

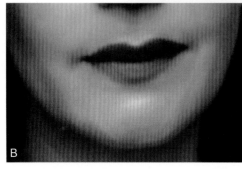
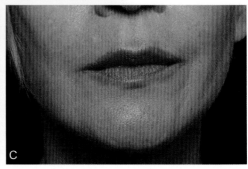

图 4-17　图 A 是一名 54 岁的女性，表现出面部、口周部明显衰老。图 B 是她 24 岁时的照片。对比照片可以发现唇部皱缩明显，红、白唇交界不清晰，上唇扁平、延长，鼻唇沟和木偶纹加深。图 C 为患者接受了 MACS 提升术和脂肪移植术（红唇边缘和人中脊共 2.5 ml，鼻唇沟左侧 1.5 ml、右侧 1.0 ml，木偶纹左侧 1.0 ml、右侧 0.5 ml）。术后显示上唇明显缩短，红、白唇交界清晰，人中明显。红、白唇交界以及人中的恢复，主要是锐针皮内脂肪注射（SNIF）容量恢复的结果，然而，要想达到雕刻般的唇部外观，实现红唇外翘，单纯依靠容量增加是不够的，必须要联合唇部提升术。

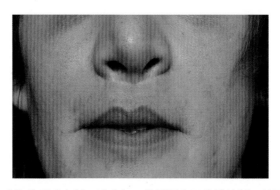

图 4-18　这是一例"男变女"的手术案例，手术切口线暴露在了鼻槛外侧，并且没有向外侧延伸，导致了唇部中央部分的"木偶噘嘴样"畸形。

技术要点

- 术者应该尽量保守治疗。相对于过度矫正，患者更容易接受矫正不足。
- 相对于容量的增加而言，术者应该更多地重视外形的重塑。
- 术者应该给予患者良好的宣教，利用患者年轻时的照片，让其更好地了解衰老的表现，以及上唇皱缩、延长的机制。
- 单一的治疗方式只能解决其对应的面部衰老问题，只有脂肪移植术、唇部提升术和换肤术联合使用，才能实现真正意义上的面部年轻化。

延·伸·阅·读

[1] Ali MJ, Ende K, Maas CS. Perioral rejuvenation and lip augmentation. Facial Plast Surg Clin North Am 15:491-500, vii, 2007.

[2] Barton FE Jr, Carruthers J, Coleman S, et al. The role of toxins and fillers in perioral rejuvenation. Aesthet Surg J 27:632-640, 2007.

[3] Bernardini FP, Gennai A, Izzo L, et al. Superficial enhanced fluid fat injection (SEFFI) to correct volume defects and skin aging of the face and periocular region. Aesthet Surg J 35:504-515, 2015.

[4] Biggs TM, Anderson RD, Goldberg DJ, et al. Perioral rejuvenation. Aesthet Surg J 23:191-197, 2003.

[5] Byrne PJ, Hilger PA. Lip augmentation. Facial Plast Surg 20:31-38, 2004.

[6] Ciocon DH, Hussain M, Goldberg DJ. High-fluen e and high-density treatment of perioral rhytides using a new, fractionated 2,790-nm ablative erbium-doped Yttrium Scandium Gallium Garnet Laser. Dermatolol Surg 37:776-781, 2011.

[7] Citarella ER, Sterodimas A, Condé-Green A. Lip rejuvenation using perioral myotomies and orbicularis oculi muscle as autologous filler. Plast Reconstr Surg 124:446e-448e, 2009.

[8] Cohen JL. Perioral rejuvenation with ablative erbium resurfacing. J Drugs Dermatol 14:1363-1366, 2015.

[9] Danhof RS, Cohen JL. A combination approach to perioral rejuvenation. J Drugs Dermatol 15:111-112, 2016.

[10] Duncan DI. Particulate AlloDerm A permanent injection for lips and perioral rejuvenation. Aesthet Surg J 23:286-289, 2003.

[11] Ewart CJ, Jaworski NB, Rekito AJ, et al. Levator anguli oris: a cadaver study implicating its role in perioral rejuvenation. Ann Plast Surg 54:260-263; discussion 263, 2005.

[12] Fulton JE Jr, Rahimi AD, Helton P, et al. Lip rejuvenation. Dermatol Surg 26:470-474; discussion 474-475, 2000.

[13] Gennai A, Zambelli A, Repaci E, et al. Skin rejuvenation and volume enhancement with the micro superficial enhanced fluid fat injection (M-SEFFI) for skin aging of the periocular and perioral regions. Aesthet Surg J 37:14-23, 2016.

[14] Glasgold M, Lam SM, Glasgold R. Autologous fat grafting for cosmetic enhancement of the perioral region. Facial Plast Surg Clin North Am 15:461-470, 2007.

[15] Haworth RD. Customizing perioral enhancement to obtain ideal lip aesthetics: combining both lip voluming and reshaping procedures by means of an algorithmic approach. Plast Reconstr Surg 113:2182-2193, 2004.

[16] Hedelund L, Bjerring P, Egekvist H, et al. Ablative versus non-ablative treatment of perioral rhytides. A randomized controlled trial with long-term blinded clinical evaluations and non-invasive measurements. Lasers Surg Med 38:129-136, 2006.

[17] Hotta TA. Understanding the perioral anatomy. Plast Surg Nurs 36:12-18, 2016.

[18] Kaplan SE, Sherris DA, Gassner HG, et al. The use of botulinum toxin A in perioral rejuvenation. Facial Plast Surg Clin North Am 15:415-421, 2007.

[19] Lévêque JL, Goubanova E. Influen e of age on the lips and perioral skin. Dermatology 208:307-313, 2004.

[20] Mandy S. Art of the lip. Dermatol Surg 33:521-522, 2007.

[21] Paes EC, Teepen HJ, Koop WA, et al. Perioral wrinkles: histologic differences between men and women. Aesthet Surg J 29:467-472, 2009.

[22] Penna V, Stark GB, Voigt M, et al. Classification of the aging lips: a foundation for an integrated approach to perioral rejuvenation. Aesthetic Plast Surg 39:1-7, 2015.

[23] Perkins NW, Smith SP Jr, Williams EF III. Perioral rejuvenation: complementary techniques and procedures. Facial Plast Surg Clin North Am 15:423-432, vi, 2007.

[24] Perkins SW, Balikian R. Treatment of perioral rhytids. Facial Plast Surg Clin North Am 15:409-414, 2007.

[25] Perkins SW, Sandel HD IV. Anatomic considerations, analysis, and the aging process of the perioral region. Facial Plast Surg Clin North Am 15:403-407, 2007.

[26] Pezeshk RA, Stark RY, Small KH, et al. Role of autologous fat transfer to the superficial fat compartments for perioral rejuvenation. Plast Reconstr Surg 136:301e-309e, 2015.

[27] Ponsky D, Guyuron B. Comprehensive surgical aesthetic enhancement and rejuvenation of the perioral region. Aesthet Surg J 31:382-391, 2011.

[28] Ransom ER, Antunes MB, Bloom JD, et al. Concurrent structural fat grafting and carbon dioxide laser resurfacing for perioral and lower face rejuvenation. J Cosmet Laser Ther 13:6-12, 2011.

[29] Raphael P, Harris R, Harris SW. Analysis and classification of the upper lip aesthetic unit. Plast Reconstr Surg 132:543-551, 2013.

[30] Raschke GF, Rieger UM, Bader RD, et al. Perioral aging—an anthropometric appraisal. J Craniomaxillofac Surg 42:e312-e317, 2014.

[31] Rohrich RJ, Pessa JE. The anatomy and clinical implications of perioral submuscular fat. Plast Reconstr Surg 124:266-271, 2009.

[32] Sarnoff DS, Gotkin RH. Six steps to the "perfect" lip. J Drugs Dermatol 11:1081-1088, 2012.

[33] Sclafani AP. Platelet-rich fibrin matrix for improvement of deep nasolabial folds. J Cosmet Dermatol 9:66-71, 2010.

[34] Sclafani AP. Soft tissue fillers for management of the aging perioral complex. Facial Plast Surg 21:74-78, 2005.

[35] Segall L, Ellis DA. Therapeutic options for lip augmentation. Facial Plast Surg Clin North Am 15:485-490, 2007.

[36] Sforza M, Andjelkov K, Zaccheddu R, et al. The "Brazilian" bikini-shaped lip-reduction technique: new developments in cheiloplasty. Aesthetic Plast Surg 36:827-831, 2012.

[37] Sullivan PK, Hoy EA, Mehan V, et al. An anatomical evaluation and surgical approach to the perioral mound in facial rejuvenation. Plast Reconstr Surg 126:1333-1340, 2010.

[38] Suryadevar AC. Update on perioral cosmetic enhancement. Curr Opin Otolaryngol Head Neck Surg 16:347-351, 2008.

[39] Tarallo M, Monarca C, Rizzo MI, et al. Upper-lip augmentation by graft of preseptal orbicularis oculi muscle through blepharoplasty. Aesthetic Plast Surg 34:167-171, 2010.

[40] Trepsat F, Chavrier C. [Esthetics of the lips] Ann Chir Plast Esthet 47:601-614, 2002.

[41] Vleggaar D, Fitzgerald R. Dermatological implications of skeletal aging: a focus on supraperiosteal volumization for perioral rejuvenation. J Drugs Dermatol 7:209-220, 2008.

[42] Wall SJ, Adamson PA. Augmentation, enhancement, and implantation procedures for the lips. Otolaryngol Clin North Am 35:87-102, 2002.

[43] Weinkle S. Injection techniques for revolumization of the perioral region with hyaluronic acid. J Drugs Dermatol 9:367-371, 2010.

[44] Weston GW, Poindexter BD, Sigal RK, et al. Lifting lips: 28 years of experience using the direct excision approach to rejuvenating the aging mouth. Aesthet Surg J 29:83-86, 2009.

[45] Wollina U. Perioral rejuvenation: restoration of attractiveness in aging females by minimally invasive procedures. Clin Interv Aging 8:1149-1155, 2013.

[46] Zhang GL, Meng H, Huang JH, et al. T-shaped excision of the orbicularis oris muscle: an innovative technique for upper lip lift procedures. Aesthet Surg J 35:456-461, 2015.

第5章
锐针皮内脂肪移植技术

Partrick L.Tonnard   Alexis M.Verpaele

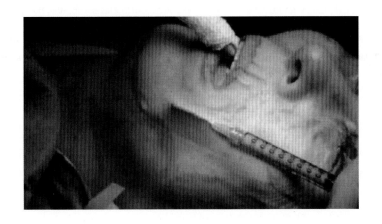

医学上的重大发现通常很朴实。

——Alfred Blalock

面部松弛矫正或皮肤质地改善，抑或是面部容量恢复，都可以令面部看起来更年轻一些。然而，现代人对面部年轻化有着更高的要求，需要满足上述所有的条件，也就意味着需要运用多种手术方法协同作用。面部提升术可以治疗面部松弛；脂肪移植技术可以恢复面部容量；填充剂可以改善皱纹，其中皮下填充可以改善容量缺失形成的深静态纹，真皮内注射可以改善皮肤本身改变产生的细小皱纹；换肤术（激光、化学剥脱术、皮肤磨削术）和真皮内注射可以修复、改善受损的皮肤。注射技术在面部年轻化治疗中，可以单独或者作为辅助手段应用。皮肤注射技术作为一种微创的皮肤年轻化手段，越来越受年轻人（30~40 岁）的青睐。

目前主流的注射材料有两种，包括不可吸收材料和可吸收材料。不可吸收材料出现并发症的风险比可吸收材料高[1]，出现的并发症往往比较严重，并且难以修复。很多患者认为可吸收材料的效果维持时间短，这种错误的观念，常常导致医生不得不使用不可吸收的注射材料。不可吸收填充剂注射后早期往往不会出现明显的并发症，这也误导了一些经验欠缺的医生，误解其安全性，从而继续使用。这些材料进入人体后，早期可能相安无事，可是它们对于人体的免疫系统来说是终究是异物，很多患者在几年之后出现了肉芽肿、移植物移位、感染等并发症。我们认为，任何一种不可吸收填充剂都存有潜在的安全隐患。

寻找理想皮肤填充剂的要求一直没有停止。2008 年开始，我们利用自体颗粒脂肪取代人工合成材料进行皮内注射，以求持久、稳定地改善面部皱纹。锐针皮内脂肪移植技术后来以缩写 SNIF[2]（sharp needle intradermal fat grafting）进行了发表。

患者的评估与选择

皮肤的老化有内在因素也有外在因素。胶原蛋白、弹性蛋白和透明质酸含量降低引起皮肤厚度的变薄是主要的内在因素[3]。日光损伤是主要的外界因素。还有其他因素，如吸烟和环境污染，同样也扮演着非常重要的角色。反复的面部肌肉运动和重力作用，也是皱纹产生的重要物理因素。

依据"折页"假说，面部皱纹源自于肌肉的反复运动。如面部表情肌运动先形成动态纹，周而复始，最终动态纹变成了永久性的静态纹。

那么是否可以通过 SNIF 方法治疗皱纹，主要取决于皮肤的厚度、活动度以及皮肤的质地。眉间的动态纹可以通过肉毒毒素的去神经化作用治疗来改善，剩下的静态纹可以通过 SNIF 方法来治疗。

SNIF 技术和填充剂对下眼睑部皮肤的皱纹治疗效果不佳。这种情况可以利用维甲酸联合换肤术治疗。较深的褶皱比如木偶纹和鼻唇沟，可以使用钝针颗粒脂肪移植的方法来处理（包括或不包括进行皮下剥离）。

因此，SNIF 技术与可吸收注射材料有类似的适应证。

适应证和禁忌证

SNIF 技术可以用来治疗表浅皮肤的损伤以及形态的改变，比如皱纹、痤疮瘢痕、萎缩性瘢痕等，但是不能治疗皮肤深部的组织容量缺失。早期我们也仅使用透明质酸治疗面部的皱纹，慢慢地逐渐使用一些对患者来说效果更安全、更持久的注射材料。由于 SNIF 技术不存在致畸性及致癌性，并且组织相容性好、副作用少，可以说是一种理想的方法。它和注射可吸收性填充材料相比，维持的时间更长，并且利用低廉的价格就可以获取大量的材料（图 5-1）。获取材料的难度和成本是一个重要的话题。当然，人工合成的填充剂也有其自身的优势，如使用便捷、可不断更新。但是随着使用量的增加，相应的费用也会增加。

SNIF 技术的脂肪需要量不多，一般在 0.5~5 ml 之间。如果不需要进行深度脂肪填充，可以在很短的时间内获取足量的脂肪（一般抽吸 2.5~25 ml 总量的脂肪）。即使在偏瘦的患者身上也可以很容易地找到合适的供区。

因此，SNIF 技术通常用于深部凹陷（比如鼻唇沟）填充之后或者其他面部年轻化手术的辅助与补充。在有些病例中，皮内脂肪注射可以与剥脱性激光、巴豆油换肤术联合应用。一些患者在接受了皮内脂肪注射之后进行了换肤术（比如铒雅克激光、巴豆油换肤术），可以实现由内而外地淡化皱纹。而且，这样可以降低换肤术的深度，操作过程更安全、恢复更

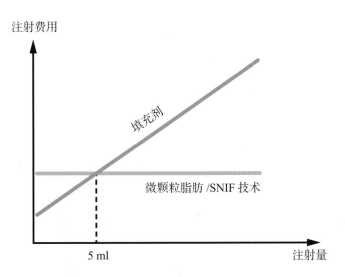

图 5-1　在 SNIF 技术中，注射每立方厘米的费用几乎与注射量之间是呈反比例关系。人工合成的填充剂的注射量与注射费用是呈正比例相关。如果注射的量越大，相对人工合成的填充剂，使用微颗粒脂肪和 SNIF 技术更加经济。如图所示，两者之间的交点是大概注射量在 5 ml，超过这个量时，微颗粒脂肪和 SNIF 技术相对于人工合成的填充剂来说，性价比更高。

快，出现色素沉着和瘢痕的风险更小。

SNIF 技术与换肤术联合治疗，可以产生协同的手术效果。传统认为，接受过异种来源的填充剂治疗的部位进行激光换肤会引起填充剂的变性或者液化，因此，在已经注射了填充剂后激光换肤在当时成了禁忌。

对于那些想要面部年轻化但又不接受换肤术的患者，SNIF 技术是一个很好的选择。

SNIF 技术的禁忌证包括皮肤处于萎缩状态（如长期使用激素类药物或者糖尿病）、血液系统性疾病、服用抗凝药物、长期吸烟。

术前准备与计划

医患双方利用标准化的照片进行术前面诊。患者术前禁烟 3 周，禁服抗凝药物 2 周。应预防口周部单纯疱疹。

手术方法

麻醉方法

面部手术一般采用局部浸润麻醉，或者联合全身麻醉的方式进行。其中局部浸润麻醉的混合液配方为 0.3% 利多卡因、1∶650 000 肾上腺素，肾上腺素可以收缩血管，降低血管内注射的风险。供区使用 Klein 式肿胀液进行局部浸润麻醉。

术前标记画线

患者取站立位，并做夸张的面部表情，标记出面部皱纹（图 5-2）。切记一定要在术前标记好皱纹位置，因为一旦注射麻醉药物后，皱纹会变浅，从而影响术者判断。

患者取站立位，标记脂肪的供区。最常使用的区域是下腹部、侧腰部、大腿与膝关节的内侧部。

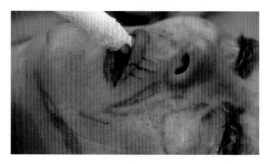

图 5-2　患者取站立位，并做夸张的面部表情，标记出面部皱纹。

患者体位

手术一般采用仰卧位，这样，脂肪获取与移植的过程中不需要变换体位。

手术方法

利用锐针注射脂肪的主要风险是血管内注射造成脂肪栓塞。脂肪栓塞可能导致局部皮肤的坏死，甚至失明、脑梗死等严重的并发症[1, 4-9]。

脂肪注射位于皮肤的浅层，边退针边注射，也可以相应地降低血管内注射的风险。注射时，操作者用辅助手的示指和拇指捏起皮肤，夹捏动作可以短暂地关闭注射通道周围的血管（图 5-3 和图 5-4）。随后，轻柔地推注可以减少栓子的产生。如果推注时发现阻力很大，可能是纤维组织堵住针管所致（脂肪处理过后，有时会含有一定量的纤维组织），此时不应该暴力推注，这样可能导致单次注射的脂肪过多，应该更换注脂针。表 5-1 列出了 SNIF 技术安全注射的操作要点。

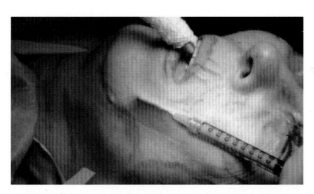

图 5-3　操作者用辅助手的示指和拇指将皮肤皱纹捏起，边退针边注射脂肪。

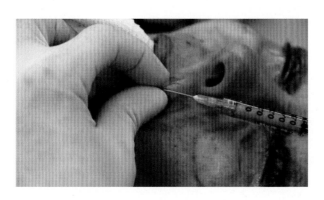

图 5-4　SNIF 技术操作后，局部区域皮肤轻微发白。颜色变化会在术后数小时内消退。

表 5-1　SNIF 技术安全注射的操作要点

- 受区使用含有肾上腺素的溶液进行局部浸润。
- 注射的层次位于皮肤浅层，切记不要在皮下层进行填充。
- 边退针边进行注射。
- 用示指和拇指将皱纹捏起。
- 推注动作要轻柔。

脂肪获取方法

手术可以在全麻或者局麻下进行，SNIF 技术可以单独使用，也可以联合其他面部年轻化手术。面部使用含有肾上腺素的局麻药进行局部浸润注射，可以与脂肪的获取同时进行。

SNIF 技术注射的也是颗粒脂肪（脂肪的获取方法参照第 2 章）。其中，最重要的是必须使用带有 1 mm 孔径的多孔吸脂针进行取脂，只有这样，获得的脂肪才可以顺利地通过 23G 的锐针。

获取脂肪的提纯率大概是 20%。也就是说，每 5 ml 的脂肪混合液可以提纯出 1 ml 的颗粒脂肪。脂肪混合液利用 0.5 mm 孔径的无菌纱布过滤、洗涤。将处理好的脂肪通过转换头转移到 1 ml 的注射器中，最后以 23G 的锐针针头注射。

脂肪供区首选下腹部，因为下腹部在仰卧位时更容易获取脂肪。侧腰部和大腿内侧也可以用来获取脂肪。

注射技巧

脂肪注射的层次位于皮肤的浅层。操作者辅助手的食指和拇指捏起皱纹，平行于皱纹方向注射（图 5-3）。边退针、边推注。

脂肪注射后局部皮肤轻微发白。建议注射程度控制在局部皮肤轻度隆起（轻微过矫）、皮肤轻微发白的状态，因为这些会在数小时后随着组织液的吸收而恢复正常。在颈部等皮肤较薄的部位，过矫部位的肿胀时期可能会超过 1 周，但是最终会变平整。

较深的皱纹、明显的褶皱或者痤疮瘢痕等需要联合皮下的剥离松解（图 5-5）。以 18G

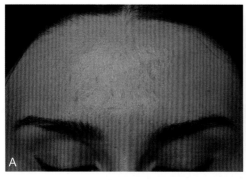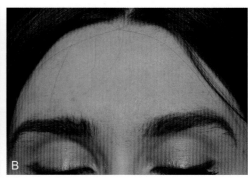

图 5-5　A. 这位 28 岁女性的前额皮肤油性，痘坑严重。B. 患者接受了皮下松解、SNIF 技术、纳米脂肪移植和 0.4% 巴豆油换肤治疗，图为术后 1 年。

的针头进行皮下剥离，松解皮肤与皮下组织粘连。18G 的针头只能用来进行皮下松解，不可以用于皮内注射。

辅助操作

SNIF 技术联合其他皮肤治疗的方法可以获得更好的术后效果，包括颗粒脂肪移植增加容量、换肤术（激光或者化学剥脱）、肉毒毒素注射、纳米脂肪移植等。例如，在眉间纹的治疗中，预先利用肉毒毒素麻痹皱眉肌，换肤术改变皮肤状态，再通过 SNIF 技术治疗，可以获得非常好的效果。

术后护理

SNIF 技术操作术后，应该立刻按摩注射的皱纹部位，让脂肪均匀分布。术后 24 小时之后可以化妆；严格禁烟；如出现有淤青，可以涂抹维生素 K 软膏。

术后效果

SNIF 技术与大部分颗粒脂肪移植术一样，术后脂肪存在不同程度的吸收，术后 4 个月时，效果趋于稳定。每个患者脂肪吸收的程度不一样，这也和移植部位的活动度有一定关系。口周部位的口周纹和经过肉毒毒素治疗的眉间纹相比较，口周纹的脂肪吸收率更高。

如果术后 4~6 个月需要再次填充，可以适当地减少费用。其中大约有 10% 的患者要求修饰补充。

SNIF 技术因其操作过程简单、恢复期短，受到了很多患者的青睐。他们也不再因为新的皱纹出现而害怕就医。

SNIF 联合深层微颗粒脂肪移植

这位 44 岁女性（图 5-6）接受了双侧鼻唇沟微颗粒脂肪移植与皮下松解（利用 0.7 mm 直径的钝注脂针深层填充 1.5 ml，皮下松解后再填充 0.5 ml）以及 SNIF 技术治疗皮肤皱纹（左侧 0.6 ml，右侧 0.8 ml）。上唇的"条形码样"皱纹通过 SNIF 技术填充了 0.4 ml。术后 6 个月和术后 1 年可以观察到鼻唇沟明显改善、皮肤皱纹变淡。术后第 2 年效果稳定。

这位 43 岁女性（图 5-7）因鼻唇沟加深接受了鼻唇沟微颗粒脂肪移植和皮下松解治疗（每侧深层填充 1.5 ml，松解后再填充 0.5 ml）。以 SNIF 技术注射 0.7 ml 治疗皮肤皱纹。术后形态自然，效果稳定。

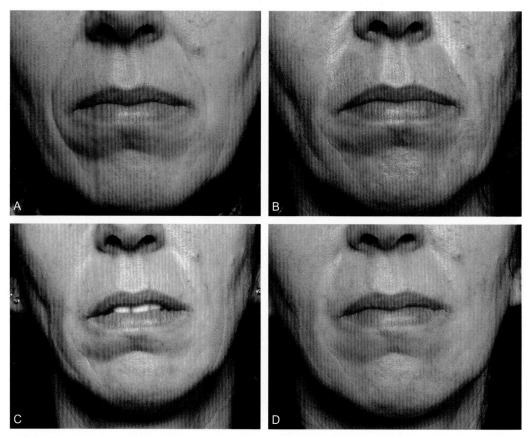

图 5-6　A. 术前（44 岁）。B. 术后 6 个月。C. 术后 1 年。D. 术后 2 年。

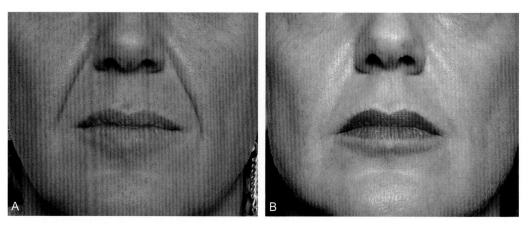

图 5-7　A. 术前（43 岁）。B. 术后 1 年。

SNIF 治疗口周纹（不结合换肤术）

这位 56 岁女性（图 5-8）接受了 MACS 提升术和 SNIF 技术治疗口周纹（鼻唇沟部分和"条形码样"皱纹，共使用 4.6 ml 脂肪）。术后效果明显、稳定。

这位 56 岁女性（图 5-9）接受了 MACS 提升术和 SNIF 技术除皱（口周纹、红唇缘、人中、面颊部皱纹，共使用 8 ml 脂肪）。术后 1 年，提升术改善了松弛的外观，SNIF 技术治疗后的皱纹，改善明显、效果稳定。

这位 60 岁女性（图 5-10），5 年前接受了 MACS 提升术和上唇部铒雅克激光换肤治疗，换肤术后出现色素脱失。患者拒绝了再次激光换肤，因此采用 SNIF 技术治疗上唇和鼻唇沟部位的皱纹（共使用 4.2 ml 脂肪）。术后 6 个月，上唇的"条形码样"皱纹和鼻唇沟部位的皱纹变淡，改善效果明显。

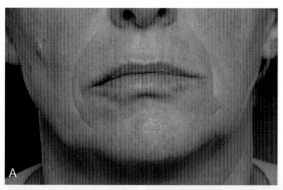

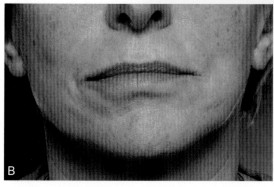
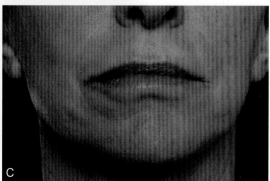

图 5-8　A. 术前（56 岁）。B. 术后 1 年。C. 术后 2 年。

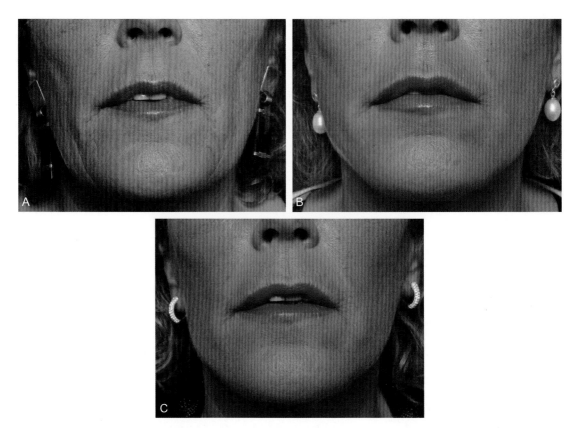

图 5-9　A. 术前（56 岁）。B. 术后 6 个月。C. 术后 1 年。

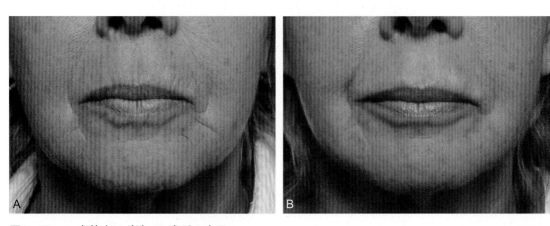

图 5-10　A. 术前（60 岁）。B. 术后 6 个月。

口周部 SNIF 和铒雅克激光换肤联合治疗

这位 56 岁女性（图 5-11）接受了 MACS 提升术、SNIF 技术除皱（鼻唇沟、口周和木偶纹，共使用脂肪 3.7 ml）、铒雅克激光换肤直至皱纹消失（激光参数：能量 1 000 mJ，光斑直径 5 mm)、唇部颗粒脂肪等治疗。术后 1.5 年，鼻唇沟和木偶纹及表浅皮肤皱纹都得到了明显改善。

　　这位 51 岁女性（图 5-12）接受了 SNIF 技术除皱（上唇部、鼻唇沟和木偶纹，共使用 4.2 ml 脂肪），上唇部铒雅克激光换肤直到皱纹消失（激光参数：能量 1 000 mJ，光斑直径 5 mm)。术后 1 年，鼻唇沟和木偶纹及上唇皱纹都得到了明显改善。

　　这位 54 岁女性（图 5-13）接受了 SNIF 技术除皱（上唇、鼻唇沟和木偶纹，共使用 3.8 ml

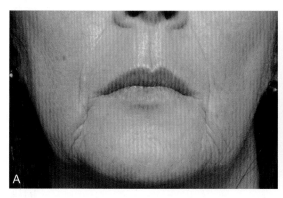
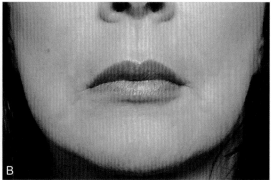

图 5-11　A. 术前（56 岁）。B. 术后 1.5 年。

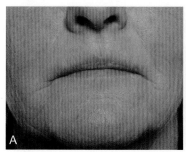
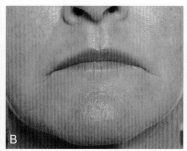
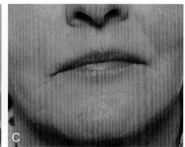

图 5-12　A. 术前（51 岁）。B. 术后 6 个月。C. 术后 1 年。

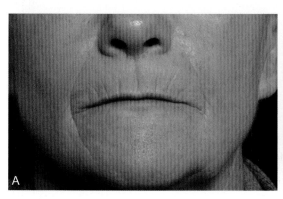
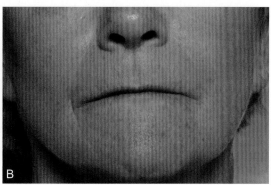

图 5-13　A. 术前（54 岁）。B. 术后 6 个月。

脂肪），辅助铒雅克激光换肤直到皱纹消失（激光参数：能量 1 000 mJ，光斑直径 5 mm）。6 个月后，上唇"条形码样"皱纹和鼻唇沟皱纹明显改善。

SNIF 联合皮内松解治疗痤疮瘢痕

这位 36 岁女性（图 5-14），面颊部、口周部和前额部有严重的痤疮瘢痕。SNIF 技术联合瘢痕皮内松解（共使用 12 ml 微颗粒脂肪）治疗痤疮瘢痕。微颗粒脂肪移植，眉下区每侧 2 ml，颧部每侧 6 ml。0.4% 巴豆油进行换肤治疗。术后 6 个月，前额部与口周部的皮肤质地、色素沉着和皱纹都得到明显改善。面颊部和口周部的痤疮瘢痕也变得平整。

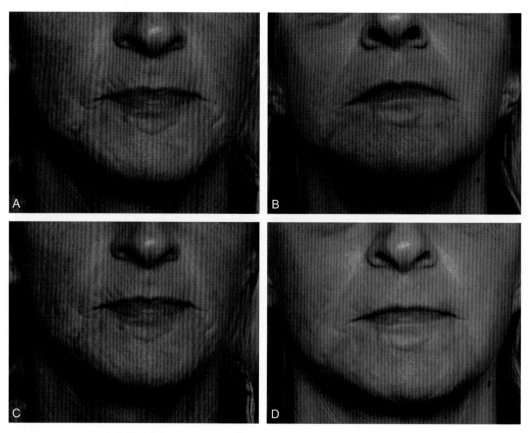

图 5-14　A、C 图为术前 36 岁。B、D 图为术后 6 个月。

这位 46 岁女性（图 5-15），接受了 MACS 提升术和颧部颗粒脂肪移植。患者右侧面颊部的痤疮瘢痕进行了皮内松解、深层微颗粒脂肪填充和 SNIF 技术皮内填充治疗。术后 1 年，面部松弛明显改善，面中部和眼周因容量的恢复看起来更加年轻，痤疮瘢痕明显平整光滑。

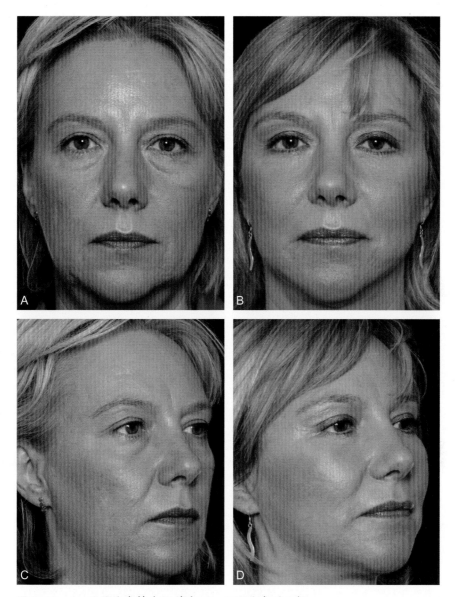

图 5-15　A、C 图为术前（46 岁）。B、D 图为术后 1 年。

SNIF 联合 MACS 提升术

这位 56 岁女性（图 5-16）接受了 MACS 提升术、SNIF 技术除皱（鼻唇沟部分）治疗，术后获得了良好的面部年轻化效果。术后 1~3 年的随访发现，期间由于体重减少 7 kg 后，出现了面颊部凹陷，但是，颗粒脂肪移植的部位效果仍然很稳定。

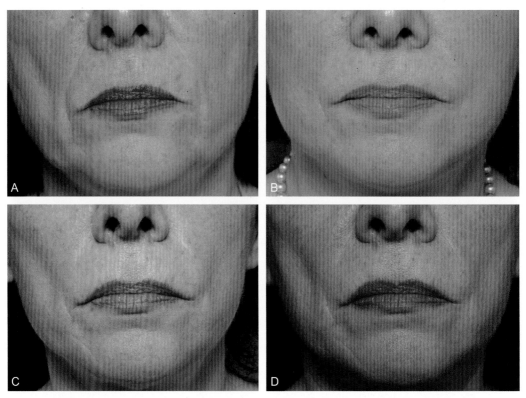

图 5-16　A. 术前（56 岁）。B. 术后 1 年。C. 术后 3 年。D. 术后 7 年。

SNIF 治疗颈前纹

　　这位 68 岁女性（图 5-17）接受了 MACS 提升术、颈部成形术和颈阔肌成形术。颈前纹利用 SNIF 技术进行治疗，共使用了 8 ml 脂肪，同时对整个颈前部皮肤进行了纳米脂肪的注射治疗（详见第 6 章）。术后 1 年，颈前纹明显淡化，纳米脂肪治疗的区域皮肤质地与色

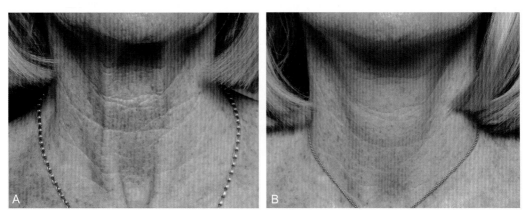

图 5-17　A. 术前（68 岁）。B. 术后 1 年。

素沉着得到了显著改善。

　　这位 44 岁女性（图 5-18）接受颈部年轻化治疗。颈前纹利用 SNIF 技术进行治疗，共使用了 6.5 ml 微颗粒脂肪，同时对整个颈前部皮肤注射了 18 ml 的纳米脂肪。没有联合面部提升手术。SNIF 治疗后的隆起和颈前部的水肿很常见，术后数周内会逐渐恢复。术后 6 个月，颈纹皱纹明显减少，颈前皮肤质地明显改善。

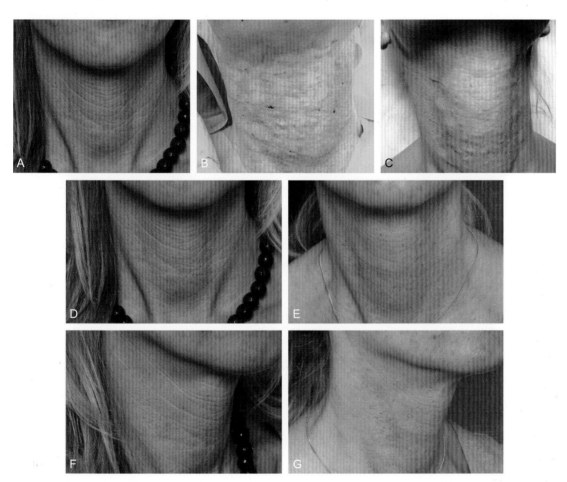

图 5-18　A、D、F. 术前（44 岁）。B. 术后即刻。C. 术后 6 天。E、G. 术后 6 个月。

SNIF 治疗红、白唇交界与人中

　　这位 51 岁女性（图 5-19）接受了 SNIF 技术治疗红、白唇交界与人中（手术采用 21G 的锐针，共使用 1.5 ml 脂肪）。鼻唇沟部分以 0.7 mm 直径的钝注脂针深层填充微颗粒脂肪（右侧 0.5 ml，右侧 1.0 ml）和 SNIF 治疗浅层皱纹（右侧 0.5 ml，左侧 0.8 ml）。术后 1 年，鼻唇沟部分明显变浅、皮肤皱纹淡化，红、白唇交界与人中也恢复了清晰的轮廓。

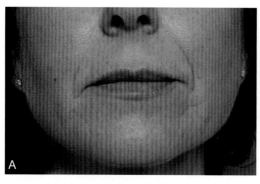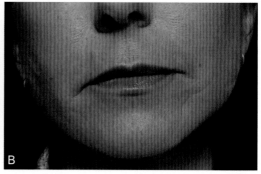

图 5-19　A. 术前（51 岁）。B. 术后 1 年。

存在的问题与并发症

　　SNIF 技术治疗后的恢复期比注射透明质酸要长。通常接受填充剂注射治疗的患者，术后数小时就可以恢复正常的社交生活。然而，SNIF 治疗术后，由于手术本身以及局部浸润麻醉引起的淤青、肿胀，肉眼可见的恢复期大概在 3~5 天。

　　SNIF 技术的并发症症状较轻，如红肿、淤青，而且发生率很低。其中淤青比较常见，我们总结了 250 例手术，其中淤青的发生率为 38%，红肿的发生率为 9%，并且都可以在 4 天之内恢复。病例中未发现表面不规则、结节和不平整。体重增加后未见脂肪膨胀。尽管其中有一名患者术后出现明显的体重下降，但是她脂肪移植的术后效果仍然非常稳定 [2]。传统的非微颗粒脂肪移植术后出现的结节、硬化、脂肪坏死、脂肪囊肿等问题，在 SNIF 技术中没有出现。这可能与移植的脂肪颗粒直径以及受区的血运情况有关。SNIF 技术术后没有出现感染、坏死等严重的并发症，也没有出现脂肪栓塞的问题。

　　脂肪皮内注射过量后出现注射部位发白，是常见的现象，并且术后数小时组织液吸收后这种现象会消失。极个别的案例在行 SNIF 技术脂肪过矫后，恢复期超过了 6 周，这些情况均是在应用 SNIF 技术矫正较深的颈纹时出现的。在所有过矫的案例中都可以通过双指按摩法进行改善。

　　几乎所有的面部年轻化手术中都可以使用 SNIF 技术。与人工合成的填充剂相比，SNIF 技术更加安全、有效，同时更经济、术后维持的时间更长。与传统的认知相反，锐针是可以应用于皮内脂肪注射，只要把握好注射层次保持在皮内浅层，边退针、边注射脂肪这些方法就很安全。术者应该熟练地掌握脂肪抽吸和注射技术，从而尽可能地避免并发症出现，获得最好的效果。

技术要点

- SNIF 是以锐针进行皮内微颗粒脂肪的填充。
- SNIF 可以和任何一种面部美容手术相结合。
- SNIF 注射时需要细致地操作，牢记以下的安全要点。
  - 受区使用含有肾上腺素的局麻混合液进行注射
  - 注射层次是皮内浅层，不可注射到皮下层
  - 针头回撤时推注脂肪
  - 利用辅助手的示指和拇指，将皱纹捏起，在两指之间注射
  - 推注时动作要轻柔
- SNIF 注射需要轻微过矫，皮肤呈轻微发白。
- 注射结束，立即轻柔的按摩注射部位，增加注射部位的平整度。
- 术后 4 个月可以看到最终的效果。

参·考·文·献

[1] De Boulle K. Management of complications after implantation of fillers. J Cosmet Dermatol 3:2-15, 2004.

[2] Zeltzer AA, Tonnard PL, Verpaele AM. Sharp-needle intradermal fat grafting (SNIF). Aesthet Surg J 32:554-561, 2012.

[3] Farage MA, Miller KW, Elsner P, et al. Intrinsic and extrinsic factors in skin aging: a review. Int J Cosmet Sci 30:87-95, 2008.

[4] Glaich AS, Cohen JL, Goldberg LH. Injection necrosis of the glabella: protocol for prevention and treatment after use of dermal fillers. Dermatol Surg 32:276-281, 2006.

[5] Inoue K, Sato K, Matsumoto D, et al. Arterial embolization and skin necrosis of the nasal ala following injection of dermal fillers. Plast Reconstr Surg 121:127e-128e, 2008.

[6] Georgescu D, Jones Y, McCann JD, et al. Skin necrosis after calcium hydroxylapatite injection into the glabellar and nasolabial folds. Ophthal Plast Reconstr Surg 25:498-499, 2009.

[7] Peter S, Mennel S. Retinal branch artery occlusion following injection of hyaluronic acid (Restylane). Clin Experiment Ophthalmol 34:363-364, 2006.

[8] Hexsel DM, Hexsel CL, Iyengar V. Liquid injectable silicone: history, mechanism of action, indications, technique, and complications. Semin Cutan Med Surg 22:107-114, 2003.

[9] Sung MS, Kim HG, Woo KI, et al. Ocular ischemia and ischemic oculomotor nerve palsy after vascular embolization of injectable calcium hydroxylapatite filler. Ophthal Plast Reconstr Surg 26:289-291, 2010.

第6章
纳米脂肪移植

Partrick L.Tonnard   Alexis M.Verpaele

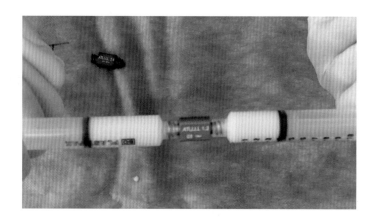

挑战不可能，这很有乐趣。

——Walt Disney

脂肪移植技术已成为整形外科领域中一种非常重要的、价值极高的手术方法，脂肪移植技术的术后效果越来越稳定。

过去的 20 年，修复重建与美容外科的医生将自体脂肪移植技术应用于恢复身体各个部位的容量，证明了这是一项安全、有效的技术。在早期的 10 年中，大部分的研究都认为，脂肪移植的是单纯的、有活性的脂肪细胞，并将脂肪细胞移植到含有脂肪的组织中。然而，大量的案例报道和少量的连续随访发现，脂肪移植后，表层的皮肤发生了营养性的改变。甚至有一些医生发现，一些皮肤的萎缩和溃疡，因脂肪的移植也得到了显著地改善。我们也发现，脂肪移植后，面部的特定部位的皮肤质地、色泽、纹理都发生了改变。但是，临床上很难确定这是因为皮肤的松弛改善的结果，还是皮肤本身的结构发生了改变。

脂肪干细胞在 2001 年被发现。过去的 10 年，细胞生物再生医学认为，脂肪干细胞有再生的潜能。此外，脂肪组织的作用不再局限于维持体温和储存能量。现在的观点认为，脂肪组织是一个复杂的内分泌器官，参与了新陈代谢和免疫反应，并且存储了大量未分化的多能干细胞。尽管，脂肪细胞的体积占了脂肪组织总体积的 90%，但是，数量却仅占脂肪组织中细胞总数的 20%。脂肪组织中其余 80% 的细胞的功能仍在研究中。

血管基质组分（SVF）和细胞辅助脂肪移植技术（CAL）是本章节要介绍的两个重要的概念。SVF 是将脂肪组织中成熟的脂肪细胞剔除后提取的活细胞的总称。SVF 中含有大量的脂肪前体细胞、间充质干细胞（MSC）、血管内皮前体细胞、T 细胞、B 细胞、肥大细胞、脂肪组织中的巨噬细胞。将脂肪组织经过胶原酶处理和离心后，可以得到 SVF。CAL 是一种在移植的脂肪中添加 SVF 同种脂肪干细胞的移植方法。但是 CAL 是否比传统脂肪移植的效果更好，仍然有待验证。通过利用胶原酶和离心法从脂肪组织中提取 SVF，相对而言耗时更长、花费更大，并且在一些国家中因为生物制药政策的约束被禁止使用。

首先，在未来的修复重建与再生组织工程中，干细胞的分离、提取、培养是主要的研究方向。近年来，许多研究人员和临床医生开始研究脂肪来源的 SVF 复杂的旁分泌功能。有些人认为，未经提取处理的脂肪移植物保持了其原有的微环境，有助于提高脂肪移植的存活率。纳米脂肪的临床研究证实了我们的假说，即利用全部的混合细胞和原有的非细胞基质（细胞外基质、血管周围结构组织、细胞内信使）的效果要好于单独使用 SVF 中成分的效果。如果单独注射这些成分，很难激活复杂的信号传递和细胞间的旁分泌功能。

我们依据纳米脂肪技术，简单处理脂肪细胞后，将可再生细胞和相关基质成分同时进行移植。这种技术可以破坏成熟的脂肪细胞，保留血管周围的小细胞和细胞周围的旁分泌微环境。纳米脂肪技术让脂肪组织成为间充质细胞的重要来源，为 SVF 在未来成为一种细胞生物治疗方法打开了大门。

我们早期在利用脂肪移植技术治疗疾病、创伤和衰老导致的组织容量的缺失的过程中，是以 Coleman 的脂肪技术作为标准的。当时，利用的是直径约 2 mm 注脂针注射脂肪。受到 Coleman 医生和其他几位面部年轻化先驱的鼓励，我们开始在面部年轻化病例中应用脂肪移植技术。在眼睑部和唇部等一些精细的部位，医生青睐于使用较细的注脂针。通过直径为 0.7 mm 的注脂针进行注射，也就是颗粒脂肪移植（第 2 章中有详细介绍）。此外，这些微小的脂肪颗粒可以通过 23G 的注脂针，可用于皮内层注射，也就是第 5 章的 SNIF 技术。我们的目标是让脂肪通过更细的针头（27G），填充浅层皮肤组织、淡化细小的皱纹并且改善皮肤的质地。我们通过机械的方法乳化颗粒脂肪，经过乳化后的这些极细小的脂肪，我们称之为纳米脂肪。脂肪注射治疗后，皮肤质地显著改善，这引起了我们对纳米脂肪成分研究的极大兴趣。本章我们会详细讲述这项技术以及临床经验。也涉及一些纳米脂肪的基础研究。

适应证与禁忌证

由于纳米脂肪中基本没有活的脂肪细胞，因此，不可以作为软组织填充剂。纳米脂肪主要用来改善皮肤的质地。

以下是纳米脂肪的三种适应证。

（1）老化和光损伤导致的皮肤营养问题。

（2）皮肤色素沉着。

（3）瘢痕和皮肤萎缩。

如今，纳米脂肪移植成为面部年轻化治疗中不可或缺的技术，我们几乎为所有的患者提供了这项技术。另外，在颈部、低领前胸区和手部等非面部区域，纳米脂肪移植也可以获得很好的效果。有时需要联合颗粒脂肪移以及 SNIF 技术。

纳米脂肪移植技术操作过程简单、安全，所以没有特别的禁忌证。

患者的评估和选择

- 老化和光损伤导致的皮肤营养问题。
  - 皮肤变薄（颈部、下睑部、唇黏膜部）。
  - 皮肤萎缩。
  - 皮肤皲裂。
  - 斑块状色素改变。
- 皮肤色素沉着。

      – 因为皮肤变薄和黑色素原因出现的下睑部的黑眼圈（经过纳米脂肪移植治疗后都会
        改善）。

      – 面部颜色不均的色素沉着。

- 瘢痕和皮肤萎缩。

      – 增生性瘢痕。

      – 萎缩性瘢痕。

      – 放疗后皮肤萎缩。

      – 皮瓣缺血性坏死。

术前计划和准备

    颗粒脂肪的获取在第 2 章中详细介绍过。将过滤和洗净的颗粒脂肪导入 10 ml Luer-Lok（锁口）注射器中，使用机械的方式进行乳化。脂肪的乳化方法：利用一个紫色的 2.4 mm 直径的转换头，连接两个 10 ml 的注射器，用力快速的相互推注转换（图 6–1、图 6–2）。反复转换 30 次后，脂肪呈白色乳糜状（如图 6–2C）。转换的次数虽然是我们主观认定的，但是经过临床实践，证明了效果很好。然后，利用一个绿色的直径 1.2 mm 的连接器，同样反复转换 30 次。这样可以保证富含纤维的脂肪可以被乳化，确保纳米脂肪中没有存活的成熟脂肪细胞。乳化至有形成分消失、颜色改变为止。乳化后的脂肪要通过双层 400~600 μm 的过滤网的过滤器。这个步骤可以去除部分结缔组织，因为结缔组织可能会堵塞 27 G 的针头。最后，将制备好的纳米脂肪从 10 ml 注射器中转移至 1 ml 的注射器。

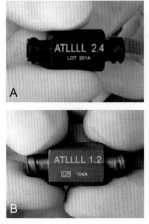
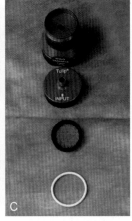

图 6–1　图 A 和 B 是用于制备纳米脂肪的工具。分别是用于乳化脂肪的紫色 2.4 mm 和绿色 1.2 mm 直径的转换头。紫色 2.4 mm 直径的转换头是用于乳化的第一步。图 C 是一个有 400~600 μm 过滤网的过滤器。

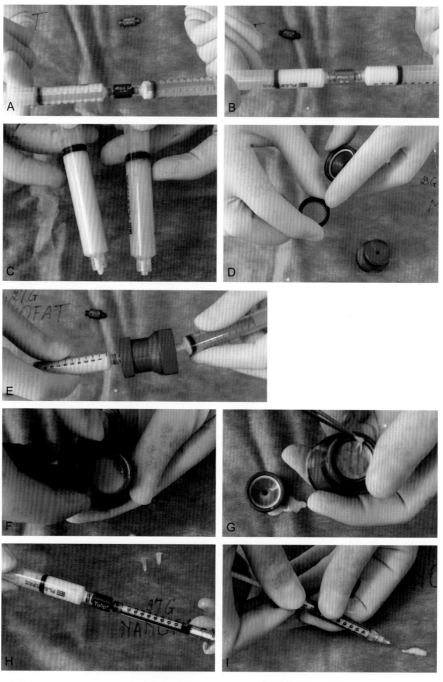

图 6-2 A. 乳化第一步，直径 2.4 mm 的转换头通过 30 次。B. 乳化第二步，通过 1.2 mm 的转换头，进一步富含纤维、成熟的脂肪。C. 肉眼可见的乳化对比：乳化后（左侧）的脂肪相对于黄色的微颗粒脂肪（右侧）更白、流动性更大。D. 组装纳米脂肪过滤器：将滤网放在底座上（右下角），金属的网面向上。把盖子（在术者左手）紧密固定在底座上。E. 装有微颗粒脂肪的注射器连接写着入口的一端，10 ml 空注射器连接另一端。脂肪反复通过转换器 30 次后，右侧注射器的是纳米脂肪。F、G. 打开纳米脂肪过滤器的盖子发现，纤维组织被过滤网过滤出来。这个过程对于纳米脂肪的制备是非常重要的，可以确保其足够顺滑可以通过 27G 的针头，进行皮肤浅层注射。H. 纳米脂肪转移到 1 ml 注射器中。I. 流动性很好纳米脂肪可以很顺利地通过 27G 的针头。

纳米脂肪的研究

脂肪细胞的成活能力

我们对来源于同一患者的脂肪细胞分成 3 个样本进行分析。下腹部注射 Klein 肿胀液麻醉后，获取脂肪。分析分别使用两种不同的吸脂针抽取脂肪，三种不同的脂肪处理的方法来研究脂肪的成活率：

• 样本 1（图 6-3A、B）：使用直径 3 mm "Mercedes 样" 带有 3 个大的侧孔（2 mm×7 mm）的吸脂针吸脂，得到较大颗粒的脂肪。

• 样本 2（图 6-3C、D）：使用直径 3 mm 带有多个 1 mm 直径侧孔的 "Tonnard" 吸脂针吸脂，将脂肪用生理盐水清洗、过滤，得到颗粒脂肪。

• 样本 3（图 6-3E、F）：将颗粒脂肪转化为纳米脂肪。

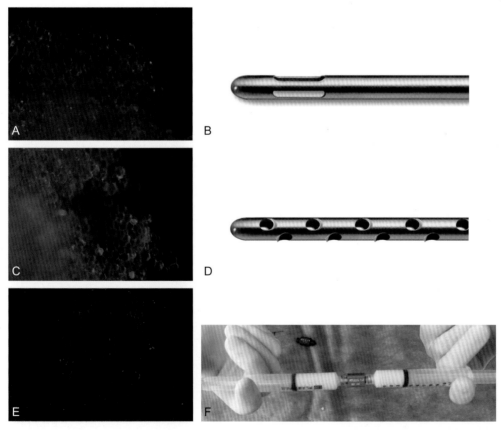

图 6-3　A、B. 样本 1，有活力的脂肪细胞荧光染色为绿色。C、D. 样本 2，有活力的脂肪细胞荧光染色为绿色。E、F. 微颗粒脂肪转化为纳米脂肪，可以观察到几乎没有有活力的成熟的脂肪细胞（图 A、C 和 E 引自 Tonnard P, Verpaele A, Peeters G, et al. Nanofat grafting：basic research and clinical applications.Plast Reconstr Surg 132：1017-1026, 2013。图 B 和 D 致谢 Tulip Medical Products, San Diego, CA. ）。

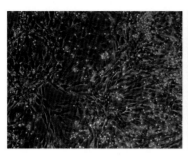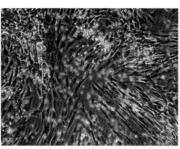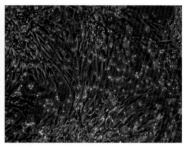

图 6-4　3 个样本的培养发现，三者中都有成纤维细胞出现，证明了三者中都有脂肪组织来源干细胞的存在（引自 Tonnard P, Verpaele A, Peeters G, et al. Nanofat grafting: basic research and clinical applications. Plast Reconstr Surg 132: 1017-1026, 2013）。

在三个样本中，脂肪细胞的活力可以通过荧光染色后用显微镜观察到。大颗粒脂肪和微颗粒脂肪拥有正常的组织结构，可以保持脂肪细胞的活性（绿色荧光染色，如图 6-3A、C 和 E）。纳米脂肪中，几乎没有观察到有活性的脂肪细胞，脂肪细胞呈乳糜状，结构完全被破坏。

细胞培养

• 干细胞分离

三个样本中的干细胞按照标准的胶原酶法、离心法和细胞计数法进行培养分化。对其中的 SVF 和干细胞进行研究分析。通过对干细胞的 CD34+ 的表面抗原检测发现（图 6-4）：在大颗粒脂肪、微颗粒脂肪和纳米脂肪中，均存在大量的 SVF 和有活性的干细胞。显然，乳化操作仅仅破坏了分化成熟的脂肪细胞，相对而言，体积比脂肪细胞小 100 多倍的 SVF 未被破坏。三个样本中的干细胞经过标准的培养基培养，分化出了为成纤维细胞，这是脂肪干细胞的典型特征。

• 干细胞分化

干细胞的特点是具有分化成不同的细胞系的潜能。为了证明 SVF 和 CD34+ 具有干细胞性质，将其转入脂肪分化培养介质中（图 6-5）。经过 10 天的培养，通过相差显微镜观察，可以发现球型的细胞内出现空泡样的脂肪滴，表示出现了脂肪细胞系的分化。在不同的样本中，未观察到明显的脂肪细胞活性以及数量上的区别。经过油红 O 染色后在光镜下观察，明确发现存在有大颗粒的脂肪细胞（与抽吸出的脂肪细胞相同）。

纳米脂肪的临床意义

研究表明，经过乳化后的纳米脂肪样本失去了有活性的脂肪细胞，乳化过程对成熟的脂肪细胞来说是不利的。SVF 和干细胞可以在获取的脂肪组织中提取出来，包括在纳米脂

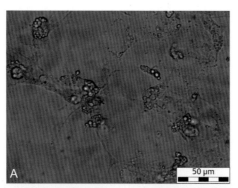

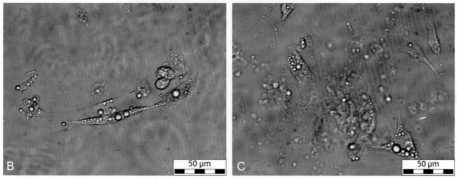

图 6-5 利用相差显微镜观察脂肪前体细胞的分化潜能。A. 大颗粒脂肪。B. 微颗粒脂肪。C. 纳米脂肪（引自 Tonnard P, Verpaele A, Peeters G, et al. Nanofat grafting: basic research and clinical applications. Plast Reconstr Surg 132: 1017-1026, 2013）。

肪中也可以找到，并且具有活性。显然，乳化过程不会损伤干细胞以及 SVF 中的小细胞。乳化后的干细胞仍具有分化成脂肪系细胞的潜能。

纳米脂肪中不含有脂肪细胞，虽然纳米脂肪的叫法有一定的误导性，但是，它来源于脂肪组织，由 SVF 细胞组成，SVF 细胞占皮下脂肪组织细胞数量的 80%。因此可以正当的认为它是脂肪组织。

手术方法

麻醉方法

纳米脂肪主要用于治疗表浅的皮肤问题，因此针对眶周部、肩颈部皮肤的手术，采用表皮麻醉就足够了。当然，也可以选择神经阻滞麻醉或者局部浸润麻醉。如果采用了全身麻醉，那么无须注射含有收缩血管药物的局麻药物。

术前标记

无须依据解剖标记设计，仅需要标出需要治疗的皮肤范围。

患者体位

患者通常取仰卧位（与脂肪获取体位相同）。如果患者脂肪获取需要侧身，可以在脂肪获取后变换成仰卧位。

纳米脂肪注射技术

纳米脂肪以 27G 的锐针进行注射，将脂肪注射至非常表浅的真皮乳头层中。在黏膜区域，注射层次为黏膜下层。在标记的治疗范围内进行注射，边退针、边推注，反复平铺注射。在如此表浅的层次通常不会出现血管内注射的情况。为了方便操作，将针头掰弯成60°，斜行进针，针尖向上。以相连的扇形方式进行注射（图6-6）。

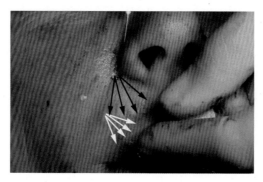

图 6-6　纳米脂肪注射方法为相连的扇形注射（箭头方向所示）。

联合治疗

纳米脂肪移植常与微颗粒脂肪移植技术和 SNIF 技术联合应用。也会和铒激光、三氯乙酸换肤术或巴豆油换肤术等联合应用。

术后护理

纳米脂肪移植术后即刻会出现皮肤轻微的发白与发黄（纳米脂肪内含有一定的油脂成分），皮肤的颜色变化会在术后数小时内恢复正常。术后数日，通常会出现一定程度的红肿，有时皮肤较薄的部位，特别是下睑部，红肿的时间可能会持续数周。肩、颈部的皮肤通常恢复得很快。还有一些红肿、淤青的出现是因为误伤到毛细血管。红肿、淤青在术后3天之后，可以用遮瑕霜来遮盖。术后无须特殊的皮肤护理。

术后效果

纳米脂肪不可作为软组织填充剂，它的主要作用是广泛适用于皮肤质地的改善。包括整个面部皮肤质地的改善，修复眶周部与口周部皮肤，治疗萎缩的唇部黏膜，改善下睑部的黑眼圈，治疗光老化的颈部皮肤和老化的手背皮肤，还有淡化瘢痕等作用。

口周部的纳米脂肪治疗

纳米脂肪用于口周部年轻化，主要改善唇部皮肤以及红唇的质地。纳米脂肪不是容量填充剂，而是用来移植有活力的组织细胞的治疗技术。因此，可以与其他年轻化技术相结合，比如 SNIF 技术、颗粒脂肪移植技术、换肤术和唇部提升术。

这位 60 岁女性（图 6-7）要求改善上唇部老化。治疗方案包括：SNIF 技术治疗上唇部的"条形码样"皱纹（红圈所示）和红、白唇交界；纳米脂肪移植治疗整个上唇皮肤。可以观察到皮肤质地明显地改善（绿圈所示）。整个上唇部分共使用了 4 ml 的纳米脂肪。术后 6 个月效果如右图所示。

这位 71 岁女性（图 6-8）要求口周部及红唇部年轻化治疗。治疗方案包括联合脂肪注射技术，首先以 23 G 锐针的 SNIF 技术治疗上唇以及鼻唇沟的皱纹（使用 1.5 ml 颗粒脂肪），

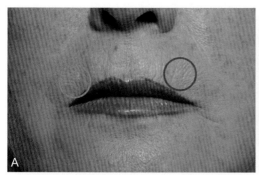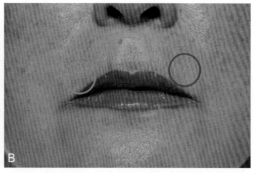

图 6-7　图为一位接受上唇年轻化治疗的 60 岁女性，术前和术后 6 个月的对比照片（A、B）。联合 SNIF 技术与纳米脂肪移植技术分别治疗"条形码样"皱纹与改善皮肤质地。红圈与绿圈分别显示"条形码样"皱纹与皮肤质地的改善情况（引自 Tonnard P，Verpaele A，Peeters G，et al. Nanofat grafting：basic research and clinical applications. Plast Reconstr Surg 132：1017–1026，2013）。

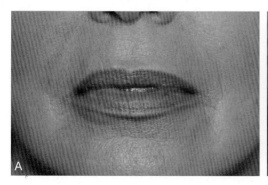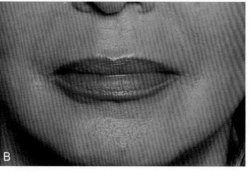

图 6-8　71 岁女性的唇部老化，治疗术前和术后两年照片对比（A、B）。

然后以 21G 锐针的 SNIF 技术治疗人中和红、白唇交界（使用 2.7 ml 颗粒脂肪），最后以 6.5 ml 的纳米脂肪注射整个上唇皮肤和红唇（干唇部分）。其中上唇皮肤 4.5 ml，红唇部（干唇部分）2 ml。术后 2 年的效果如图所示。

全面部纳米脂肪治疗

这位 41 岁女性（图 6-9）要求微创的面部年轻化治疗。治疗方案包括增加容量的眼睑成形术、肉毒毒素改善提升眉部、全面部纳米脂肪移植技术。上眼睑成形术包括去除部分皮肤和微颗粒脂肪移植（每侧 1.5 ml）。泪沟和眶颧沟和眶颧部微颗粒脂肪移植（每侧共 7 ml）。以 Dyspor 肉毒毒素注射皱眉肌和降眉间肌（每侧注射 21U），额肌部分 31.5U。全面

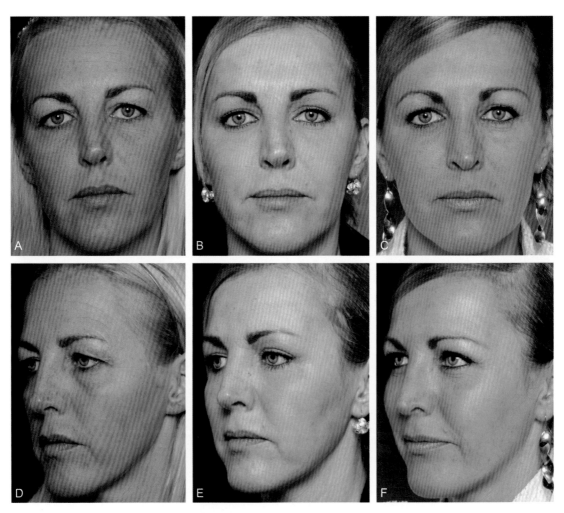

图 6-9　这位 41 岁女性，接受了容量增加眼睑成形术、肉毒毒素注射以及全面部纳米脂肪移植治疗。图 A、D 为术前照片，图 B、E 为术后 6 个月照片，图 C、F 为术后 24 个月的照片。

部紧贴真皮下注射纳米脂肪（与传统的纳米脂肪注射不同），共使用 22 ml 纳米脂肪。术后 6 个月和 24 个月的结果如图所示，皮肤更加光滑，色素沉着改善。术后的 24 个月的图片显示的是肉毒毒素注射后 6 周。

黑眼圈纳米脂肪治疗

这位 33 岁女性（图 6-10）自幼年就有眼袋和黑眼圈。治疗方案包括下眼睑成形术（经睑缘入路的眶隔脂肪重置术），纳米脂肪治疗下眼睑的黑眼圈、泪沟的色素沉着（每侧 1.6 ml）。术后 4 个月和 7 个月的效果如图所示，术后随访早期发现纳米脂肪移植的位置有炎症反应，术后 7 个月的时候色素沉着完全消失。

下眼睑纳米脂肪移植术后，即刻出现了巨大的黄斑瘤样改变（图 6-11）。纳米脂肪内由于没有成活的脂肪细胞，只有脂肪细胞破损后的油脂和未分化的细胞，上述情况会在数小时内消失。术后 7 天的时候可能会出现轻微的红斑性炎症（图 6-11B），这种情况可能会持续数周。

这位 42 岁女性（图 6-12），要求改善眶周老化和凹陷问题。治疗方案包括上眼睑微颗粒脂肪移植（每侧 3 ml），下眼睑采用经睑缘入路的脂肪重置术和纳米脂肪移植下眼睑皮肤和泪沟（1.7 ml 每侧）。术后 1 年，观察到下眼睑肤色明显提亮。

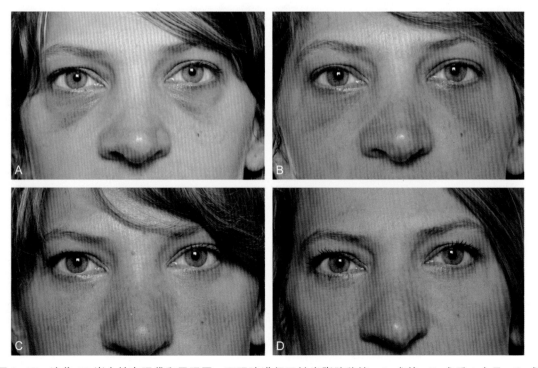

图 6-10　这位 33 岁女性有眼袋和黑眼圈。下眼睑进行了纳米脂肪移植。A. 术前。B. 术后 4 个月。C. 术后 7 个月。D. 术后 5 年。

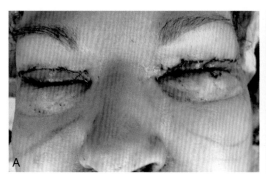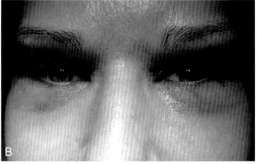

图 6-11　A. 纳米脂肪注射术中表现。B. 术后 7 天的炎症表现（引自 Tonnard P, Verpaele A, Peeters G, et al. Nanofat grafting: basic research and clinical applications. Plast Reconstr Surg 132: 1017-1026, 2013）。

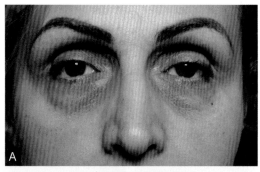

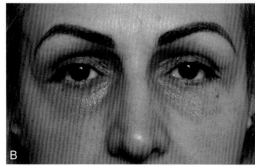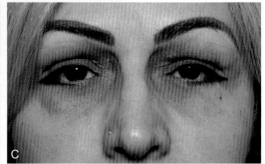

图 6-12　这位 42 岁女性要求改善眶部衰老和凹陷。A. 术前。B. 术后 1 年。C. 术后 5 年。

低领胸前区纳米脂肪治疗

　　低领胸前区的老化需要利用 SNIF 治疗皱纹，联合纳米脂肪改善皮肤质地。纳米脂肪的治疗范围包括锁骨与剑突形成的三角形区域。这位 46 岁女性（图 6-13）低领胸前区有光老化。利用 SNIF 技术注射 5 ml 颗粒脂肪治疗皱纹，注射 15 ml 纳米脂肪改善皮肤质地。术后 6 个月，皱纹明显变淡，整个区域的皮肤质地明显改善。

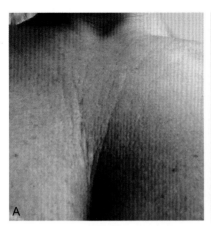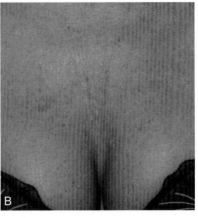

图 6-13　这位 46 岁女性低领胸前区有光老化，利用 SNIF 技术注射 5 ml 微颗粒脂肪治疗皱纹，注射 15 ml 纳米脂肪改善皮肤质地。A. 术前。B. 术后 6 个月（引自 Tonnard P，Verpaele A，Peeters G，et al.Nanofat grafting：basic research and clinical applications. Plast Reconstr Surg 132：1017-1026，2013）。

　　这位 58 岁女性（图 6-14）低领胸前区有光老化引起的皱纹和皮肤弹性纤维的改变。治疗方案包括 SNIF 技术填充 4 ml 微颗粒脂肪治疗皱纹，注射 15 ml 纳米脂肪改善皮肤质地。术后 1 周，有轻微的淤青和红斑。术后 2 周淤青部分消退。术后 6 个月完全恢复，皱纹消失，皮肤质地改善。

　　这位 68 岁女性（图 6-15）低领胸前区有光老化引起的皱纹。治疗方案包括利用 23G 锐针的 SNIF 技术填充 7 ml 微颗粒脂肪治疗皱纹，利用 27G 锐针注射 15 ml 纳米脂肪改善皮肤质地。术后 6 个月，可以观察到 80% 的皱纹消失，皮肤弹性得到提升。

颈部纳米脂肪治疗

　　这位 71 岁女性（图 6-16）要求面部年轻化治疗。面部年轻化治疗方案包括 MACS 提升术，面中部微颗粒脂肪移植、铒激光换肤。皮肤松弛可以通过提升术来解决，但是皮肤质地需要纳米脂肪移植来改善。术后 3 年，日光性角化消失（红色箭头所示），术后长期效果稳定（图 6-16H）。通过 SNIF 技术以 23G 锐针注射 6 ml 微颗粒脂肪，治疗水平颈纹，整个颈前部使用 27G 锐针注射 15 ml 纳米脂肪改善肤质。

　　这位 43 岁女性（图 6-17）颈部皮肤没有明显的松弛，但有明显的皱纹以及弹性纤维改变，患者要求实现非手术提升的颈部年轻化。治疗方案包括：通过 SNIF 技术以 23G 锐针移植 7 ml 微颗粒脂肪治疗颈纹，通过 27G 锐针注射 16 ml 的纳米脂肪改善整个颈前部皮肤。整个手术过程在局麻下进行，耗时 70 分钟。术后 6 个月皮肤细腻，皱纹减少 85%，皮肤质地明显改善。SNIF 技术填充的脂肪在早期会显得有些过量（图 6-17F），术后 2~3 周之内会恢复正常。

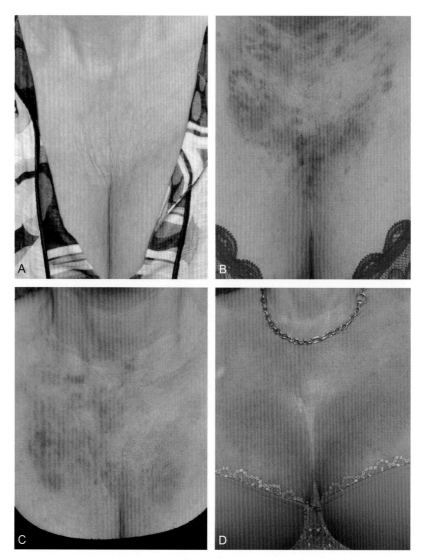

图 6-14　这位 58 岁女性低领胸前区有光老化引起的皱纹和皮肤弹性纤维的改变。治疗方案包括 SNIF 技术填充 4 ml 微颗粒脂肪治疗皱纹，注射 15 ml 纳米脂肪改善皮肤质地。A. 术前。B. 术后 1 周。C. 术后 2 周。D. 术后 6 个月。

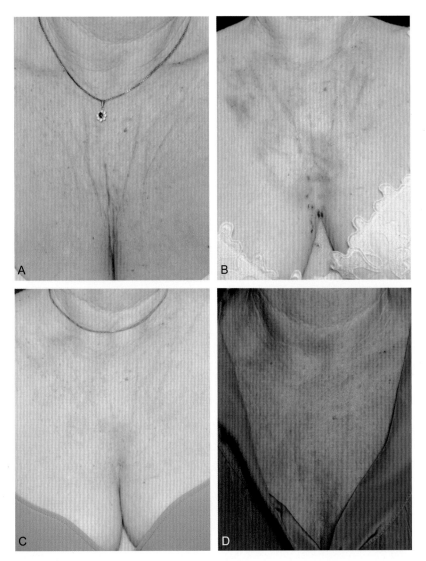

图 6-15　这位 68 岁女性低领胸前区有光老化引起的皱纹。治疗方案包括 SNIF 技术填充 7 ml 微颗粒脂肪和注射 15 ml 纳米脂肪。A. 术前。B. 术后 1 个月。C. 术后 6 个月。D. 术后 3 年。

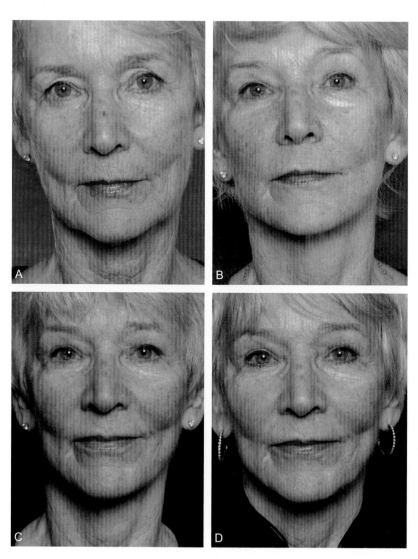

图 6-16　这位 71 岁女性要求面部年轻化治疗。面部年轻化治疗方案包括 MACS 提升术，面中部微颗粒脂肪移植、铒激光换肤。A. 术前。B. 术后 3 个月。C. 术后 3 年。D. 术后 4 年。

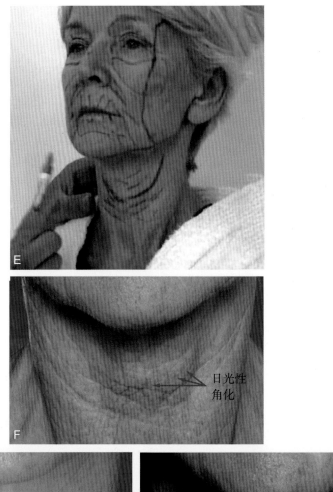

日光性
角化

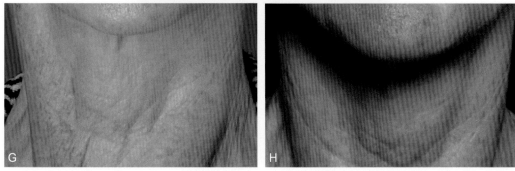

图 6-16（续）　E. MACS 提升术、微颗粒脂肪移植、SNIF 技术和纳米脂肪移植的治疗范围。纳米脂肪的
治疗范围是整个颈前部皮肤，SNIF 的治疗范围是颈前部的水平皱纹。F~H. 纳米脂肪治疗前后肤质的细节
变化，图 F 为术前，图 G 为术后 6 个月，图 H 为术后 3 年，日光性角化消失。

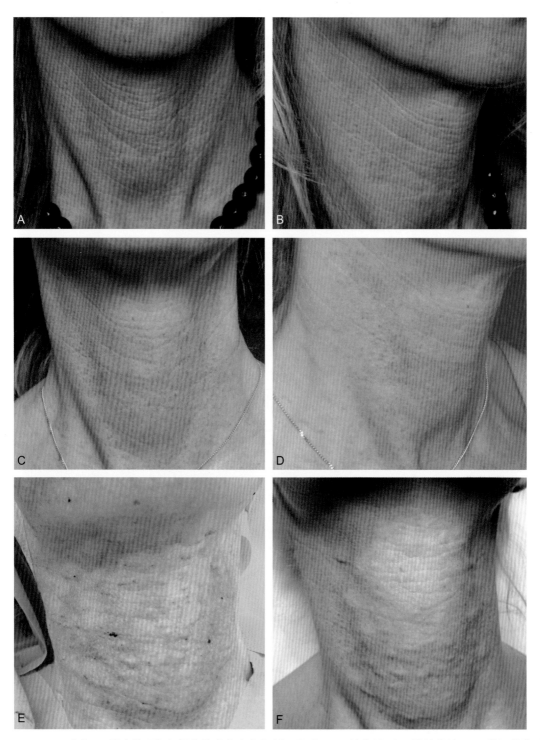

图 6-17　这位 43 岁女性颈部年轻化的治疗方案包括：通过 SNIF 技术以 23G 锐针移植 7 ml 微颗粒脂肪治疗颈纹，通过 27G 锐针注射 16 ml 的纳米脂肪改善整个颈前部皮肤。图 A 和 B 为术前。图 C 和 D 为术后 6 个月。图 E 为术后即刻。图 F 为术后 1 周。

纳米脂肪的修复作用

这位 67 岁女性（图 6-18）因为自行车事故，导致皮肤碾挫和面颊部局部脂肪坏死。事故后 6 个月，可以观察到左侧面颊部轮廓缺失和凹陷性的瘢痕（图 6-18B、C）。治疗方案包括利用 0.7 mm 直径注脂针深部注射 11 ml 微颗粒脂肪，同时结合 2 ml 纳米脂肪进行皮肤治疗。术后 6 个月，轮廓畸形得到完全矫正、皮肤瘢痕消失，皮肤的组织形态恢复正常。

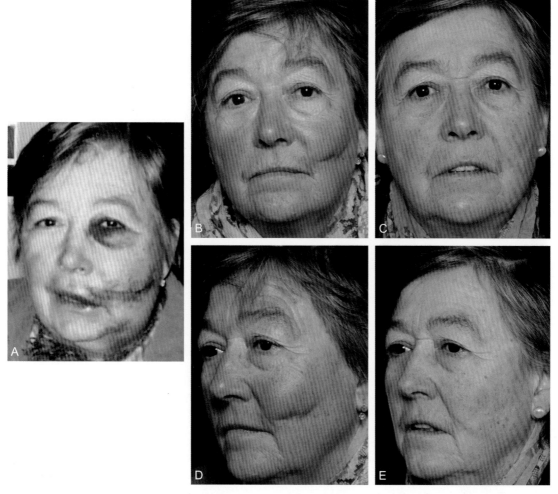

图 6-18　图 A 是这位 67 岁女性面部挫伤即刻。图 B 和 D 为事故后 6 个月的面部瘢痕和轮廓畸形。图 C 和 E 为利用 0.7 mm 直径注脂针深部注射 11 ml 微颗粒脂肪，同时结合 2 ml 纳米脂肪进行皮肤治疗，术后 6 个月的效果。

存在的问题与并发症

纳米脂肪移植几乎没有并发症。需要提的一点是：在我们早期治疗黑眼圈的过程中，有 4 例患者出现了注射部位长时间的黄色淤青。分析原因，可能是因为纳米脂肪乳化不彻底，导致过多的脂肪细胞存活。这样的情况只出现在下眼睑，其他部位没有发生过。

为了避免这样的情况发生，我们改进了乳化方法，通过两步乳化过程，即之前提到的，第一步以 2.4 mm 内径的转换头转换 30 次，第二步以 1.2 mm 内径的转换头转换 30 次。之后，再也没有持续淤青的情况出现。

预防血管内注射的方法包括注射含有肾上腺素的局麻药，在回撤针的时候进行注射，注射力量轻柔，每次推注的量尽可能少。这些方法在几乎所有的注射中都适用。

技术要点

- 纳米脂肪只能以颗粒脂肪制备。
- 一定要按照"两步法"进行彻底地乳化。
- 过滤的步骤不能省略，否则会堵塞 27G 的针头。
- 一定要避免血管内注射。

延·伸·阅·读

[1] Akita S, Yoshimoto H, Ohtsuru A, et al. Autologous adipose-derived regenerative cells are effective for chronic intractable radiation injuries. Radiat Prot Dosimetry 151:656-660, 2012.

[2] Aronowitz JA. Reply: Adipose stromal vascular fraction isolation: a head-to-head comparison of four commercial cell separation systems. Plast Reconstr Surg 133:889e-890e, 2014.

[3] Aronowitz JA, Lockhart RA, Hakakian CS, et al. Clinical safety of stromal vascular fraction separation at the point of care. Ann Plast Surg 75:666-671, 2015.

[4] Bailey AM, Kapur S, Katz AJ. Characterization of adipose-derived stem cells: an update. Curr Stem Cell Res Ther 5:95-102, 2010.

[5] Banyard DA, Sarantopoulos CN, Borovikova AA, et al. Phenotypic analysis of stromal vascular fraction after mechanical shear reveals stress-induced progenitor populations. Plast Reconstr Surg 138:237e-247e, 2016.

[6] Baptista LS, do Amaral RJ, Carias RB, et al. An alternative method for the isolation of mesenchymal stromal cells derived from lipoaspirate samples. Cytotherapy 11:706-715, 2009.

[7] Barry F, Boynton RE, Liu B, et al. Chondrogenic differentiation of mesenchymal stem cells from bone marrow: differentiation-dependent gene expression of matrix components. Exp Cell Res 268:189-200, 2001.

[8] Bertheuil N, Chaput B, Menard C, et al. Adipose-derived stromal cells: history, isolation, immunomodulatory properties and clinical perspectives. Ann Chir Plast Esthet 60:94-102, 2015.

[9] Bianchi F, Maioli M, Leonardi E, et al. A new nonenzymatic method and device to obtain a fat tissue derivative highly enriched in pericyte-like elements by mild mechanical forces from human lipoaspirates. Cell Transplant 22:2063-2077, 2013.

[10] Boquest AC, Shahdadfar A, Brinchmann JE, et al. Isolation of stromal stem cells from human adipose tissue. Methods Mol Biol 325:35-46, 2006.

[11] Boquest AC, Shahdadfar A, Frønsdal K, et al. Isolation and transcription profiling of purified uncultured human stromal stem cells: alteration of gene expression after in vitro cell culture. Mol Biol Cell 16:1131-1141, 2005.

[12] Bourin P, Bunnell BA, Casteilla L, et al. Stromal cells from the adipose tissue-derived stromal vascular fraction and culture expanded adipose tissue-derived stromal/stem cells: a joint statement of the International Federation for Adipose Therapeutics and Science (IFATS) and the International Society for Cellular Therapy (ISCT). Cytotherapy 15:641-648, 2013.

[13] Brzoska M, Geiger H, Gauer S, et al. Epithelial differentiation of human adipose tissue-derived adult stem cells. Biochem Biophys Res Commun 330:142-150, 2005.

[14] Cao Y, Sun Z, Liao L, et al. Human adipose tissue-derived stem cells differentiate into endothelial cells in vitro and improve postnatal neovascularization in vivo. Biochem Biophys Res Commun 332:370-379, 2005.

[15] Cattoretti G, Schiro R, Orazi A, et al. Bone marrow stroma in humans: anti-nerve growth factor receptor antibodies selectively stain reticular cells in vivo and in vitro. Blood 81:1726-1738, 1993.

[16] Charles-de-Sá L, Gontijo-de-Amorim NF, Maeda Takiya C, et al. Antiaging treatment of the facial skin by fat graft and adipose-derived stem cells. Plast Reconstr Surg 135:999-1009, 2015.

[17] Coleman SR. Long-term survival of fat transplants: controlled demonstrations. Aesthetic Plast Surg 19:421-425, 1995.

[18] Coleman SR. Structural fat grafts: the ideal filler? Clin Plast Surg 28:111–119, 2001.

[19] Coleman SR, Mazzola RF. Fat Injection: From Filling to Regeneration. St Louis: Quality Medical Publishing, 2009.

[20] Condé-Green A, Rodriguez RL, Slezak S, et al. Comparison between stromal vascular cells' isolation with enzymatic digestion and mechanical processing of aspirated adipose tissue. Plast Reconstr Surg 134(4S):1-54, 2014.

[21] Dasiou-Plakida D. Fat injections for facial rejuvenation: 17 years experience in 1720 patients. J Cosmet Dermatol 2:119-125, 2003.

[22] Deans RJ, Moseley AB. Mesenchymal stem cells: biology and potential clinical uses. Exp Hematol 28:875-884, 2000.

[23] Declercq HA, De Caluwé T, Krysko O, et al. Bone grafts engineered from human adipose-derived stem cells in dynamic 3D-environments. Biomaterials 34:1004-1017, 2013.

[24] Delorme B, Ringe J, Gallay N, et al. Specific plasma membrane protein phenotype of culture-amplified and native human bone marrow mesenchymal stem cells. Blood 111:2631-2635, 2008.

[25] Doi K, Tanaka S, Iida H, et al. Stromal vascular fraction isolated from lipo-aspirates using an automated processing system: bench and bed analysis. J Tissue Eng Regen Med 7:864-870, 2013.

[26] Fawzy El-Sayed KM, Dörfer C, Fändrich F, et al. Adult mesenchymal stem cells explored in the dental field. Adv Biochem Eng Biotechnol 130:89-103, 2013.

[27] Folgiero V, Migliano E, Tedesco M, et al. Purification and characterization of adipose-derived stem cells from patients with lipoaspirate transplant. Cell Transplant 19:1225-1235, 2010.

[28] Garcia-Olmo D, Guadalajara H, Rubio-Perez I, et al. Recurrent anal fistulae: limited surgery supported by stem cells. World J Gastroenterol 21:3330-3336, 2015.

[29] Granel B, Daumas A, Jouve E, et al. Safety, tolerability and potential efficacy of injection of autologous adipose-derived stromal vascular fraction in the fingers of patients with systemic sclerosis: an open-label phase I trial. Ann Rheum Dis 74:2175-2182, 2015.

[30] Gronthos S, Franklin DM, Leddy HA, et al. Surface protein characterization of human adipose tissue-derived stromal cells. J Cell Physiol 189:54-63, 2001.

[31] Guven S, Karagianni M, Schwalbe M, et al. Validation of an automated procedure to isolate human adipose tissue-derived cells by using the Sepax technology. Tissue Eng Part C Methods 18:575-582, 2012.

[32] Illouz YG. Body contouring by lipolysis: a 5-year experience with over 3000 cases. Plast Reconstr Surg 72:591-597, 1983.

[33] Kim DW, Jeon BJ, Hwang NH, et al. Adipose-derived stem cells inhibit epidermal melanocytes through an

interleukin-6-mediated mechanism. Plast Recon Surg 134:470-480, 2014.

[34] Kim SK. Adipose stromal vascular fraction isolation: a head-to-head comparison of four commercial cell separation systems. Plast Reconstr Surg 133:889e, 2014.

[35] Lin CS, Ning H, Lin G, et al. Is CD34 truly a negative marker for mesenchymal stromal cells? Cytotherapy 14:1159-1163, 2012.

[36] Mahdavian Delavary B, van der Veer WM, van Egmond M, et al. Macrophages in skin injury and repair. Immunobiology 216:753-762, 2011.

[37] Maioli M, Rinaldi S, Santaniello S, et al. Radioelectric asymmetric conveyed fields and human adipose-derived stem cells obtained with a nonenzymatic method and device: a novel approach to multipotency. Cell Transplant 23:1489-1500, 2014.

[38] Maumus M, Peyrafitte JA, D'Angelo R, et al. Native human adipose stromal cells: localization, morphology and phenotype. Int J Obes (Lond) 35:1141-1153, 2011.

[39] Neuber G. Fetttransplantation. Verh Dstch Ges Chir 22:66, 1893.

[40] Nguyen PS, Desouches C, Gay AM, et al. Development of micro-injection as an innovative autologous fat graft technique: the use of adipose tissue as dermal filler. J Plast Reconstr Aesthet Surg 65:1692-1699, 2012.

[41] Oberbauer E, Steffenhagen C, Wurzer C, et al. Enzymatic and non-enzymatic isolation systems for adipose tissue-derived cells: current state of the art. Cell Regen (Lond) 4:7, 2015.

[42] Oh DS, Kim DH, Roh TS, et al. Correction of dark coloration of the lower eyelid skin with nanofat grafting. Arch Aesth Plast Surg 20:92-96, 2014.

[43] Oh JS, Park IS, Kim KN, et al. Transplantation of an adipose stem cell cluster in a spinal cord injury. Neuroreport 23:277-282, 2012.

[44] Okura H, Saga A, Soeda M, et al. Intracoronary artery transplantation of cardiomyoblast-like cells from human adipose tissue-derived multi-lineage progenitor cells improve left ventricular dysfunction and survival in a swine model of chronic myocardial infarction. Biochem Biophys Res Commun 425:859-865, 2012.

[45] Osinga R, Menzi NR, Tchang LA, et al. Effects of intersyringe processing on adipose tissue and its cellular components: implications in autologous fat grafting. Plast Reconstr Surg 135:1618-1628, 2015.

[46] Puissant B, Barreau C, Bourin P, et al. Immunomodulatory effect of human adipose tissuederived adult stem cells: comparison with bone marrow mesenchymal stem cells. Br J Haematol 129:118-129, 2005.

[47] Quirici N, Scavullo C, de Girolamo L, et al. Anti-L-NGFR and -CD34 monoclonal antibodies identify multipotent mesenchymal stem cells in human adipose tissue. Stem Cells Dev 19:915-925, 2010.

[48] Raposio E, Caruana G, Bonomini S, Libondi G. A novel and effective strategy for the isolation of adipose-derived stem cells: minimally manipulated adipose-derived stem cells for more rapid and safe stem cell therapy. Plast Reconstr Surg 6:1406-1409, 2014.

[49] Raposio E, Caruana G, Petrella M, et al. A standardized method of isolating adipose-derived stem cells for clinical applications. Ann Plast Surg 76:124-126, 2016.

[50] Rigotti G, Marchi A, Galiè M, et al. Clinical treatment of radiotherapy tissue damage by lipoaspirate transplant: a healing process mediated by adipose-derived adult stem cells. Plast Reconstr Surg 119:1409-1422; discussion 1423-1424, 2007.

[51] Sardesai MG, Moore CC. Quantitative and qualitative dermal change with microfat grafting of facial scars. Otolaryngol Head Neck Surg 137:868-872, 2007.

[52] Shah FS, Wu X, Dietrich M, et al. A non-enzymatic method for isolating human adipose tissue-derived stromal stem cells. Cytotherapy 15:979-985, 2013.

[53] Suga H, Matsumoto D, Eto H, et al. Functional implications of CD34 expression in human adipose-derived stem/progenitor cells. Stem Cells Dev 18:1201-1210, 2009.

[54] Tonnard P, Verpaele A, Peeters G, et al. Nanofat grafting: basic research and clinical applications. Plast Reconstr Surg 132:1017-1026, 2013.

[55] Traktuev DO, Merfeld-Clauss S, Li J, et al. A population of multipotent CD34-positive adipose stromal cells share pericyte and mesenchymal surface markers, reside in a periendothelial location, and stabilize endothelial networks. Circ Res 102:77-85, 2008.

[56] Trepsat F. [Midface reshaping with micro-fat grafting] Ann Chir Plast Esthet 54:435-443, 2009.

[57] Yoo JU, Barthel TS, Nishimura K, et al. The chondrogenic potential of human bone-marrow-derived mesenchymal progenitor cells. J Bone Joint Surg Am 80:1745-1757, 1998.

[58] Yoo KH, Jang IK, Lee MW, et al. Comparison of immunomodulatory properties of mesenchymal stem cells derived from adult human tissues. Cell Immunol 259:150-156, 2009.

[59] Zeltzer AA, Tonnard PL, Verpaele AM. Sharp-needle intradermal fat grafting (SNIF). Aesthet Surg J 32:554-561, 2012.

[60] Zhang L, Su P, Xu C, et al. Chondrogenic differentiation of human mesenchymal stem cells: a comparison between micromass and pellet culture systems. Biotechnol Lett 32:1339-1346, 2010.

[61] Zhou B, Yuan J, Zhou Y, et al. Administering human adipose-derived mesenchymal stem cells to prevent and treat experimental arthritis. Clin Immunol 141:328-337, 2011.

[62] Zhu X, Du J, Liu G. The comparison of multilineage differentiation of bone marrow and adipose-derived mesenchymal stem cells. Clin Lab 58:897-903, 2012.

[63] Zuk PA, Zhu M, Mizuno H, et al. Multilineage cells from human adipose tissue: implications for cell-based therapies. Tissue Eng 7:211-228, 2001.

第7章
面中部年轻化的联合治疗

Partrick L.Tonnard   *Alexis M.Verpaele*

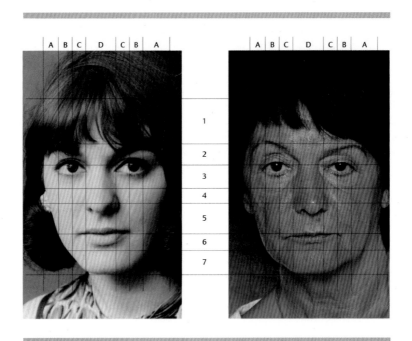

你怎么看不重要，重要的是你看到了什么。

——Henry David Thoreau

所思即所见。

——William Robertson Davies

历史上，早期的面部年轻化手术仅注重解决皮肤的松弛问题，完全忽略了组织容量缺失、皮肤质地改变等衰老因素。因此面部提升手术术后，皮肤虽然紧致了，但是外观不自然，也并没有显得更年轻，并且这样的问题可能会随着第二次或者第三次的面部提升手术而更加严重。

随着面部提升手术的不断完善，其他面部年轻化治疗技术也在不断地发展，比如，利用同源性或者非同源性的材料恢复组织容量，通过物理（激光）或者化学方法进行换肤治疗。

在 2000 年前后，人们开始注意到，面部的衰老是多种因素共同作用的结果。现在的观点认为：面部衰老包括面部下垂、皮肤松弛、皮肤质地的改变、色素沉着和面部特定区域的容量缺失，以及面部肌肉运动导致的静态皱纹和凹陷。

如果医生不能充分理解多种因素在面部衰老中的作用，几乎不可能重现或者接近年轻时的外观。正如 David Thoreau 说过的那样，"你怎么看不重要，重要的是你看到了什么"。几十年来，美容外科医生忽略了导致面部衰老非常重要的因素：面部的容量缺失，仅仅是因为他们并没有意识到这个现象。只有充分理解面部容量缺失对面部衰老的影响后，外科医生才会注意到几乎所有衰老的面部都存在这一特征。引用 William Davies 的话，"所思即所见"。

新的观点改变了外科医生在面部年轻化治疗中的一些分析与治疗方法。面中部主要由睑周区和口周区组成，面部皱缩是面中部老化最重要的因素。

研究表明，观察者观察人的面部时，视线从被观察者的眼部转移至嘴部，路径大致构成了一个"倒三角形"[1]（图 7-1）。比较容易让人接受的解释是：眼部和嘴是主要的表情器官，表达人的情绪状态。面中部是情绪表达的重要组成部分，这也阐明了恢复面中部的重要性。

面中部年轻化手术不仅可以改善面部的衰老，也可以纠正面部的恐惧、难过、痛苦、怀疑和疲惫感等，人们希望消除的消极的状态。颈部提升术只能改善颈部和面周的松弛，改变不了这些表情问题。

多种脂肪移植技术联合治疗面部皮肤松弛问题，是现代面部年轻化手术不可或缺的组成部分。本章呈现了一些手术案例，这些案例联合了多种面部年轻化技术，实现面部年轻化。所有案例中几乎都可以发现面部表情的显著改变，甚至有些案例在轮廓的改善中，效果已经超越了单纯的面部提升术。拿比利时女王 Fabiola de Mora y Aragón 举例，可以明显地观察到面中部的衰老过程（1928—2014，图 7-2）。

除了下颌和颈部的松弛以外，面中部口周及睑周的容量缺失对于女王的面部表情影响比较大。通过比较女王 32 岁（图 7-2G）与 86 岁（图 7-2H）时的面部照片，可以发现椭圆形内是主要衰老的区域。本书主要介绍椭圆形范围内的面部年轻化的方法及手术技巧。

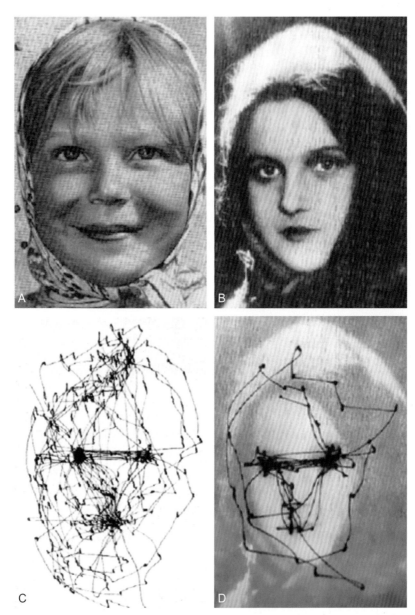

图 7-1　图片展示的是 Yarbus 的研究，是关于观察者观察人的面部时视线的运动轨迹，强调了眼部、嘴的重要性 [引自 Yarbus AL.Eye Movements and Vision.New York：Plenum Press，1967（原图 114 和 115）. 经 Springer Science and Business Media 同意]。

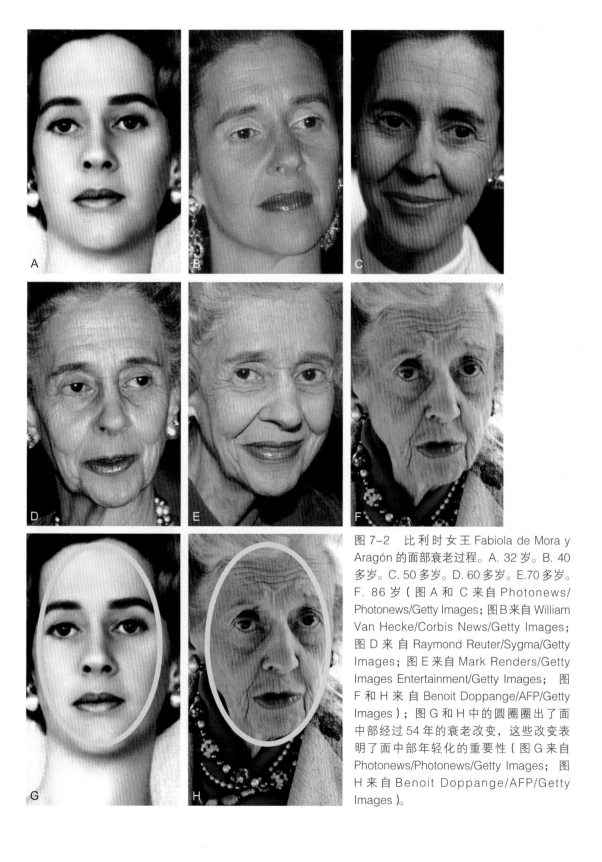

图 7-2 比利时女王 Fabiola de Mora y Aragón 的面部衰老过程。A. 32 岁。B. 40 多岁。C. 50 多岁。D. 60 多岁。E.70 多岁。F. 86 岁（图 A 和 C 来自 Photonews/ Photonews/Getty Images；图 B 来自 William Van Hecke/Corbis News/Getty Images；图 D 来自 Raymond Reuter/Sygma/Getty Images；图 E 来自 Mark Renders/Getty Images Entertainment/Getty Images；图 F 和 H 来自 Benoit Doppange/AFP/Getty Images）；图 G 和 H 中的圆圈圈出了面中部经过 54 年的衰老改变，这些改变表明了面中部年轻化的重要性（图 G 来自 Photonews/Photonews/Getty Images；图 H 来自 Benoit Doppange/AFP/Getty Images）。

案例分析

这位 51 岁女性（图 7-3），有吸烟史，要求面部年轻化。经过面诊商榷，患者自觉有些超重，于是决定先进行胃旁路手术减轻体重，待恢复后再考虑面部年轻化手术。之后，患者在 3 年内体重减少了 20 kg，面部发生了非常明显的改变，看起来在 3 年内老了 15 岁（图 7-3B）。在她 54 岁时，再次要求面部年轻化治疗。与她 28 岁（图 7-3C）的照片对比，可以明显地观察到上眼睑、面中部和口周部凹陷、容量缺失。同时，可以明显地观察到面周松弛，眉尾下垂，下颌轮廓线不清晰，颈部松弛并伴有颈阔肌带显现，尤其是左侧。额部、眉间及口周部出现细纹，上唇高度延长和唇部突出度缺失、轮廓感欠佳。

非手术治疗方案

非手术治疗方案包括：

- 戒烟。
- 维甲酸皮肤治疗。
- 肉毒毒素注射治疗额纹及眉间纹。

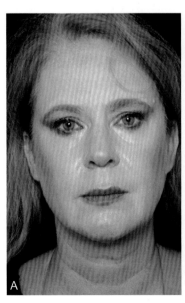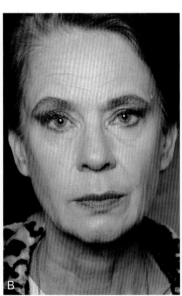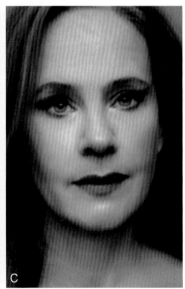

图 7-3　A. 术前 51 岁，胃旁路手术前。B. 术前 54 岁，体重减少 20 kg 后。C. 28 岁。

手术治疗方案

手术治疗方案包括：

- MACS 提升术联合耳后小切口提升术。
- 开放入路颈阔肌成形术与舌骨平面颈阔肌部分切除。
- 小切口颞部提升术。
- 去除皮肤的增加容量的上眼睑成形术。
- 夹捏法下眼睑皮肤去除术。
- 腹部获取 80 ml 微颗粒脂肪。
  - 眉下区：每侧 2 ml
  - 颧颊部：每侧 13 ml
  - 鼻唇沟：每侧 1.5 ml（包括皮下松解后注射的 0.25 ml）
  - 木偶纹：每侧 2.5 ml
  - 锐针皮内脂肪移植（SNIF），21G 锐针：
    - 上唇缘（红、白唇交界处）：1.3 ml
    - 下唇缘（红、白唇交界处）：1.0 ml
    - 人中：0.4 ml
  - 锐针皮内脂肪移植（SNIF），23G 锐针：
    - 上唇"条形码样"纹：1.2 ml
    - 额纹：2.0 ml
    - 眉间纹：0.5 ml
    - 颊部皱纹：2.3 ml
    - 鼻唇沟纹：2.0 ml
- 纳米脂肪 17 ml 治疗颈前部。
- 上唇提升术。

术后效果

　　术后 1 年，颈部松弛的改善，颈颏角恢复（图 7-4），下颌轮廓线清晰。通过颈阔肌成形术和面部提升术，颈阔肌条带明显改善。效果最明显的是面中部的容量恢复。与 28 岁时的照片对比，增加上眼睑、颧颊部和口周部的容量后，重获自然的面部年轻化效果。上唇提升术缩短了上唇在垂直方向上的高度。SNIF 技术填充唇周和人中脊可以恢复其年轻时的唇部轮廓。肉毒毒素注射联合 SNIF 技术可以淡化额纹与眉间纹。斜面、低头位（Bruce Connell 视角）可以观察到颈颏角以及颈阔肌条带的明显改善。颈前部的皮肤质地和水平皱

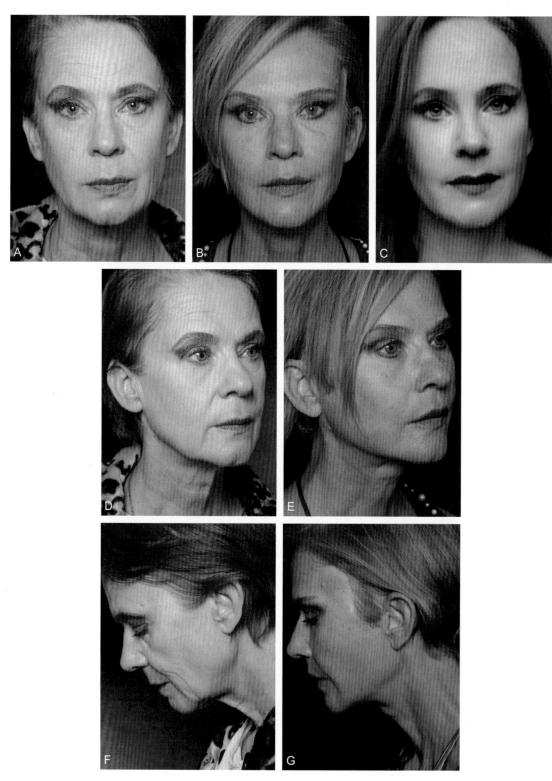

图 7-4　图 A、D、F 为术前。图 B、E、G 为术后 1 年。图 C 是 28 岁。

纹，通过颗粒脂肪与纳米脂肪的协同作用，得到了显著改善。

通过面部提升术对面周轮廓的提升和面中部年轻化的效果对比，面中部年轻化显然比面部提升更重要（图 7-5）。两种技术结合可以使面部达到自然、年轻的理想化效果。

这位 64 岁女性（图 7-6）要求面部年轻化治疗。经过与其 20 岁时的照片进行对比，发现其面部中等程度下垂（主要是下颌部及颈部），然而，面部容量缺失程度严重，尤其在眶

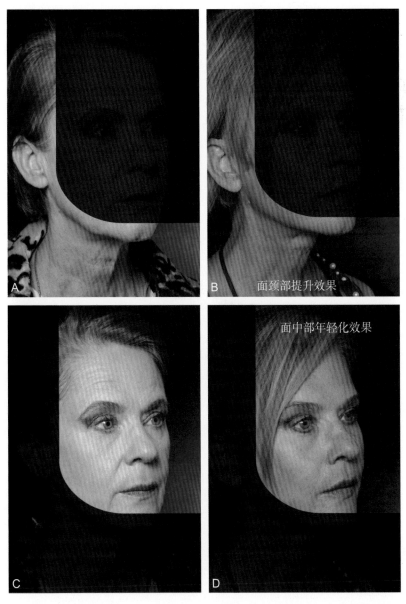

图 7-5　图 A 和 B 显示的是面部提升术局限于下颌轮廓和颈部下垂的矫正（阴影部分为面中部）。图 C 和 D 显示面中部年轻化的效果（眼周、口周），表明较面部提升术有更强大的年轻化效果（阴影部分为面周部）。

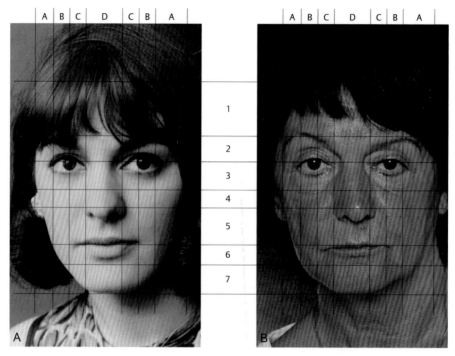

图 7-6　A. 20 岁。B. 术前 64 岁。

周和口周区。患者下眼睑皮肤松弛严重，回弹试验（+）。患者眼睑、面中部和唇部都存在明显的皱缩，上、下唇的红唇部分容量减少、人中脊缺失。分析解剖标志（瞳孔、眶颧沟、鼻尖、颏唇沟、颏部），可以发现，几乎所有的解剖标志点都在原位置，由于容量缺失的出现，产生了下垂的视觉错觉。在面中部唯一出现下垂的位置是上唇，可以明显地发现上唇的垂直高度出现了延长。最好的解决方法是上唇提升术。面部表情在衰老后也有巨大的变化。

　　在术前拍摄照片时，发现患者的头部略微倾斜，当我们要求患者头部位置摆正时，患者表示做不到，因为颈椎退行性病变引起的疼痛已经困扰了她 15 年。这种疼痛感在某种程度上也影响了面部表情。改善她的面部表情是这个案例实现年轻化的关键。手术计划为改善眶周和口周部的皱缩。

非手术治疗方案

非手术治疗方案包括：

- 维甲酸皮肤治疗。
- 肉毒毒素注射治疗额纹及眉间纹。

手术治疗方案

手术治疗方案包括：

- MACS 提升术（耳前小切口）。
- 开放入路颈阔肌成形术与舌骨平面颈阔肌部分切除术。
- 小切口颞部提升术。
- 容量增加眼睑成形术。
  - 上眼睑：单纯去除松弛皮肤联合微颗粒脂肪移植
  - 下眼睑：眶隔脂肪重置法联合颧部微颗粒脂肪移植
- 外眦固定术。
- 腹部获取 65 ml 微颗粒脂肪。
  - 眉下方：每侧 3 ml
  - 颧部：每侧 10 ml
  - 鼻唇沟：每侧 2 ml（包括皮下松解后注射的 0.5 ml）
  - 木偶纹：每侧 3 ml
  - SNIF，使用 21G 锐针
    ○ 红、白唇交界处：上、下共 2 ml
    ○ 人中部：1 ml
  - SNIF，使用 23G 锐针
    ○ 上唇"条形码样"纹：2 ml
    ○ 鼻唇沟纹：2.2 ml
    ○ 额纹：1.8 ml
    ○ 眉间纹：0.7 ml
- 纳米脂肪 10.5 ml 治疗口周部。
- 上唇提升术。
- 铒雅克激光口周换肤治疗。
- 左侧上睑、上唇色素痣切除。

术后效果

术后 1 年，几乎所有皱缩部位矫正效果稳定（图 7-7）。本病例表明，在面部年轻化中，增加面中部容量的重要性。虽然纠正颈部皮肤松弛和恢复颈颏角也很重要，但本例中恢复皱缩的眶周和口周部的容量更是不可或缺的。眼周随着年龄的增加而产生的逐渐凹陷，可以通过增加容量的方法矫正。眶周恢复了 20 岁时期的形态，即饱满的眉下部和平滑的睑颊交界。

传统的眼睑成形术可以获得眼睑皮肤紧致的效果，但是同时也会加重凹陷的问题，并不能达到真正意义上的年轻化。

三维重塑上、下唇的形态可以利用以下技术：微颗粒脂肪移植增加容量，可以重建唇形

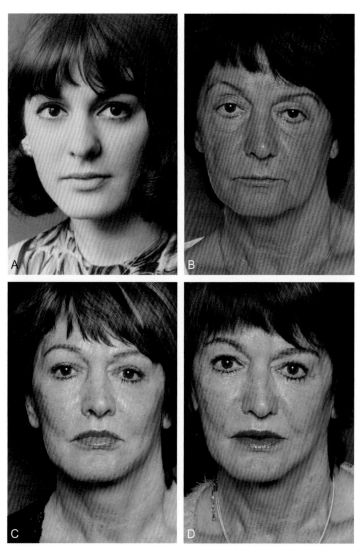

图 7-7　A. 20 岁。B. 术前（64 岁）。C. 术后 1 年。D. 术后 4 年。

和人中的轮廓；唇部提升术可以缩短上唇的垂直高度；激光换肤和纳米脂肪移植可以改善皮肤质地。上述所有技术可以协同作用。

术后 4 年可以观察到稳定的术后效果（图 7-7D、G 和 J）。

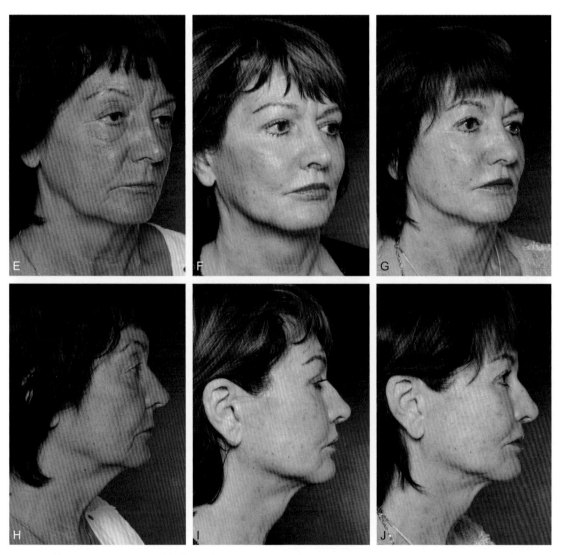

图 7-7(续)　E~J. 图 E、H 为术前 64 岁，图 F、I 为术后 1 年，图 G、J 为术后 4 年。

这位 55 岁女性（图 7-8）要求面部年轻化治疗。对比 20 岁时和现在的照片，可以发现以下几个特征：

• 面部周围轮廓组织松弛，眉尾下垂、下颌轮廓线不清晰、口角下垂以及颏下皮肤松弛。

• 比较显著的是面中部容量缺失，主要发生在口周部、眶周部、面中部，眶周与中面部的容量缺失主要在上睑内侧、泪沟和颧部。口周的容量缺失主要表现在鼻唇沟、木偶纹以及口角的加深。

通过垂直位置分析面部的体表标志发现，面中部的大部分体表标志的位置都没有改变，只有上唇的垂直高度出现了延长。

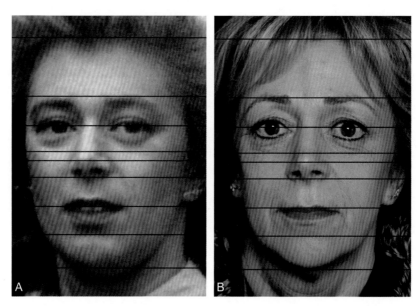

图 7-8　A. 20 岁。B. 术前（55 岁）。通过垂直位置分析面部的体表标志发现，面中部的大部分体表标志的位置都没有改变，只有上唇的垂直高度出现了延长。

手术治疗方案

手术治疗方案包括：

- MACS 提升术（"曲棍球棒"样耳前切口，耳后局限性分离）。

- 颏下吸脂术。

- 小切口颞部提升术。

- 容量增加眼睑成形术。

  - 上眼睑

    ◦ 去除松弛的皮肤

    ◦ 微颗粒脂肪移植上睑沟：右侧 1.6 ml，左侧 1.7 ml

  - 下眼睑

    ◦ 颧部微颗粒脂肪移植每侧 9 ml

    ◦ 夹捏法皮肤松弛矫正

- 腹部获取 35 ml 微颗粒脂肪。

  - 眉下区：右侧 1.6 ml，左侧 1.7 ml

  - 颧部：每侧 9 ml

  - SNIF，21G 锐针：

    ◦ 红、白唇交界处：上、下唇共 1.6 ml

    ◦ 人中脊：0.8 ml

  - SNIF，23G 锐针：

    ◦ 上唇"条形码样"纹：0.5 ml

    ◦ 鼻唇沟纹：1.2 ml

- 纳米脂肪 5 ml 治疗口周部。

- 铒雅克激光换肤除皱治疗独立皱纹（激光参数：光斑直径 2 mm，能量 200 mJ）。

- 唇部提升术。

术后效果

术后 1 年和 4 年的效果（图 7-9），与术前对比，通过面部提升手术轮廓改善效果明显。面周松弛得到纠正：眉尾下垂改善，下颌轮廓线清晰，上颈部松弛改善。然而，主要的年轻化效果是面中部容量的恢复。颧部和眉下区容量的增加对于眶周的年轻化是显而易见的。微颗粒脂肪、SNIF 技术、纳米脂肪联合治疗，获得了口周的年轻化。

本案例表明了多种脂肪移植技术协同治疗，对于面部年轻化的重要性。传统眼睑成形术无法实现增加眶周的容量，从而恢复年轻的外观。一些医生可能会建议该患者面中部提升。的确，有些外科医生利用中面部提升手术，虽然能够达到很实在的效果，但是这样也延长了手术的恢复期，同时也增加了并发症出现的风险，比如睑外翻、巩膜过度暴露等。由于面中部衰老的主

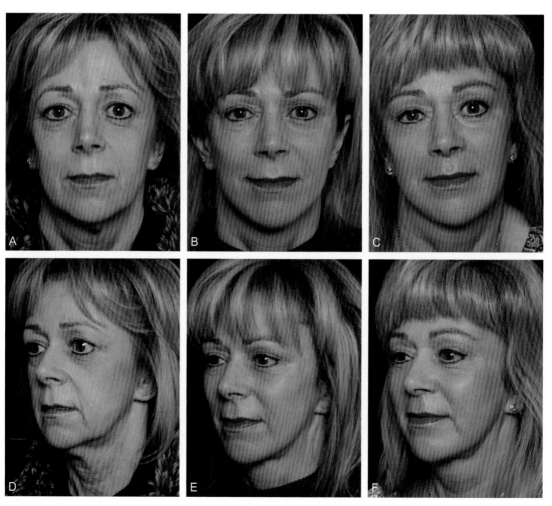

图 7-9　图 A 和 D 为术前（55 岁）。图 B 和 E 为术后 1 年。图 C 和 F 为术后 4 年。

要因素是容量缺失而不是松弛，因此重点是恢复面中部的容量。只要术者掌握了正确的手术方法，并能合理地利用器械，脂肪移植技术比提升术更便捷、恢复期更短、也更安全。

本例的颈颏部提升在整个面部年轻化中效果占 20%。其余 80% 为面中部年轻化的效果（眶周和口周的脂肪移植和激光换肤）。同时，上唇提升术也非常必要。

这位 55 岁女性（图 7-10）有明显的颈颏部松弛，颈颏角变钝，颏下松弛明显，要求面部年轻化治疗。可以观察到由于颧部前方软组织的缺失，导致了突出度的丧失。上睑内侧凹陷明显，呈"A"形畸形。鼻唇沟加深。

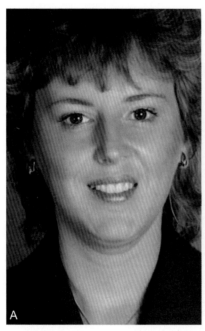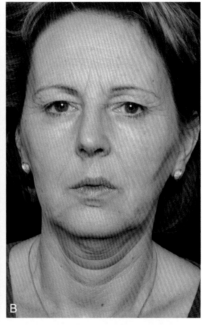

图 7-10　A. 28 岁。B. 术前（55 岁）。

手术治疗方案

手术在局麻下进行，手术方案包括：

- MACS 提升术。

- 颏下吸脂术。

- 小切口颞部提升术。

- 容量增加上睑成形术：切除松弛的皮肤和上眼睑内侧微颗粒脂肪移植（1.3 ml）。

- 面部微颗粒脂肪移植共 20 ml，其中，上眼睑 1.3 ml，泪沟 0.4 ml，鼻唇沟 2.0 ml，木偶纹 2.0 ml，上唇 0.6 ml。SNIF 技术注射红、白唇交界共 1.3 ml，前额皱纹 0.6 ml，上唇纹 0.6 ml，鼻唇沟纹 2.0 ml，下唇瘢痕 0.8 ml。

术后效果

　　术后 1 年和 3 年的效果（图 7-11），与术前对比，通过将面中部脸形由"四边形"变为"三角形"，重现面部年轻化。眶周及口周的变化改善了面部的表情。容量增加眼睑成形术可以改善上睑部"A"形畸形，使其接近年轻时的上睑外观（28 岁）。

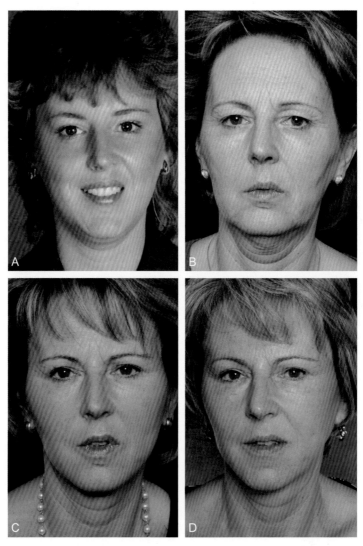

图 7-11　A. 28 岁。B. 术前（55 岁）。C. 术后 1 年。D. 术后 3 年。

这位 63 岁女性（图 7–12），要求面部年轻化治疗。患者在 15 年前接受过面部提升术治疗。面周轮廓和颈部有中等程度的松弛。眶周、口周及面中部可以观察到明显的容量缺失。面部及颈部皮肤质地变化明显。颈部有很深的水平皱纹，有两条颈阔肌条带达到胸骨上切迹。面颊部皮肤老化明显并有龟裂样皱纹。

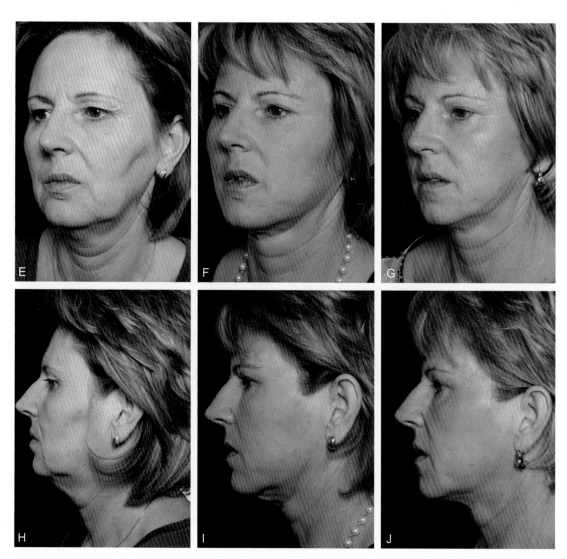

图 7–11（续）　图 E、H 为术前 55 岁。图 F、I 为术后 1 年。图 G、J 为术后 3 年。

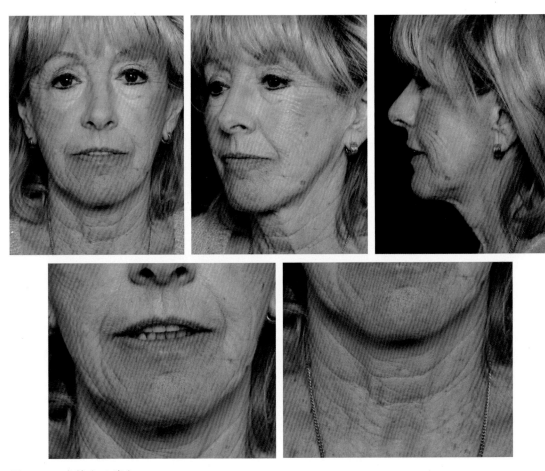

图 7-12 术前（63 岁）。

非手术治疗方案
维甲酸皮肤治疗。

手术治疗方案

手术治疗方案包括：

- MACS 提升术（耳前切口）。
- 后侧入路颈成形术：彻底分离松解颈阔肌后，侧方牵拉颈阔肌皮瓣。
- 小切口颞部提升术。
- 容量增加上睑成形术（单纯脂肪移植）。
- 上唇提升术（3 mm）。
- 大腿前部获取 100 ml 微颗粒脂肪。
  - 眉下区：每侧 1 ml
  - 颧部：左侧 6 ml，右侧 7 ml
  - 木偶纹：每侧 2 ml
  - 上唇：2 ml
  - 下唇：2 ml
  - SNIF，21G 锐针
    - 红、白唇交界，上、下唇共 2 ml
    - 人中：1 ml
  - SNIF，23G 锐针
    - 上唇"条形码样"纹 2 ml
    - 额纹：2.3 ml
    - 眉间纹：0.7 ml
    - 颈横纹：7.8 ml
    - 颊部（皮内）：8.6 ml
- 纳米脂肪治疗颈部：17.8 ml。
- 全面部巴豆油换肤治疗：前额部、颊部及鼻部（浓度 0.2%），口周部（浓度 0.4%）。

术后效果

术后 1 年的年轻化效果表明，脂肪移植和巴豆油换肤术在面中部年轻化中的重要作用（尤其是在一些已经接受过面部提升的案例）（图 7–13）。患者 15 年前接受过提升术治疗后，期间发生的衰老主要表现在面中部容量的缺失和皮肤质地的改变。联合上唇提升术、脂肪移植和巴豆油换肤术，可以在口周部获得非常自然的年轻化效果。巴豆油换肤术对于颊部皮肤质地的改善也是非常明显的。颈部年轻化主要通过 SNIF 技术和纳米脂肪治疗来实现。颈阔肌带位于很薄的颈部皮肤下，保留皮肤与颈阔肌的粘连非常重要，后侧入

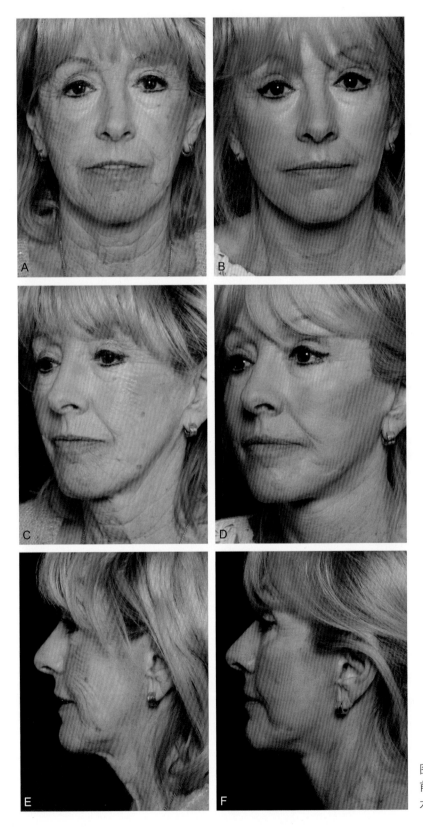

图 7-13 图 A、C、E 为术前（63 岁）。图 B、D、F 为术后 1 年。

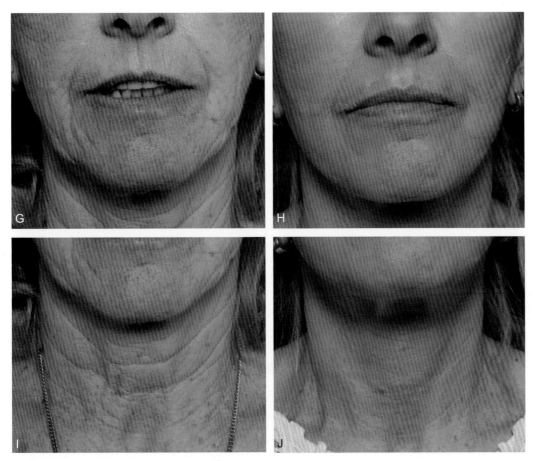

图 7-13（续）　图 G、I 为术前（63 岁）。图 H、J 为术后 1 年。

路在颈阔肌下分离后，侧方牵拉肌皮瓣，紧致颈部的皮肤。术后 1 年效果显著，而且手术切口隐藏于颈后部。

　　这位 49 岁女性（图 7-14），面部呈疲惫感。面诊可以观察到有中等程度的面周轮廓松弛（颈部、颏下部和眉尾），面中部容量缺失（眉下区、颧部和口周）以及鼻唇沟加深。

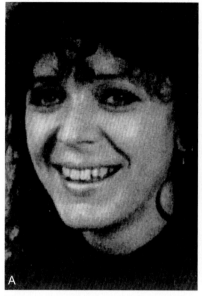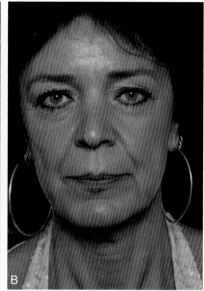

图 7-14　A. 25 岁。B. 术前（49 岁）。

手术治疗方案

手术治疗方案包括：

- MACS 提升术。
- 小切口颞部提升术。
- 容量增加眼睑成形术。
  - 上睑
    - 保守地去除上眼睑皮肤
    - 眉下区微颗粒脂肪移植（每侧 1.5 ml）
  - 下睑
    - 夹捏法下睑皮肤松弛矫正
    - 颧部微颗粒脂肪移植（每侧 10 ml）
- 腹部获取 30 ml 微颗粒脂肪。
  - 眉下区：每侧 1.5 ml
  - 颧部：每侧 10 ml
  - 鼻唇沟：每侧 1.5 ml，皮下松解后又增加 1 ml
  - 木偶纹：每侧 2 ml
- 上唇提升术：2 mm。

术后效果

术后 6 个月、2 年、5 年效果（图 7-15），与术前对比，提升术的年轻化效果大概只占所有治疗的 10%，而通过恢复面中部口周和眶周容量的更能获得了良好的年轻化效果，面部的疲惫感也随之消失。术后 5 年，年轻化效果稳定。

这位 48 岁女性（图 7-16）自觉体重下降 10 kg 后，面部衰老严重，要求面部年轻化治疗。面诊发现面周轮廓、颏下松弛不明显，主要问题是面中部皱缩严重。患者 29 岁时的照片可以清晰地看到饱满的面中部以及眶周区域。

手术治疗方案

手术治疗方案包括：

- MACS 提升术。
- 小切口颞部提升术。
- 容量增加眼睑成形术。
  - 上睑部
    - 保守地去除皮肤
    - 眉下区微颗粒脂肪移植（每侧 1.5 ml）
  - 下睑部
    - 夹捏法皮肤松弛矫正
    - 颧部微颗粒脂肪移植（每侧 4 ml）
- 腹部获取 30 ml 微颗粒脂肪。
  - 眉下区：每侧 1.5 ml
  - 颧部：每侧 4 ml
  - 鼻唇沟：每侧 2 ml，皮下松解后又注射 0.5 ml
  - 木偶纹：每侧 2 ml

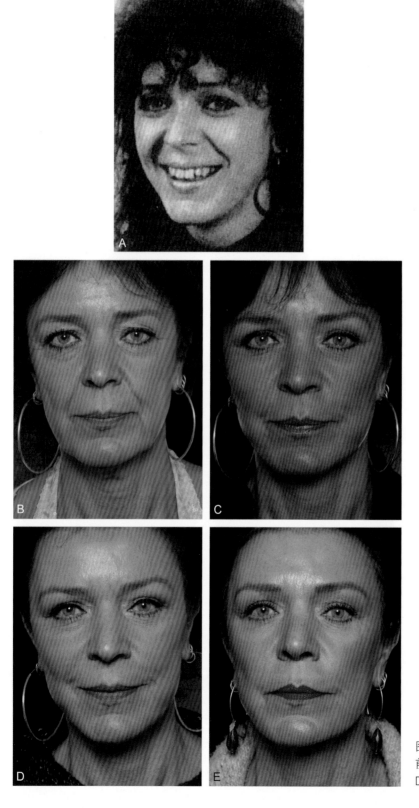

图 7-15 　A. 25 岁。B. 术前（49 岁）。C. 术后 6 个月。D. 术后 2 年。E. 术后 5 年。

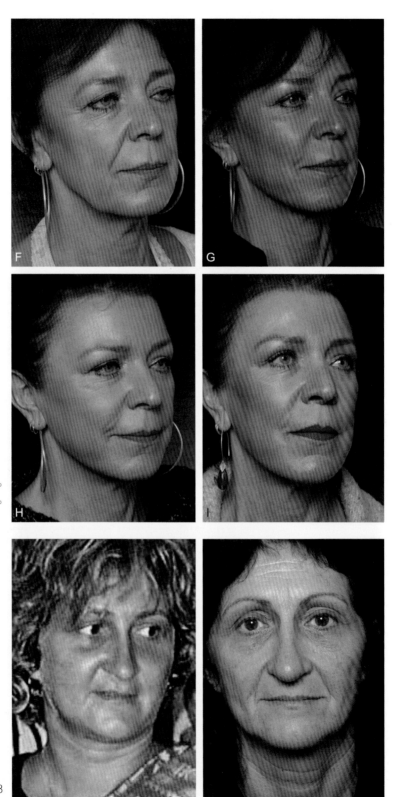

图 7–15（续）　F. 术前（49 岁）。
G. 术后 6 个月。H. 术后 2 年。
I. 术后 5 年。

图 7–16　A. 29 岁。B. 术前（48
岁）。

术后效果

术后 1 年、2 年（图 7-17）与术前对比，术后效果表明，面部容量的恢复在面部年轻化中起着至关重要的作用，相对而言，面部提升术反而成为一项辅助手段。

上眼睑恢复了年轻时的饱满状态。上眼睑与眉下区交界处由于脂肪填充原因，提升了该区域的视觉效果，并形成了眉毛轻微上扬的外观。颧部和泪沟的填充令睑颊交界过渡平滑。鼻唇沟通过深层的脂肪移植与皮下松解后的补充填充，得到了明显改善。

这位 55 岁女性（图 7-18），要求面部年轻化。通过照片可以观察到颈颏部中等程度的松弛，颏部显得有些孤立，下颌轮廓线不清晰，眉尾下垂明显。面部容量缺失明显，表

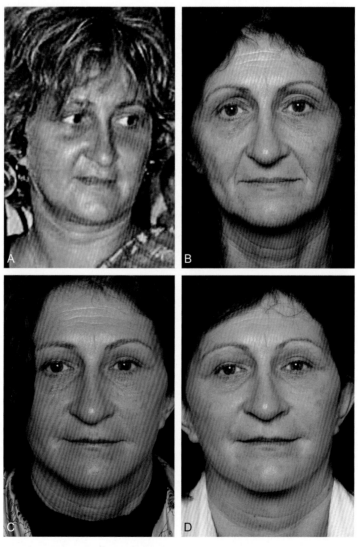

图 7-17　A. 29 岁。B. 术前（48 岁）。C. 术后 1 年。D. 术后 2 年。

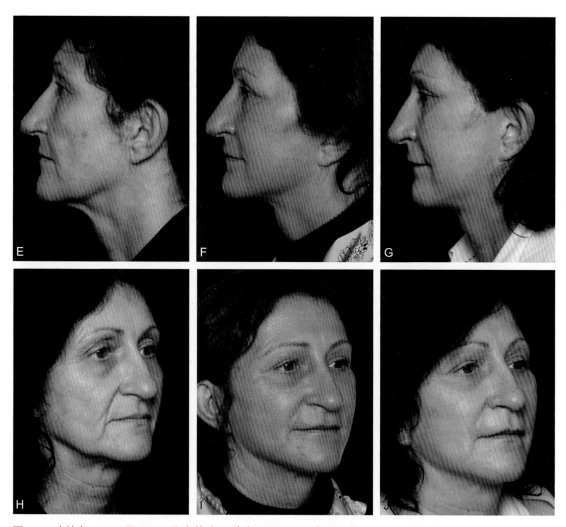

图 7-17（续）　E~J. 图 E、H 为术前（48 岁），图 F、I 为术后 1 年，图 G、J 为术后 2 年。

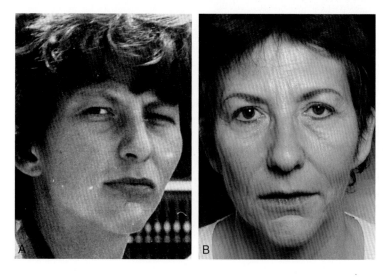

图 7-18　A. 26 岁。B. 术前（55 岁）。

现在颧部（尤其是前部）、鼻唇沟部和木偶纹等部位。皮肤质地也出现了变化，可以明显观察到面部斑块样色素沉着，整个面部皮肤呈灰黄色。上唇部可以明显观察到在垂直方向上的延长，上唇的红、白唇交界与人中脊不清晰。面部整体给人一种疲惫感和沮丧感。

非手术治疗方案
非手术治疗方案为维甲酸皮肤治疗。

手术治疗方案
手术治疗方案包括：

- MACS 面部提升术。
- 小切口颞部提升术。
- 颏下吸脂术。
- 容量增加眼睑成形术。
  - 上睑部
    - 保守地去除皮肤
    - 眉下区微颗粒脂肪移植（每侧 1 ml）
  - 下睑部
    - 夹捏法皮肤松弛矫正
    - 颧部微颗粒脂肪移植：（每侧 6 ml）
- 腹部获取微颗粒脂肪 37 ml。
  - 颧部：每侧 6 ml
  - 鼻唇沟部：每侧 1 ml
  - 木偶纹部：每侧 2 ml
  - SNIF，23G 锐针
    - 鼻唇沟部细纹：2 ml
    - 上唇"条形码样"纹：1 ml
    - 额纹：2 ml
  - SNIF，21G 锐针
    - 红、白唇交界处，上唇部：1 ml
    - 红、白唇交界处，下唇部：1 ml
    - 人中脊：0.8 ml
- 上唇提升术：大约 4 mm。

术后效果

术后 2 年（图 7-19）与术前对比，术后效果表明，面中部年轻化主要是通过恢复中面部容量和唇提升术的手段获得的，改善了面部皱缩的外观，相比较而言，面部提升术起了辅助作用。容量增加眼睑成形术和颞部提升术协同作用，恢复了年轻时的眼部及眉部形态。面部的阴影部分也有明显改善，主要表现在泪沟、鼻唇沟和木偶纹处。唇部的改善也是显而易见的，上唇高度明显减少，上唇的红、白唇交界及人中脊更加清晰。

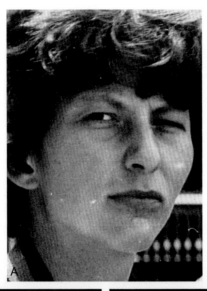

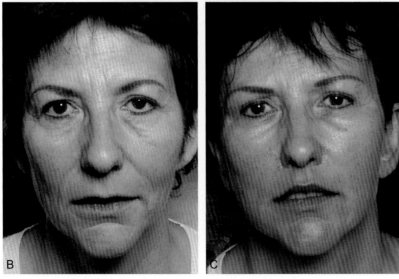

图 7-19 A. 26 岁。B. 术前（55 岁）。C. 术后 2 年。

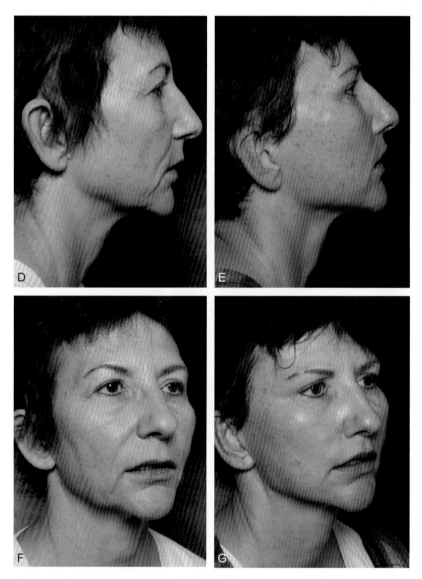

图 7–19（续）　D~G. 图 D、F 为术前（55 岁），图 E、G 为术后 2 年。

　　这位 52 岁女性（图 7–20）要求面部年轻化治疗。观察发现颈颏部松弛，轻微的颏下松弛，眉尾下垂。上睑内侧、颧部（前部）、口周部皮肤明显发生皱缩。上唇可以发现红、白唇交界、人中脊不清晰。

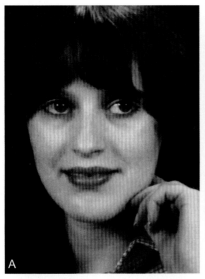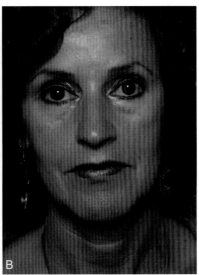

图 7-20　A. 24 岁。B. 术前（52 岁）。

手术治疗方案

手术治疗方案包括：

- MACS 提升术。
- 小切口颞部提升术。
- 颏下吸脂术。
- 容量增加眼睑成形术。
  - 上睑部
    - 眉下区微颗粒脂肪移植（每侧 1 ml）
  - 下睑部
    - 经结膜入路去除内侧团、中央团两部分眶隔脂肪
    - 颧部微颗粒脂肪移植（右侧 4 ml，左侧 4.8 ml）
- 腹部获取微颗粒脂肪 22 ml。
  - 颧部：右侧 4 ml，左侧 4.8 ml
  - SNIF，21G 锐针
    - 红、白唇交界，上唇：1 ml
    - 红、白唇交界，下唇：1 ml
    - 人中脊：0.8 ml
  - SNIF，23G 锐针
    - 鼻唇沟细纹：2 ml

术后效果

术后 1 年及 4 年 (图 7-21) 与术前对比，纠正了面周轮廓的松弛，恢复了面中部的容量。恢复容量后，面部外观接近其 24 岁时的面部状态。经结膜入路眶隔脂肪去除，颧部脂肪填充，眶颧沟改善效果稳定。SNIF 技术重现了年轻的口周轮廓。观察 56 岁时（术后 4 年）的照片，疲惫感的面容也得到了很好的改观。

这位 51 岁女性（图 7-22）要求面部年轻化治疗。对比年轻时的照片发现：

• 面周轮廓松弛，包括眉尾下垂，颏下松弛，伴有明显的颈阔肌带。

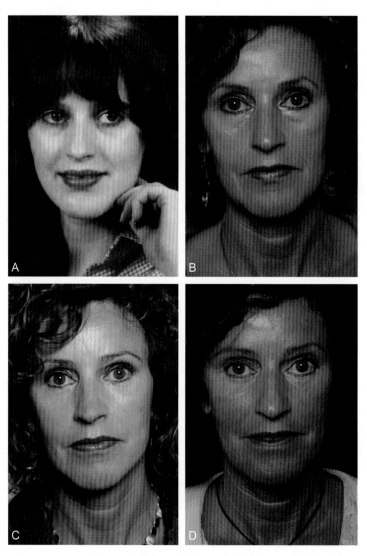

图 7-21　A. 24 岁。B. 术前（52 岁）。C. 术后 1 年。D. 术后 4 年。

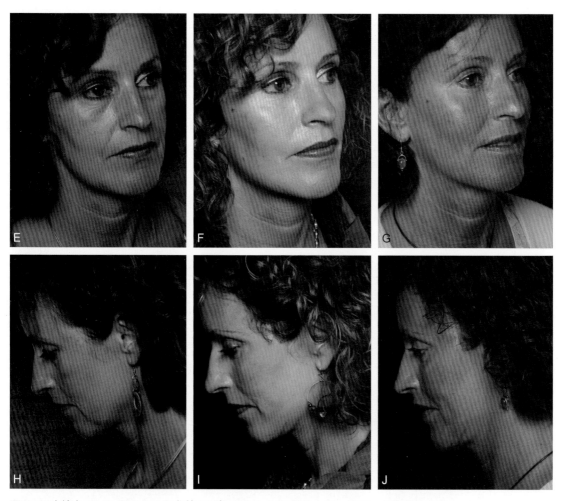

图 7-21（续）　E~J. 图 E、H 为术前 52 岁。图 F、I 为术后 1 年。图 G、J 为术后 4 年。

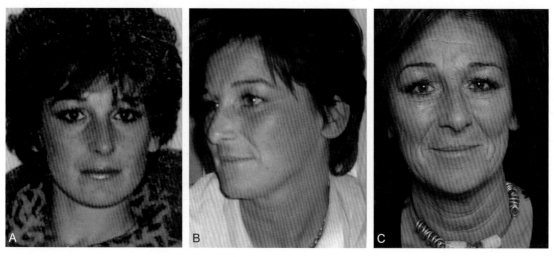

图 7-22　A. 19 岁。B. 32 岁。C. 术前（51 岁）。

- 面中部皱缩，包括眶周、中面部、口周容量缺失。眶周和面中部容量缺失，主要表现在上睑沟、泪沟和颧部。口周的皱缩主要表现在鼻唇沟的加深，上唇"条形码样"纹，明显的鼻唇沟纹和木偶纹。

非手术治疗方案

非手术治疗方案包括：

- 维甲酸皮肤治疗。
- 肉毒毒素注射治疗额纹和眉间纹。

手术治疗方案

手术治疗方案包括：

- MACS 提升术。
- 小切口颞部提升术。
- 容量增加眼睑成形术。
  - 上睑部
    - 保守地去除皮肤
    - 上睑沟颗粒脂肪移植（每侧 1.5 ml）
  - 下睑部
    - 颧部颗粒脂肪移植（每侧 4.5 ml）
    - 夹捏法皮肤松弛矫正
- SNIF，23G 锐针。
  - 眉间纹：0.5 ml
  - 上睑皱纹：1.3 ml
  - 鼻唇沟纹：2.2 ml
  - 颊部皱纹：1.8 ml
- SNIF，21G 锐针。
  - 红、白唇交界，上下唇：共 2.2 ml
  - 人中脊：0.4 ml
- 上唇和额部铒雅克激光换肤治疗（参数：光斑直径 5 mm，能量 1 000 mJ，频率 10 Hz）。

术后效果

术后 1.5 年和 6 年（图 7-23），与术前对比，面周轮廓的松弛通过手术提升得到改善，纠正了眉尾下垂，下颌轮廓线清晰，上颈部的松弛也得到显著改善。通过脂肪填充颞部和眶周，恢复了面中部的容量，使沮丧面容充满活力。术后 6 年，颈部松弛有一定程度地复现，面中部的年轻化效果稳定、持久。

　　这位 62 岁女性（图 7-24），要求面部年轻化治疗。可以观察到：面周轮廓松弛，包括颈部、颏部和眉尾部；眶周和中面部容量缺失；额部和口周部皮肤肤质改变；颈阔肌带明显，颈颏角缺失，不适合行单纯的颈阔肌成形术（外侧方向提升）。

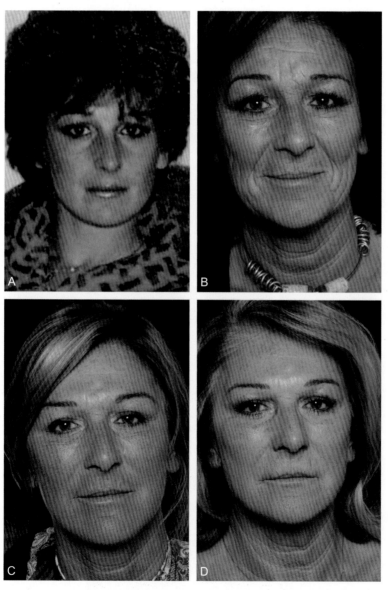

图 7-23　A. 19 岁。B. 术前（51 岁）。C. 术后 18 个月。D. 术后 6 年。

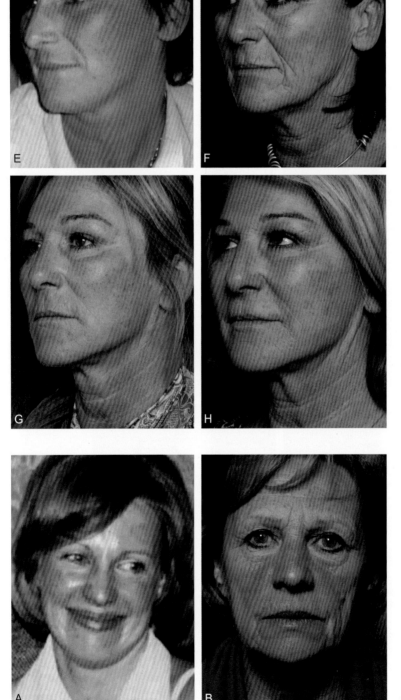

图 7-23（续）　E. 32 岁。F. 术前（51 岁）。G. 术后 18 个月。H. 术后 6 年。

图 7-24　A. 28 岁。B. 术前（62 岁）。

非手术治疗方案

非手术治疗方案为维甲酸皮肤治疗。

手术治疗方案

手术治疗方案包括:

- MACS 提升术（耳前小切口）。
- 开放入路颈阔肌成形术与舌骨平面颈阔肌部分切除术。
- 小切口颞部提升术。
- 容量增加上眼睑成形术（单纯去除皮肤和脂肪移植）。
- 经结膜入路下睑成形术和夹捏法皮肤松弛矫正。
- 腹部获取 33 ml 微颗粒脂肪。
  - 眉下：每侧 1 ml
  - 颧部：每侧 8 ml
  - 木偶纹：每侧 2 ml
  - SNIF，21G 锐针
    - 红、白唇交界，上、下唇：共 2 ml
    - 人中：1 ml
  - SNIF，23G 锐针
    - 上唇"条形码样"纹：2 ml
    - 额纹：2.3 ml
    - 眉间纹：0.7 ml
    - 颊部细纹：4 ml
- 口周及额纹铒雅克激光换肤治疗。

术后效果

术后 1 年，颈部松弛改善明显，颈颏角恢复、下颌轮廓线清晰（图 7-25）。只有通过开放入路颈前部成形术才可以达到这种效果。通过脂肪移植矫正了面中部的皱缩。侧面观，颧部容量增加后，恢复了年轻的面部结构形态。与 28 岁时的照片对比，恢复上睑、颧部和口周部的容量，重现年轻自然的面部形态。SNIF 技术对于颊部皱纹的改善也很明显。患者拒绝使用肉毒毒素维持治疗额纹及眉间纹。

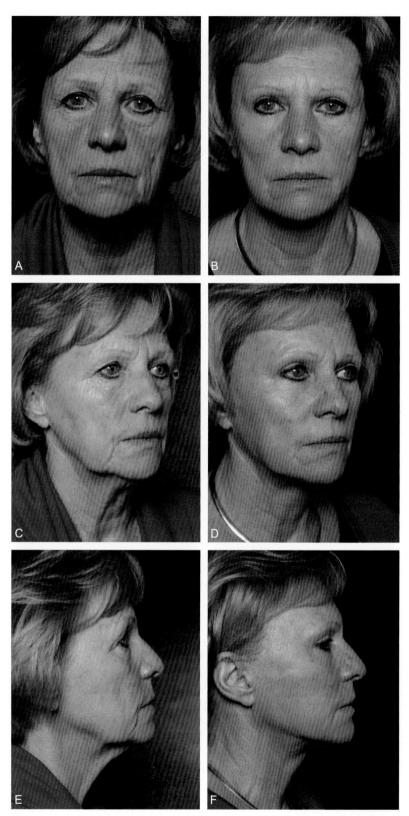

图 7-25　图 A 为术前（62岁）。图 B 为术后 1 年。图 C、E 为术前（62岁）。图 D、F 为术后 1 年。

这位 65 岁女性（图 7-26）要求面部年轻化治疗和体型塑形。通过观察可以发现以下特征。

- 面周轮廓松弛：包括眉尾、面颊部、口角及颏下。
- 颈部松弛：包括明显的颈阔肌带和显著的皮肤松弛。

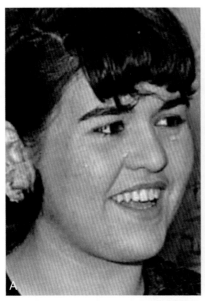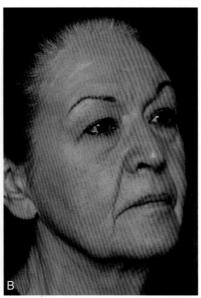

图 7-26　A.19 岁。B. 术前（65 岁）。

手术治疗方案

手术方案包括：

- MACS 提升术联合后入路颈部成形术。
- 小切口颞部提升术。
- 容量增加眼睑成形术。
  - 上睑部
    - 保守地去除皮肤
    - 上睑沟微颗粒脂肪移植（每侧 2 ml）
  - 下睑部
    - 颧部和泪沟微颗粒脂肪移植（每侧 8 ml）
- 鼻唇沟微颗粒脂肪移植联合皮下松解（每侧 2 ml），木偶纹（每侧 2 ml）。

1 年后，颧部进行了二次填充，每侧填充了 10 ml 微颗粒脂肪。

术后效果

术后 1 年和 2 年（图 7-27）面周轮廓的松弛得到改善，包括眉尾提升，口角提升，下颌轮廓线清晰，颈部松弛矫正。其余动态纹可以通过肉毒毒素注射治疗。

术后 1 年，面中部衰老轻度欠矫。术后 2 年，可以观察到通过二次脂肪填充颧部后，面中部年轻化效果显著。

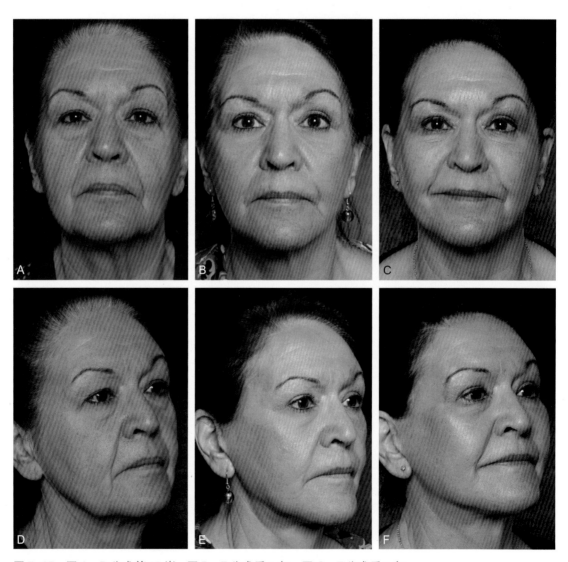

图 7-27　图 A、D 为术前 65 岁。图 B、E 为术后 1 年。图 C、F 为术后 2 年。

　　这位65岁女性 (图7-28)，要求面部年轻化治疗。可以发现：颈颏部有中等程度的松弛，伴有下颌轮廓线不清晰，眉尾下垂；上睑部、颧部和鼻唇沟部皱缩明显，出现木偶纹；上唇部皮肤质地改变明显。上唇垂直高度延长，红、白唇交界及人中脊不清晰。下睑部可以观察到脂肪明显地疝出，同时也有明显的睑颊交界。

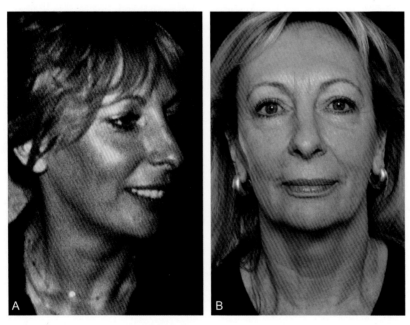

图7-28　A. 28 岁。B. 术前（65 岁）。

非手术治疗方案

非手术治疗方案为维甲酸皮肤治疗（激光治疗之前、之后 6 周内）。

手术治疗方案

手术治疗方案包括：

- MACS 提升术。
- 小切口颞部提升术。
- 增加容量的眼睑成形术。
  - 上睑部
    - 保守地去除皮肤
    - 眉下区微颗粒脂肪移植（每侧 1 ml）
  - 下睑部
    - 下睑部眶隔脂肪重置
    - 颧部微颗粒脂肪移植（每侧 5.8 ml）
- 腹部获取 22 ml 微颗粒脂肪。
  - 眉下部：每侧 1 ml
  - 颧部：每侧 5.8 ml
  - 鼻唇沟：每侧 1.7 ml
  - 木偶纹：每侧 1 ml
  - SNIF，21G 锐针
    - 红、白唇交界，上唇：1 ml
    - 红、白唇交界，下唇；1 ml
    - 人中脊：0.8 ml
  - SNIF，23G 锐针
    - 上唇"条形码样"纹：0.8 ml
    - 颏唇沟：0.8 ml
- 上唇提升术：约 3 mm。
- 口周铒雅克激光换肤治疗。

术后效果

　　术后 2 年和 6 年（图 7-29）与术前对比，除了面周轮廓（颈部、下颌部及眉尾）松弛的改善，主要的年轻化的效果来自于面中部容量的恢复，以及口周皮肤质地的改善；通过上睑部容量恢复可以获得一个自然的眶周年轻化外观；颧部容量恢复改善了睑颊交界，并为下睑部提供了支撑；红、白唇交界及人中脊的再现重塑了唇部的外形。容貌也由之前的疲倦感变得容光焕发、富有活力，甚至在 72 岁时（术后 6 年），容貌状态也非常好。

　　这位 65 岁女性（图 7-30）要求面部年轻化治疗。对比其 24 岁时的照片，可以发现面周轮廓、下颌缘和颈部松弛，面中部容量缺失，全面部皮肤质地退行性改变，伴有明显的额纹、鱼尾纹和口周纹，颈前部皮肤呈鞍裂样改变。

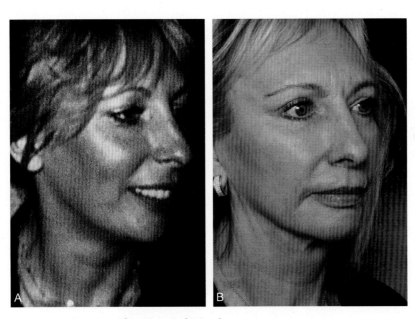

图 7-29　图 A 为 28 岁。图 B 为术后 2 年。

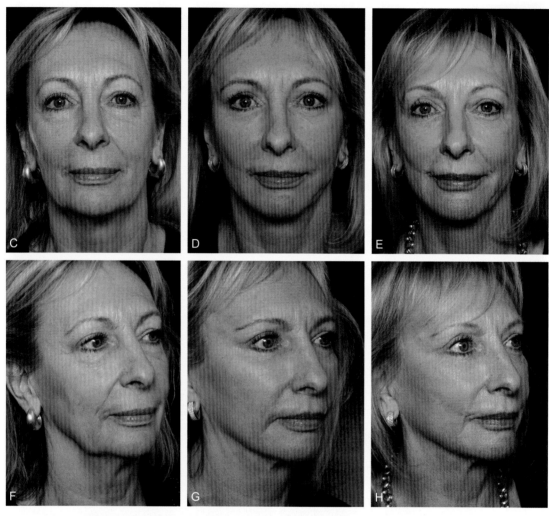

图 7-29（续） 图 C、F 为术前 65 岁。图 D、G 为术后 2 年。图 E、H 为术后 6 年。

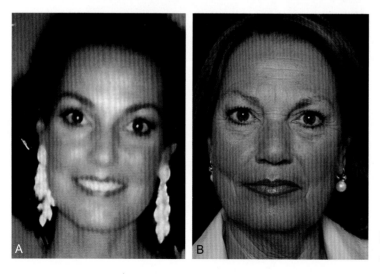

图 7-30 A. 24 岁。B. 术前（65 岁）。

手术治疗方案

手术治疗方案包括：

- MACS 提升术（耳前联合耳后切口的面部提升术，充分提升颈部皮肤）。
- 颏下吸脂术。
- 颏下切口颈阔肌下脂肪切除及颈阔肌成形术。
- 小切口颞部提升术。
- 容量增加上眼睑成形术、单纯地去除皮肤。
- 夹捏法下睑皮肤松弛矫正。
- 腹部获取 62 ml 微颗粒脂肪。
  - 眉下区：每侧 2 ml
  - 颧部：每侧 9.5 ml
  - 木偶纹：每侧 2 ml
  - SNIF，21G 锐针
    - 红、白唇交界，上唇：1.3 ml
    - 红、白唇交界，下唇：1 ml
    - 人中：0.4 ml
  - SNIF，23G 锐针
    - 额纹：3.4 ml
    - 眉间纹：0.8 ml
    - 口周纹：3.8 ml
  - 颈部皮肤纳米脂肪治疗：17 ml
- 铒雅克激光换肤术。

术后效果

术后 14 个月（图 7-31），手术提升的效果主要表现在面周轮廓、下颌缘和眉尾。通过睑周、颧部和口周的脂肪填充，恢复了面中部的容量；纳米脂肪移植改善了颈部皮肤的质地；眉下部脂肪移植后，上睑更加光滑、饱满。

颧部填充后，颧部突出度增加，睑颊交界过渡平滑，呈现出年轻的"倒三角形"的容貌外观。口周皱纹减少，红、白唇交界及人中轮廓清晰。

这位 68 岁女性（图 7-32）要求面部年轻化治疗。患者担心瘢痕及恢复期的问题，拒绝接受面部提升术治疗。面诊发现，有 3 个明显的面部衰老特征：下颌缘和颈颏部松弛；睑周和口周皱缩；全面部皮肤质地退行性改变（表现为皱纹和不规律的色素沉着），口周和面颊部严重。患者曾经在神经外科接受过血管瘤手术，这是她拒绝接受瘢痕明显的面部提升术的原因。因此，不能很好地解决颈部皮肤的松弛和颈阔肌条带问题。她只能接受局部的微创治疗。

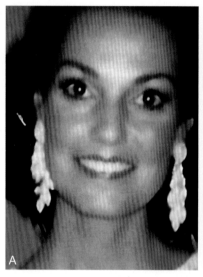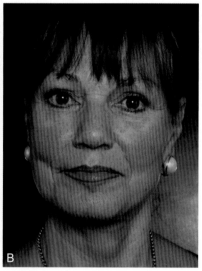

图 7-31 图 A 为 24 岁。图 B 为术后 14 个月。

非手术治疗方案
非手术治疗方案为维甲酸皮肤治疗（激光治疗之前、之后 6 周内）。

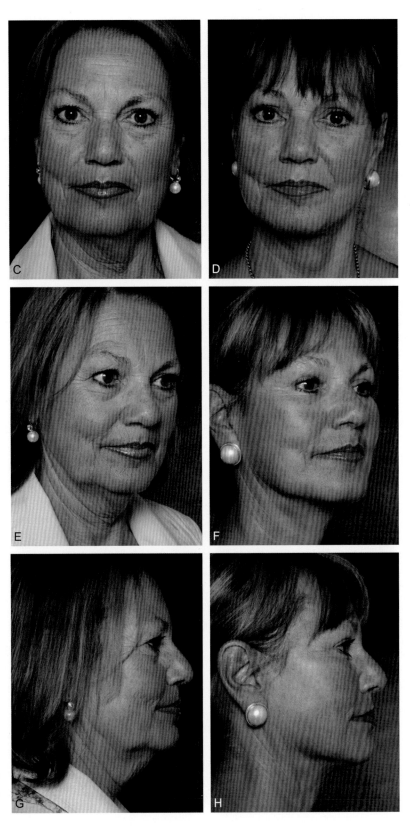

图 7-31（续）　图 C、E、
G 为术前 65 岁。图 D、F、
H 为术后 14 个月。

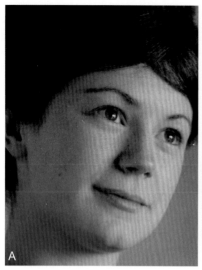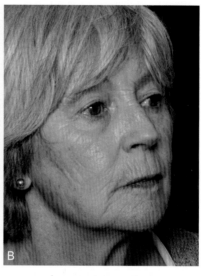

图 7-32　A. 25 岁。B. 术前（68 岁）。

手术治疗方案

手术治疗方案如下：

- 增加容量的上眼睑成形术：单纯地去除皮肤，脂肪移植。
- 腹部获取 40 ml 微颗粒脂肪。
  - 眉下区：每侧 3 ml
  - 颧部：每侧 5 ml
  - 上红唇：2 ml
  - 下红唇：2 ml
  - 木偶纹：2 ml
  - 右侧颞部环形瘢痕填充（图片中没有展示出）：9 ml
  - SNIF，21G 锐针
    ◦ 红、白唇交界，上唇部：1.8 ml
    ◦ 红、白唇交界，下唇部：0.8 ml
    ◦ 人中：0.5 ml
  - SNIF，23G 锐针
    ◦ 上唇"条形码样"纹：5.25 ml
- 颈前部皮肤纳米脂肪移植：12 ml。
- 使用直径 2 mm 的吸脂针进行颏下吸脂（每侧大约 2 ml）。
- 上唇提升术：约 4 mm。
- 全面部铒雅克激光换肤术。

术后效果

术后 1 年（图 7-33），由于该患者没有接受面部提升术治疗，更加有力地证明了脂肪移植对于面中部年轻化的重要性。眶周和口周容量的恢复，有效地改善了面部表情。颧部填充后，睑颊交界过渡平滑；上唇垂直高度缩短；皮肤质地改善，色素沉着和皱纹明显减少。红、白唇交界及人中脊清晰，上唇的红唇显露增加、轻微上翘。这些变化是脂肪移植、上唇提升

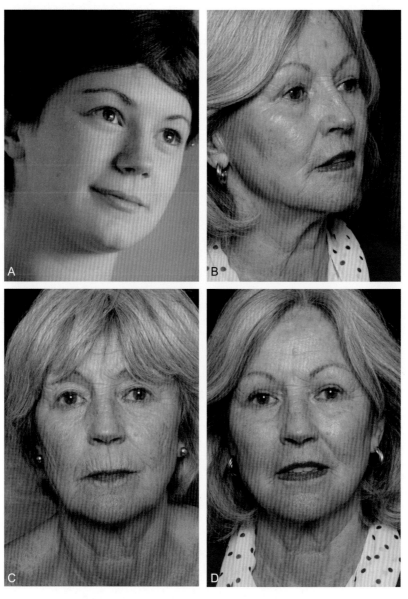

图 7-33　A. 25 岁。B、D. 术后 1 年。C. 术前（68 岁）。

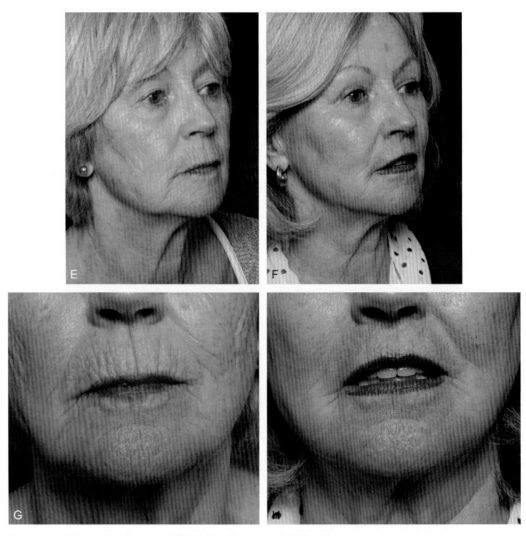

图 7-33（续） E~H. 图 E、G 术前 68 岁。图 F、H 为术后 1 年。

术和铒雅克激光换肤术联合治疗的结果。颏下吸脂后，下颌轮廓线更加清晰。

这位 52 岁男性（图 7-34）主要的问题是眼睑、颈部松弛和额纹，此外面周轮廓及颈部下垂，眶周皱缩、睑颊交界明显。

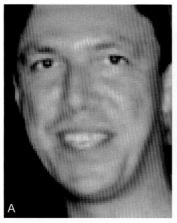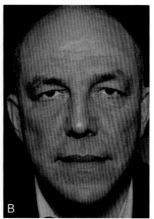

图 7-34　A. 24 岁。B. 术前（52 岁）。

非手术治疗方案
非手术治疗方案为肉毒毒素治疗眉间纹及额纹。

手术治疗方案
手术治疗方案包括：

- MACS 提升术。
- 颏下吸脂术。
- 前入路颈阔肌成形术及颈阔肌下脂肪切除。
- 容量增加眼睑成形术。
    - 上睑部：保守地去除皮肤
    - 下睑部：微颗粒脂肪移植（颧部和泪沟），夹捏法皮肤松弛矫正
- 腹部获取 220 ml 微颗粒脂肪。
    - 泪沟和眶颧沟：每侧 3 ml
    - 颧部：每侧 4 ml
    - 鼻唇沟：每侧 4 ml
    - 木偶纹：每侧 2 ml

术后效果

术后 1 年半（图 7-35），该男性患者的面部神态由之前的沮丧、疲惫变得健康且富有活力。面周轮廓提升后，下颌轮廓线及颈颏角清晰。面部提升的手术切口选择在耳屏后方，不会对鬓角及无毛发部位产生影响。改善最明显的是眼部，上眼睑饱满、自然，下眼睑睑颊交界过渡平滑。

这位 71 岁男性（图 7-36）要求面部年轻化治疗。可以发现：颏下有明显的脂肪堆积，颈颏部松弛，眉尾下垂；颧部和鼻唇沟部皱缩，木偶纹明显；全面部皮肤肤质退化，并伴有斑块状色素沉着和角化过度；上唇的垂直高度延长；下睑部脂肪疝出严重，睑颊交界明显。

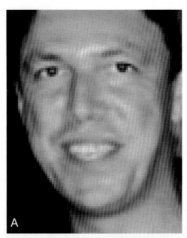

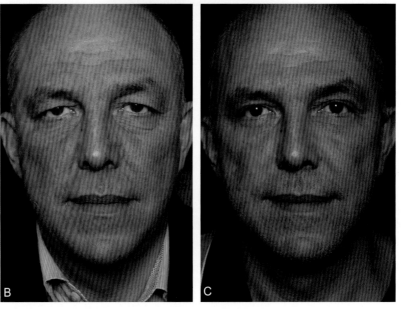

图 7-35 A. 24 岁。B. 术前（52 岁）。C. 术后 1.5 年。

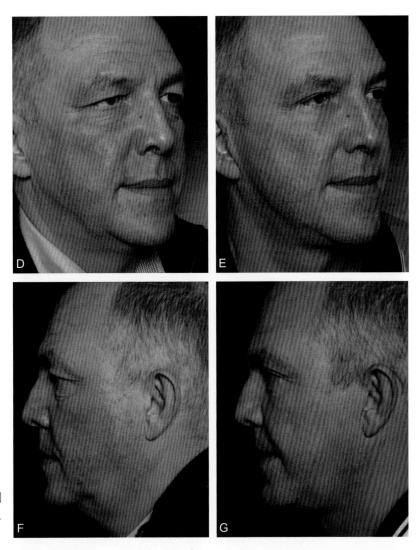

图 7-35（续）D~G. 图 D、F 为术前 52 岁。图 E、G 为术后 1.5 年。

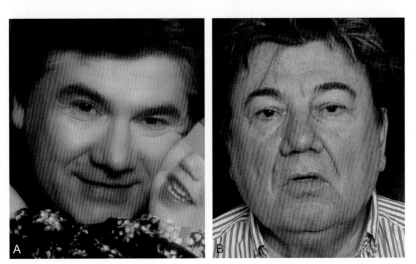

图 7-36　A. 32 岁。B. 术前（71 岁）。

非手术治疗方案

非手术治疗方案为维甲酸皮肤治疗。

手术治疗方案

手术治疗方案包括：

- MACS 提升术。
- 小切口颞部提升术。
- 颏下切口脂肪去除、颈前入路颈阔肌成形术。
- 容量增加眼睑成形术。
  - 上睑部
    - 单纯地去除皮肤
  - 下睑部
    - 颧部微颗粒脂肪移植（每侧 14 ml）
- 腹部获取 40 ml 微颗粒脂肪。
  - 颧部：每侧 14 ml
  - 鼻唇沟：每侧 3 ml，皮下松解后每侧填充 0.5 ml
  - 木偶纹：每侧 2.5 ml
- 上唇提升术：约 3 mm。

术后效果

术后 2 年（图 7-37），面部年轻化的主要效果来自于面中部的容量恢复，其次来自于面周轮廓（颈颏部、眉尾）松弛的矫正；颧部、鼻唇沟部容量恢复，面中部呈"倒三角形"的年轻外观；上唇高度的缩短对于面部形态的改善也很明显；疲惫面容变得富有活力，74 岁时（术后 2 年），容貌状态依然保持良好。

这位 58 岁男性（图 7-38），10 年前于外院接受了面部提升术。可以观察到中度的面周轮廓松弛以及明显的眶周皱缩。斜面观，面中部脸形呈"正三角形"。

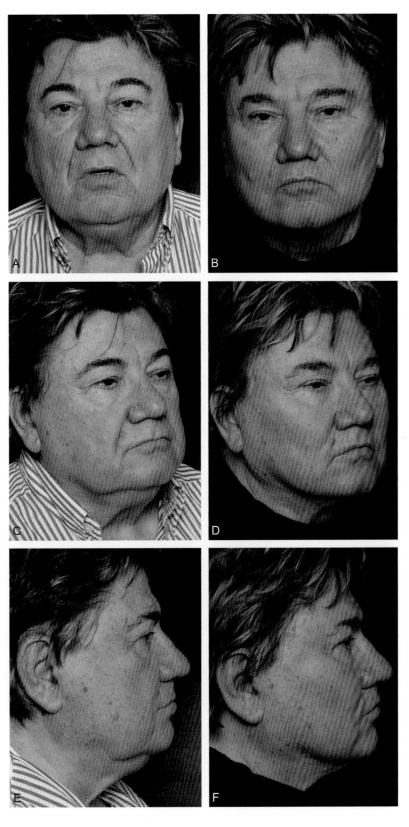

图 7-37　图 A、C、E 为术前（71 岁）。图 B、D、F 为术后 2 年。

手术治疗方案

手术治疗方案包括：

- MACS 提升修复术。
- 颏下吸脂术。
- 小切口颞部提升术。
- 腹部获取 30 ml 微颗粒脂肪。
  - 眉下部：每侧 1.2 ml
  - 颧部：每侧 10 ml
  - 鼻唇沟：每侧 2 ml，皮下松解后填充 0.5 ml
  - 木偶纹：每侧 2 ml

术后效果

术后 1 年和 5 年（图 7-38）与术前对比，容量恢复效果稳定（眶周明显）。皮肤质地改善明显（黑色素减少）；颧部容量增加后，面中部脸形由"正三角形"变为"倒三角形"，恢复年轻时的面部形态。侧面观显示手术切口在鬓角内。

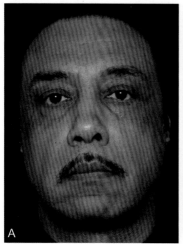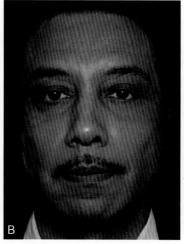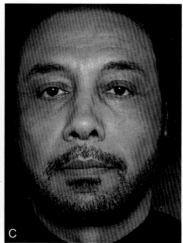

图 7-38　图 A 为术前 58 岁。图 B 为术后 1 年。图 C 为术后 5 年。

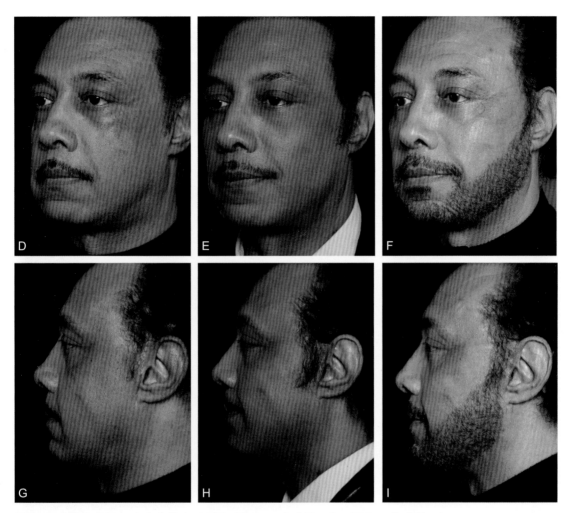

图 7-38（续）　图 D、G 为术前（58 岁）。图 E、H 为术后 1 年。图 F、I 为术后 5 年。

参 · 考 · 文 · 献

[1] Yarbus AL. Eye Movements and Vision. New York: Plenum Press, 1967.

第 2 部分

肉毒毒素和填充剂在现代整形外科中的应用

THE PLACE OF TOXINS AND FILLERS IN THE MODERN PLASTIC SURGERY PRACTICE

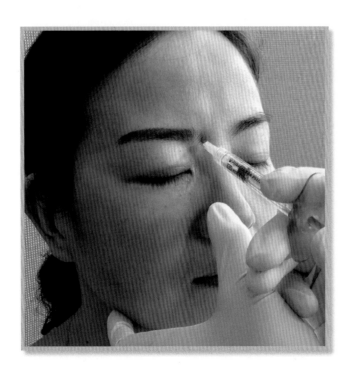

美丽浅显于肤，丑陋深入骨髓。

——Dorothy Parker

第8章
面中部容量增加中填充剂的应用

F. Javier Beut   Glenn W.Jelks   Christopher C.Surek   Jerome Lamb

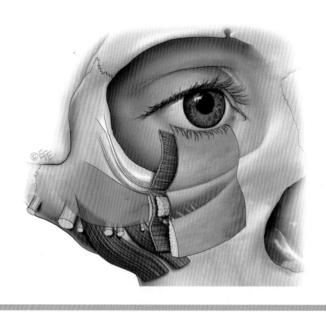

辛亏黑夜替我罩上了一层面幕。

——William Shakespeare

本章剖析了面中部的解剖层次与结构，并将这些解剖规律，充分地运用于注射实践中。尸体解剖、视频演示和三维影像为术者提供了精准的定位，有助于准确、可控地进行填充注射。

适应证和禁忌证

面中部容量增加的主要适应证包括面部整体老化、容量缺失和移位、颊部突出度降低、脸型改变、较深的皱纹以及假性颧部隆起（颧部脂肪层深部淋巴聚集）。术前准备包括完整的病史和全面的体格检查，记录患者的药物过敏史以及目前使用的药物清单。在术前讨论中，需要讨论如何预防性地用药，如抗病毒、减轻水肿药物，以及术后短期内抗生素的使用。

相对禁忌证包括血管畸形、三叉神经痛、既往硅油注射史和过敏史等。对于患有自身免疫性皮肤病，或者有瘢痕增生病史的患者，应进行进一步的检查。

面中部老化

增加容量可以恢复皮下组织萎缩和骨吸收形成的凹陷。术者应该熟练掌握颜面部的血管系统、韧带支持系统、软组织结构以及脂肪垫的解剖知识。

面中部的老化是多种因素共同作用的结果。Val Lambros[1] 在他的文章中对老化的面中部做了一个很好的类比"面中部老化就像是一个板块滑了下来，形成泪沟，颧部突出度丧失，导致泪沟加深。"Kahn 和 Shaw[2] 首先在骨骼层面上证实了眶骨的吸收变化，以及梨状孔的后移和放大。Furnas[3] 认为，咬肌和有骨骼支撑区域的支持韧带可以防止面中部、颊部以及侧面部的大规模下垂。随着年龄增长，这些支持韧带会出现下垂。Lambros[1] 认为，面中部的衰老变化主要与容量变化有关，而非面部的下垂。这一新的理念很快被大众所接受，并广泛地用于指导面中部的修复中。此外，人们还发现面部的脂肪存在于区室之中，分为浅层脂肪垫和深层脂肪垫。深层脂肪垫与面部表情肌、神经血管结构密切联系，它位于浅表肌肉腱膜系统（SMAS）[4] 的深部。浅层脂肪垫由带血管的间隔隔开，这些间隔附着在骨性结构和咬肌表面，本质上是支持性的韧带结构。深层脂肪垫的脂肪细胞随着年龄的增长而逐渐萎缩，而浅层脂肪垫的脂肪细胞随着年龄的增长以及身体的肥胖而逐渐变大 [5]。面中部的深层脂肪垫有三个解剖间隙。这些解剖间隙呈网状，并且没有交叉的神经、血管及韧带结构 [6, 7]。

面部容量增加的重点是恢复"面部支柱"，因为这些"面部支柱"会随着年龄的增长出现吸收、萎缩、突出度丧失。术者能否敏锐地辨别面部的深层脂肪垫和浅层脂肪垫，是手术能否成功的关键。通过动态地理解浅层脂肪垫在深层脂肪垫上的滑动作用，有助于注射者分析患者年轻时模样。

面中部解剖

颧前间隙

颧前间隙是由 Bryan Mendelson[6] 最先提出的，它位于眼轮匝肌支持韧带（ORL）和颧弓支持韧带之间（图 8-1）。该间隙向头侧方向横向延伸至外侧眶膜增厚区。该间隙被眼轮匝肌下表面的一个类似于 SMAS 结构的包膜所包裹（图 8-2）。该间隙的深层的下方是上颌骨前脂肪垫（图 8-3），与表浅的眼轮匝肌下脂肪（SOOF）分布在不同的平面上。SOOF 是位于颧前间隙包膜和眼轮匝肌深面之间的一个疏松的脂肪垫（图 8-4）。

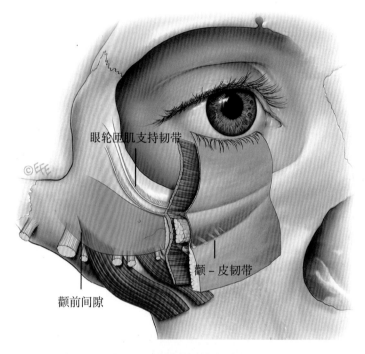

眼轮匝肌支持韧带

颧 - 皮韧带

颧前间隙

图 8-1　面中部上 1/2 的深部解剖。眶下脂肪垫位于眼轮匝肌的表面，眼轮匝肌下脂肪位于眼轮匝肌的深部。用蓝色标出的区域是颧前间隙（Copyright Levant Efe, courtesy Jerome Lamb）。

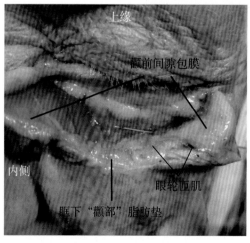

上缘

颧前间隙包膜

内侧

眼轮匝肌

眶下"颧部"脂肪垫

图 8-2　尸体解剖显示，眶下脂肪垫位于颧前间隙包膜的浅层。在颧前间隙包膜分离前对其进行了经皮亚甲蓝染色（引自 Surek CC, Beut J, Stephens R, et al. Pertinent anatomy and analysis for midface volumizing procedures。Plast Reconstr Surg 135：818e-829e, 2015）。

有研究表明，在眼轮匝肌的表面存在一层脂肪。我们认为这是"颧部脂肪垫"延伸的结果，其传统描述是"眼轮匝肌上的脂肪垫"。因此，必须对这个已经发表公认的"颧部脂肪垫"或"眶下脂肪垫"加以区分。该脂肪垫位置很表浅，其尾侧端被颧皮肤韧带的皮肤支分隔开（图 8-1）。这部分的淋巴引流能力较差，如果在这个区域进行注射，可能会导致医源性的颧部隆起。我们在临床中也发现注射后出现淋巴性水肿的案例（图 8-5、图 8-6，也可见图 8-1）。

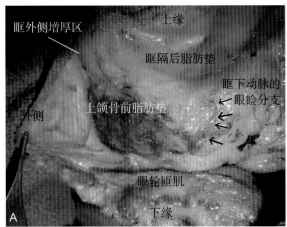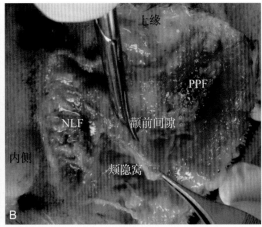

图 8-3　尸体解剖。A. 将上颌骨前脂肪垫（PPF）进行经皮亚甲蓝染色。该脂肪垫位于上颌骨上，在颧前间隙的深面的下方。眶下动脉的眼睑支在图中用箭头标出。B. PPF 位于上颌骨上，在颧前间隙的深面的下方。标记出鼻唇沟脂肪垫（NLF）作为参照（引自 Surek CC, Beut J, Stephens R, et al. Pertinent anatomy and analysis for midface volumizing procedures. Plast Reconstr Surg 135：818e-829e, 2015）。

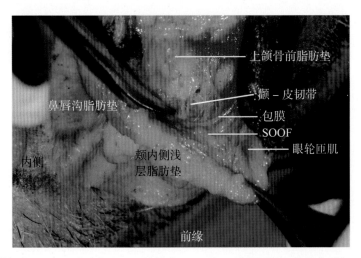

图 8-4　尸体解剖俯瞰图。标记面中部上 1/2 的层次。SOOF，眼轮匝肌下脂肪（引自 Surek CC, Beut J, Stephens R, et al. Pertinent anatomy and analysis for midface volumizing procedures. Plast R econstr Surg 135：818e-829e, 2015）。

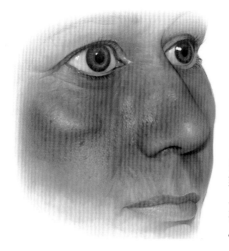

图 8-5　在眶下 "颧" 脂肪垫内进行注射，导致了医源性的颧部隆起。可以很清楚地看到上缘的眼轮匝肌支撑韧带的皮支以及下缘的颧皮韧带（Copyright Levant Efe, courtesy Jerome Lamb）。

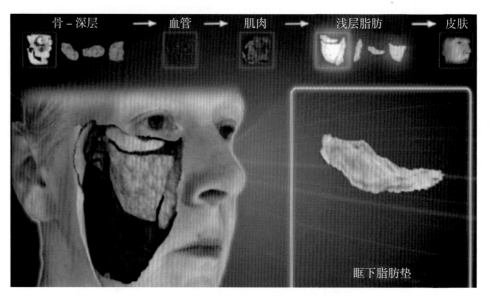

图 8-6　眶下脂肪垫（引自 Surek CC, Beut J, Stephens R, et al. Pertinent anatomy and analysis for midface volumizing procedures. Plast Reconstr Surg 135：818e- 829e, 2015）。

关于颧前间隙与面中部注射，需要强调的一点是，做面部表情时，面中部会表现出动态的滑动性。在面中部做出微笑表情时，颧前间隙为滑行提供了基础。即便有表浅的结构在间隙表面滑动，注射于这个间隙中的填充剂也会相对保持稳定。我们将睑颊交界与泪沟作为眶下神经血管束的体表标志。眶下动脉的上升支与一小部分偏离正常路线的角动脉一起，穿过该区域进入睑裂。因此，在进行表浅的泪沟注射时应该格外小心（图 8-3）。

上颌前间隙和梨状间隙深部、面中部深层脂肪垫

颊内侧深层脂肪垫位于上颌骨上，梨状间隙深部的外侧（图 8-7 和图 8-8）。大部分的

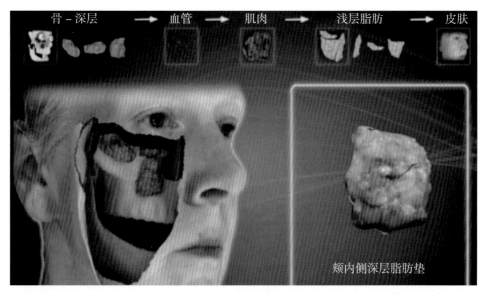

图 8-7 颊内侧深层脂肪垫（引自 Surek CC，Beut J，Stephens R，et al. Pertinent anatomy and analysis for midface volumizing procedures. Plast Reconstr Surg 135：818e–829e，2015）。

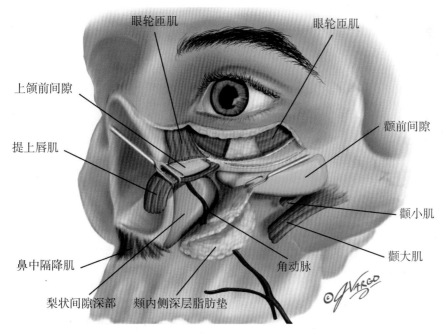

图 8-8 梨状间隙深部及重要的毗邻结构（Copyright James Vargo）。

颊外侧深层脂肪垫沿着上颌骨偏转，并与颊间隙毗邻。不推荐在这一区域外侧的深部进行注射，因为填充剂可能会下行进入颊间隙（图 8-9）。我们推荐在靠内侧的梨状间隙深部或者颊内侧深层脂肪垫中进行注射。紧邻上唇提肌表面的是上颌前间隙，上颌前间隙为 SMAS 下的肌肉提供了滑动空间（图 8-8）。上颌前间隙的外侧界内有内眦静脉经过。

梨状间隙深部和上颌前间隙内都不存在交叉的血管神经以及韧带结构。这两个间隙的头侧都延伸到眼轮匝肌的深部，并且上界都是泪沟韧带 [8]。内眦动脉位于上唇提肌的下表面，没有在该间隙内走行（图 8-10）。随着年龄的增长，上颌骨内侧回缩可能会扩大梨状间隙深部，并且该间隙的血管系统分布在其表面，因此该部位是一个安全的注射位置。此外，在该间隙进行填充，还可以为上层的上唇提肌提供支持（图 8-8）。

颊内侧浅层和颊中间脂肪垫

面中部有 3 个浅层脂肪垫：鼻唇脂肪垫、颊内侧浅层脂肪垫和浅层颊中间脂肪垫（图 8-11）。致密的血管隔膜将这些脂肪垫分隔开。在面部浅层脂肪内进行注射时，钝针的针头能很容易地感觉到这些隔膜的存在。在做面部表情时，这些浅层脂肪垫在表情肌的表面滑动。增加这些脂肪垫的容量可以恢复皮肤的饱满。此外，还可以通过增加浅层脂肪垫的容量来改善 Langer 线。

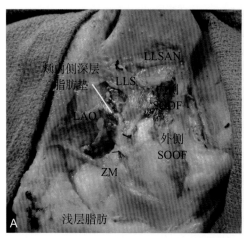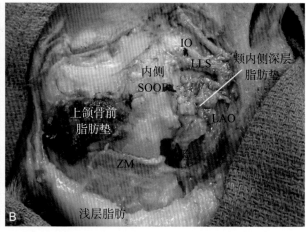

图 8-9　A. 将面中部浅层脂肪垫去除，显露出颊内侧脂肪垫及眼轮匝肌下脂肪垫（SOOF），图中标本经亚甲蓝染色。图中显示颧大肌（ZM）、提口角肌（LAO）、上唇提肌（LLS）、上唇鼻翼提肌（LLSAN）。将红色染料与透明质酸凝胶混合均匀注入外侧的 SOOF 层，SOOF 层位于上颌骨前脂肪垫的浅层。将眼轮匝肌移除，显露出颧前间隙的下方。B. 将面中部浅层脂肪去除，使用亚甲蓝将上颌骨前脂肪垫进行染色，在上颌骨前脂肪垫的包膜上发现了残余的外侧 SOOF。疏松的颊内侧深层脂肪垫的外侧毗邻提口角肌（已被切断）。颊隐窝内的海绵窦意味着这是一个深部注射的危险区。IO，眶下神经（引自 Surek CC, Beut J, Stephens R, et al. Pertinent anatomy and analysis for midface volumizing procedures. Plast Reconstr Surg 135：818e-829e, 2015）。

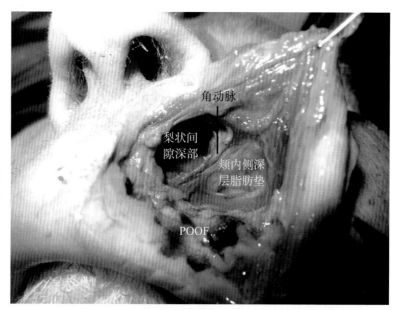

图 8-10　梨状间隙深部内侧由梨状孔和鼻部降肌围绕形成。内眦动脉走行在该间隙和颊内侧深层脂肪垫之间。注意，内眦动脉不是直接走行于骨膜的表面，而是在该间隙外侧的顶部。口轮匝肌后脂肪（POOF）被染成了绿色。

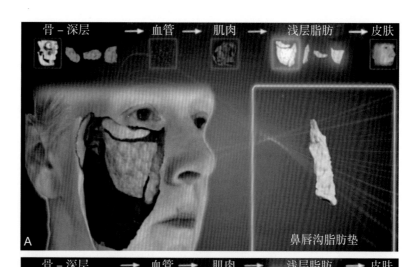

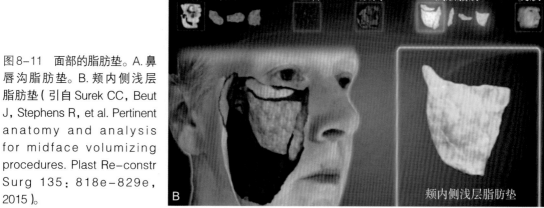

图 8-11　面部的脂肪垫。A. 鼻唇沟脂肪垫。B. 颊内侧浅层脂肪垫（引自 Surek CC, Beut J, Stephens R, et al. Pertinent anatomy and analysis for midface volumizing procedures. Plast Re-constr Surg 135：818e-829e, 2015）。

术前计划及准备

许多外科医生依靠他们的"审美眼光"来分析和规划面部填充。虽然这种方法也确实是有效的，但是我们推荐一种依靠体表标志分析其解剖位置的方法。该方法利用体表标记将面颊划分为"注射靶区"和"注射危险区"（图 8–12）。

注射靶区体表标记分析

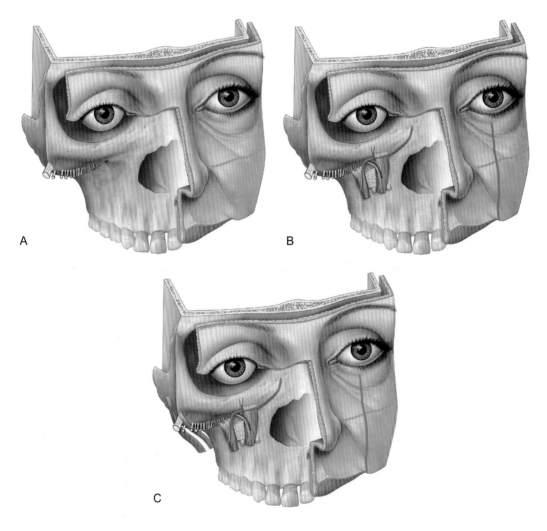

图 8–12　面中部解析。A. 步骤 1，颧骨横贯线（蓝绿色的线）平分面中部，在解剖上，该线与颧皮韧带相对应。B. 步骤 2，内侧垂直参照线（蓝线），在解剖上与眶下动脉的眼睑支和上唇提肌相对应。C. 步骤 3，外侧垂直参照线（绿线），在解剖上与颧大肌起点及颧弓韧带是相对应的。这种标记可以将"不活动的"侧面部与"活动的"前面部区分开。

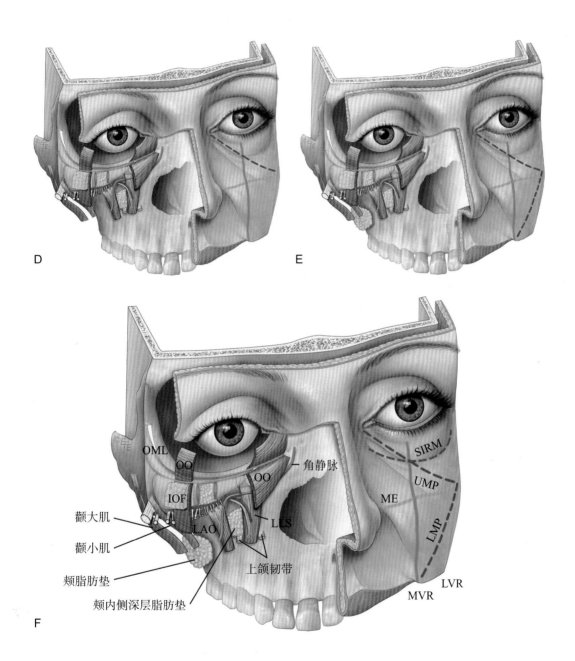

图 8-12（续）　D. 步骤 4，颧上分区线（上面的红色虚线），从内眦到颧大肌的起点。E. 步骤 5，颧下分区线（下面的红色虚线），从口角到颧大肌的起点。F. 面中部解剖分析的总结。IOF，眶下脂肪垫；LAO，提口角肌；LLS，上唇提肌；LMP，颧下区；LVR，外侧垂直参照线；ME，颧骨横贯线；MVR，内侧垂直参照线；OML，眶颧韧带；OO，眼轮匝肌；SIRM，眶下缘安全区；UMP，颧上分区（Copyright Levant Efe, courtesy Jerome Lamb）。

颧骨横贯线

颧骨横贯线为鼻翼沟到耳屏的水平线，将面中部一分为二。其解剖上与颧弓韧带以及上唇颊沟相对应。这些解剖标志将面中部划分成上、下两部分（图 8-12A）。

内侧垂直参照线

内侧垂直参照线为角膜缘内侧到口角的连线。其解剖上与眶下动脉的眼睑支（面中部上 1/2）以及上唇提肌（面中部下 1/2）相对应（图 8-12B）。

外侧垂直参照线

外侧垂直参照线是一条从眶外侧缘到下颌角的垂直线。从解剖学上看，这条线与位于咬肌前缘的颧大肌起点相对应。这个参照线分隔了"不活动的"侧面部与"活动的"前面部（图 8-12C）。

颧上分区

颧上分区线是一条从内眦到颧大肌起点的斜线（图 8-12D）。

颧下分区

颧下分区线是一条从口角到颧大肌起点的斜线（图 8-12E）。

注射靶区

颧部的三个注射靶区（图 8-13）如下。

（1）颧部内侧注射靶区：标记出面中部颊内侧深层脂肪垫和梨状间隙深部的解剖位置。

（2）颧部中部注射靶区：标记出内侧 SOOF 和面中部颊内侧浅层脂肪垫的解剖位置。

（3）颧部外侧注射靶区：标记出外侧 SOOF 和颧前间隙的解剖位置。

注射危险区

面中部下 1/2 注射危险区

面中部下 1/2 的 SMAS 和浅层脂肪垫的深处是一个疏松的网状层，分别进入到颧大肌和口角提肌之间的颊脂肪垫中（图 8-9）。这个区域是面中部下侧的一个危险区，因为注射在这个区域的填充材料可能会下行，导致形成"水坑样"以及令人讨厌的颊颌部交界处的臃肿。

面中部上 1/2 注射危险区

面中部上 1/2 区域，眶下动脉的走行位置是固定不变的，包括眶下动脉上行的眼睑支（PIOA）[9]。PIOA 大约位于内、外眦的中点。在进行表浅的泪沟注射时，可能会注射到血管内，导致该区域的皮肤损伤（图 8-14 和图 8-15）。

为了完善该分析，应该记录眦角的支撑情况和眦角的倾斜度。嘱患者向上凝视，以评估眼眶脂肪凸出的程度。

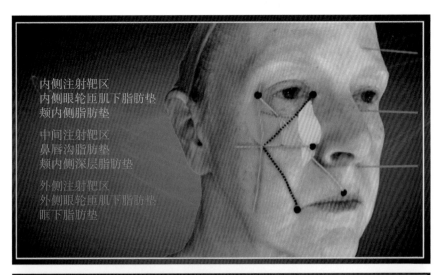

内侧注射靶区
内侧眼轮匝肌下脂肪垫
颊内侧脂肪垫

中间注射靶区
鼻唇沟脂肪垫
颊内侧深层脂肪垫

外侧注射靶区
外侧眼轮匝肌下脂肪垫
眶下脂肪垫

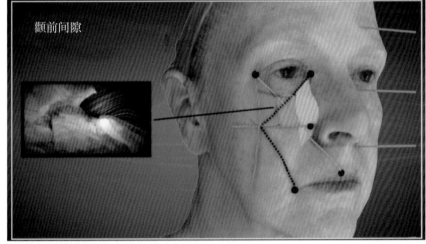

颧前间隙

图 8-13　面中部的注射靶区（引自 Surek CC, Beut J, Stephens R, et al. Perti-nent anatomy and analysis for midface volumizing procedures. Plast Reconstr Surg 135：818e-829e, 2015 ）。

图 8-14　面中部注射的危险区（AEZ）。面中部下区进行注射时，注射剂可能会下行至颊隐窝（下区）；面中部上区注射时，注射剂可能会进入血管内（眶下动脉的眼睑支）（引自 Surek CC, Beut J, Stephens R, et al. Pertinent anatomy and analysis for midface volumizing procedures. Plast Reconstr Surg 135：818e-829e, 2015 ）。

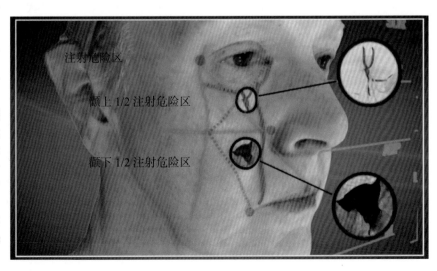

注射危险区

颧上 1/2 注射危险区

颧下 1/2 注射危险区

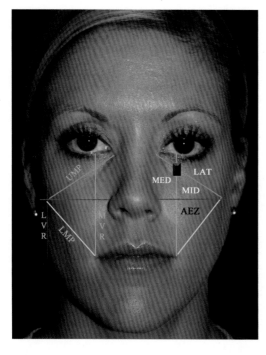

图 8-15　体表标志：颧骨横贯线（蓝线）；外侧垂直参考线（LVR，粉线）；内侧垂直参考线（MVR，绿线）；颧上分区线（UMP，橙线）；颧下分区线（LMP，黄线）；面中部上 1/2 注射危险区（黑色方块）；面中部下 1/2 注射危险区（AEZ）；颧部内侧注射靶区（MED）；颧部中部注射靶区（MID）；颧部外侧注射靶区（LAT）（引自 Surek CC, Beut J, Stephens R, et al. Pertinent anatomy and analysis for midface volumizing procedures. Plast Recon-str Surg 135：818e-829e, 2015）。

麻醉

将含有肾上腺素的局麻药物一起通过钝性套管针注射到靶区，有利于减轻疼痛并促进血管收缩，降低血管内注射的风险。眶下神经阻滞也有类似的效果。

标记

术前标记方法有很多。我们建议术前重点注射靶区和注射危险区。

患者体位

我们推荐患者坐在一个 90° 角的座椅上，对患者进行术前设计与标记。注射时，将靠椅的倾斜度调成 45°，将座椅的高度调节至操作者适宜注射的位置。

手术步骤

通过 3 个进针点进行注射。颊外侧的进针点位于外眦下外侧约 1.5 cm 处。泪沟的进针点与鼻翼沟水平线与泪沟相交的位置。鼻唇沟进针点位于同侧鼻翼基底部下外侧约 1.5 cm 处，在鼻唇沟的中点处（图 8-16）。所有的注射均使用一个 23G 的针头穿透皮下组织，并插入一个 25G 的钝针穿透其余的组织。这些技术是专为钝针设计的，因为使用锐针进行注射时，很难把握准确的层次与部位。

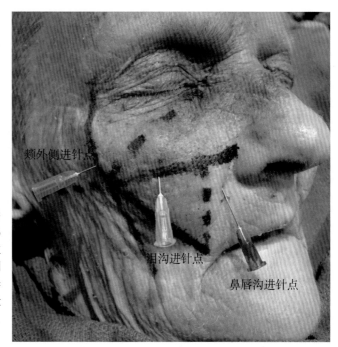

图 8-16　面中部注射的进针位置。鼻唇沟的进针点位于鼻翼基底部下方外侧 1.5 cm 处，位于鼻唇沟中点处。泪沟进针位置在鼻翼沟水平线与泪沟交界处。颊外侧进针点位于外眦下外侧约 1.5 cm 处（参考于 Surek C, Beut J, Stephens R, et al. Volumizing viaducts of the midface. Aesthet Surg J 35：121-134, 2015 ）。

手术过程

面中部内侧"高架桥样"填充（Beut 1 型）

面中部内侧"高架桥样"填充的目的是恢复颊部的（向前的）突出度和改善泪沟（Beut 1 型）。分上、下两个象限进行填充。下象限包括颊内侧深层脂肪垫（DMCF）、上颌前间隙和梨状间隙深部[10]（图 8-17A、B；图 8-10）。

下象限注射的目的是恢复颊部的（向前的）突出度和面中部的最大支撑点。上象限包括鼻唇脂肪垫的上部（NL）和颧前间隙的内侧部分（图 8-17C）。在该处填充可以改善面中部皱缩引起泪沟加深的问题。

从鼻唇沟进针点进入时，应保持垂直进针状态，并控制在深层，避免碰触到眶下动脉下行的分支（该分支沿瞳孔中线内侧 2~4 mm，位于 SMAS 深面）。进针时一旦感觉到达骨面，将针头回退数毫米，此时针头已经进入颊内侧深层脂肪垫或者更内侧的梨状间隙深部。根据预期的目标，在脂肪垫或间隙内注入填充剂（图 8-18）。同时可以观察鼻唇沟和梨状孔的体表变化，相应调整注射量以达到预期的效果。针头呈旋转或螺旋式前进，可以更好地进入上象限。遇到眼轮匝肌支持韧带会有阻力[8]，不建议强行推进。应与通道平行，进行注射。

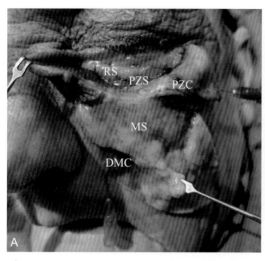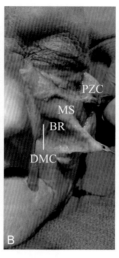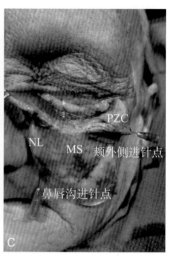

图 8-17　通过两个入口插入钝针，经皮注射红色的透明质酸后，对一老年男性新鲜尸体的面中部进行分层解剖。A. 隆起的弓状缘，证实了颧前间隙（PZS）的存在。标记出眶隔后脂肪垫（RS）和颊内侧浅层脂肪垫（MS）作为参照。亚甲蓝染色颧骨前间隙包膜（PZC），发现颊内侧深层脂肪垫（DMC）位于深层。B. 标记 MS 和 DMC 作为参照。亚甲蓝染色颧骨前间隙包膜（PZC）。观察到颊隐窝（BR）中有一个洞穴状连接。C. 可见鼻唇脂肪垫（NL）和颊内侧浅层脂肪垫（MS）。亚甲蓝染色颧骨前间隙包膜（PZC）（引自 Surek C，Beut J，Stephens R，et al. Volumizing viaducts of the midface. Aesthet Surg J 35：121-134，2015）。

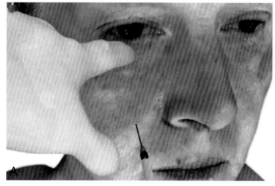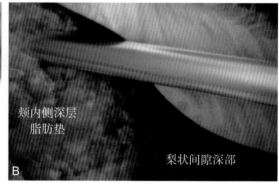

图 8-18　A. 进入鼻唇沟注射进针点。B. 进针时一旦感觉到针头接触到骨面，应将针头回退数毫米，此时针头已经进入颊内侧深层脂肪垫或者更内侧的梨状间隙深部（引自 Surek C，Beut J，Stephens R，et al. Volumizing viaducts of the midface. Aesthet Surg J 35：121-134，2015）。

　　注射剂以三角形的"石笋样"放置，注射量由多到少逐渐减少，边退针、边注射（图 8-19）。内侧部分注射延伸至内眦外侧 5 mm。这样可以避免引起内眦静脉栓塞，从而形成鼻外侧壁的静脉性凸起。此外，还可以预防形成"香肠样"畸形。由内而外平行地注射"石笋样"的填充剂，逐步改善泪沟。然后，针头斜向外侧，矫正注射眶颧沟。在治疗过程中，患者应向上凝视，以便观察下眼睑的内容物，更利于暴露颧部的美学缺陷。

　　这部分区域适合填充较高（G 级）的小颗粒透明质酸。由于大颗粒透明质酸会阻断淋巴

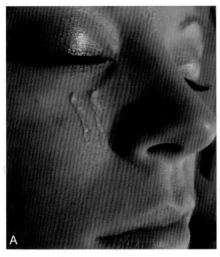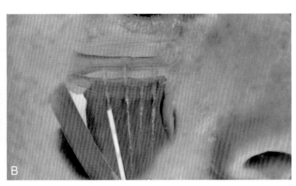

图 8-19　A. 改善泪沟和填充上鼻唇脂肪垫的 Beut 1 型技术，图为填充剂的位置。该填充剂的呈三角形的"石笋样"放置，上部多而宽，下部少而细。B. 眼轮匝肌深面的"石笋样"注射（参考于 Surek C，Beut J，Stephens R，et al. Volumizing viaducts of the midface. Aesthet Surg J 35：121–134，2015）。

管，所以在上象限注射时，应谨慎使用。建议使用 25~27G 的套管针，注射中等颗粒或者小颗粒，具有黏性的透明质酸。也可以考虑采用自体脂肪的线状注射。

面中部内侧"高架桥样"填充（Beut 2 型）

面中部内侧"高架桥样"填充的目的是改善外侧的睑颊交界（Beut 2 型）。降低下眼睑的垂直高度，可以改善睑颊交界。注射器从颊外侧进针点或者泪沟进针点进入，套管针达到眶下缘的骨面。沿着眶缘的弧度，填充剂以平行的"石笋样"放置在眶缘下内侧（图 8-20）。

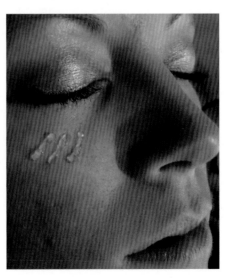

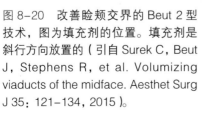

图 8-20　改善睑颊交界的 Beut 2 型技术，图为填充剂的位置。填充剂是斜行方向放置的（引自 Surek C，Beut J，Stephens R，et al. Volumizing viaducts of the midface. Aesthet Surg J 35：121–134，2015）。

填充的目标不是为了"填补空白"，而是以一种动态的方式融合下眼睑和颊部。如果进行单线注射，患者在笑的时候可能出现双重褶皱，外形不自然并且显得臃肿。对于睑颊交界，建议使用较高（G 级）的中、小颗粒填充剂。

面中部外侧"高架桥样"填充（Beut 3 型）

面中部外侧"高架桥样"填充的目的是恢复侧面部的 Langer 线和椭圆形的脸型（Beut 3 型）。增加前外侧的突出度并恢复轮匝肌的支撑作用，可以使睑颊交界过渡平滑。准确评估患者是非常重要的，因为一些患者需要中等大小颗粒的填充剂，增加容量与改善外形；而另一些患者需要在更深的层次注射大颗粒的填充剂，以获得突出度和支撑力。医生必须首先明确患者的外侧颊部突出度或皮肤皱褶性与容量有无关联（图 8-21）。可以用上文描述的方法进行标记，以及站在患者身后以鸟瞰的方式评估颊部最大突出度区域的前后两个维度。突出度技术（Beut 3a 型）和容量技术（Beut 3b 型）在相同的面中部区域进行操作，但是解剖层次不同。

Beat 3a 型：突出度

医生通过颊外侧进针点（距外眦 1.5 cm 处）将 21G 的钝针插入。"提捏"眼轮匝肌，同时垂直将套管针插入（图 8-22）。继续向深部插入，直至感受到颧前间隙质韧的包膜为止。穿透包膜，继续向前推进，套管针横向滑入间隙，滑行于骨膜表面，可以感受骨面接触感，以确认套管针进入了颧前间隙（图 8-23 和图 8-24）。

注射医生应站于患者后方，鸟瞰患者头部，找到患者颊部最大突出度的位置（图 8-25）。边注射边观察颧部体表的位移变化以及皮肤张力的改变，直到达到预期的颊部突

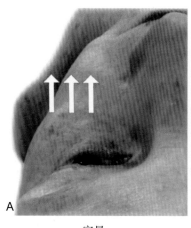

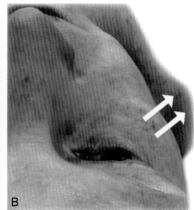

容量　　　　　　　　　　　　　突出度

图 8-21　Beut 3a 型（A）和 Beut 3b 型（B）技术的矢量目标（引自 Surek C，Beut J，Stephens R，et al. Volumizing viaducts of the midface. Aesthet Surg J 35：121-134, 2015）。

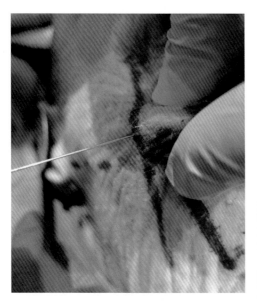

图 8-22　利用"提捏"手法将钝针在眼轮匝肌下平面穿入颧前间隙（引自 Surek C，Beut J，Stephens R，et al. Volumizing viaducts of the midface. Aesthet Surg J 35：121-134, 2015. ）。

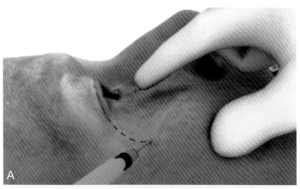

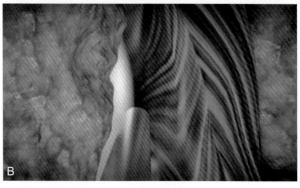

图 8-23　A."提捏"手法。B. 套管针进入眼轮匝肌的深度（引自 Surek C，Beut J，Stephens R，et al. Volumizing viaducts of the midface. Aesthet Surg J 35：121-134, 2015 ）。

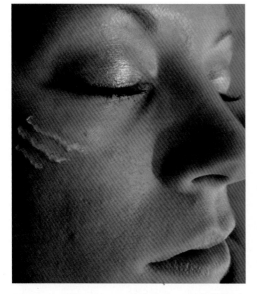

图 8-24　在 Beut 3a 型技术中，为实现最大化地增加颊突出度，填充剂的注射位置如图所示（引自 Surek C，Beut J，Stephens R，et al. Volumizing viaducts of the midface. Aesthet Surg J 35：121-134, 2015. ）。

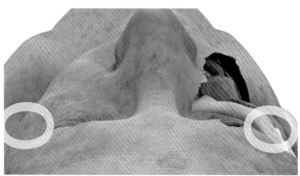

图 8-25　采用鸟瞰方式评估颊部最大突出度的位置（引自 Surek C，Beut J，Stephens R，et al. Volumizing viaducts of the midface. Aesthet Surg J 35：121-134, 2015 ）。

出度效果。首先以尽可能少的隧道在骨面上堆积式的注射，然后以"风扇式"的方式注射过渡，以获得预期的轮廓。针头拔出前应先取下注射器，注入生理盐水，将剩余的填充剂冲进腔内，防止回退针时误入其他腔隙。该技术中，大颗粒填充剂用于适当的深度是安全的。然而，如果针头的位置较浅，误入了其他腔隙，大颗粒的填充材料会形成皮肤表面的不规则（图 8-26）。

Beut 3b 型：容量

眶外侧的"V"形畸形，可通过瞳孔中线和眶外侧缘之间的容量恢复来矫正。通过鼻唇沟注射进针点进针，尖端朝向外眦方向（图 8-27）。提捏起颊部组织，确保钝针位于眼轮匝肌深面。钝针从 Beut 1 型方法注射的填充剂的外侧经过。一旦颧前间隙下半部分的中间位

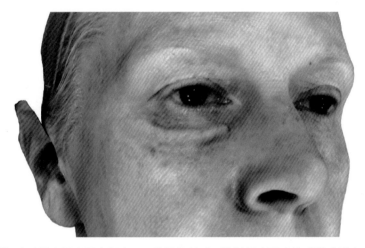

图 8-26 "香肠样"畸形是由于在面中部上 1/2 位置注射时，注射层次不当造成的（引自 Surek C，Beut J，Stephens R，et al. Volumizing viaducts of the midface. Aesthet Surg J 35：121-134, 2015. ）。

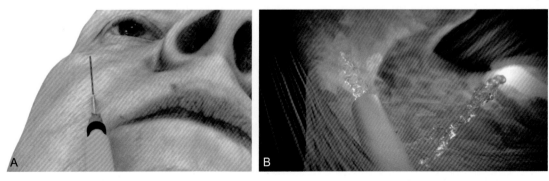

图 8-27 A. 钝针进入鼻唇沟注射进针点，针头朝向外眦。B. 将填充剂注射至颧前间隙以增加其容量，必要的话，还可以在间隙的外侧进行填充（引自 Surek C，Beut J，Stephens R，et al. Volumizing viaducts of the midface. Aesthet Surg J 35：121-134, 2015 ）。

置的容量达到了预期的效果，直接将针头方向朝向颧骨外侧，填充颧部的外侧或者下外侧部位，确保钝针的尾侧不超过外眦的垂线。

术前分析时决定是否采用这项技术。对大多数患者来说，可能会导致颊部变宽。术后 24 小时之内，我们使用抗菌透明敷料（如 3M Tegaderm）敷在患处，以减轻水肿。根据注射深度的不同，可以使用小颗粒或者中等大小颗粒的填充剂进行注射。在眼轮匝肌深面注射时，需要高黏性的 G 级大颗粒填充剂。

浅层脂肪垫填充（Beut 4 型）

面中部深层的容量恢复后，浅层的修饰性注射是实现整个面部年轻化的点睛之笔。凹陷会形成沟痕（如泪沟），所有的皱褶都是淋巴管的体表表现，淋巴管形成了颧部表面的皱褶和纹路[11, 12]。浅层脂肪垫的过渡性填充可以避免出现单纯注射沟痕或皱褶时的臃肿感。这种填充方式改善了 Langer 线。面中部有动态表情时也可以很平滑。在面部深层容量恢复后，最终的目的是创造一个独特且标准的年轻化面部。

在鼻唇沟进针点进针后，钝针保持在浅层（不超过 0.75 cm）。如果钝针进入过深，填充剂可能会进入颊隐窝。此外，注射剂不可过量，避免出现移位。针头朝向外眦的方向，并适当地向内侧和外侧过渡注射，融合相邻的脂肪垫（图 8-28）。避免在眶下脂肪垫中过度注射。

Langer 线是胶原弹性蛋白束，这些蛋白束沿着自身的横轴方向膨胀。因此，注射方向应垂直于颊部的沟痕以及 Langer 线。明显的凹槽可以通过相对方向的注射来矫正；如有必要，可以在面部画点状线条来辅助手术操作（图 8-29）。

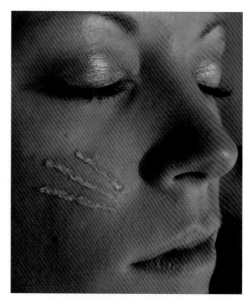

图 8-28 Beut 4 型面中部浅层脂肪垫填充，图为填充剂注射的位置。填充剂是垂直于 Langer 线的（引自 Surek C, Beut J, Stephens R, et al. Volumizing viaducts of the midface. Aesthet Surg J 35：121-134, 2015）。

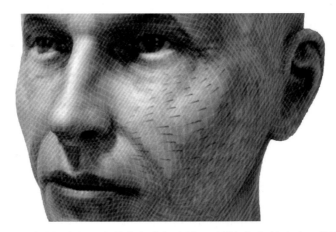

图 8-29　垂直于 Langer 线（红色标记）的方向进行注射，以增加颊部的宽度及饱满度（引自 Surek C，Beut J，Stephens R，et al. Volumizing viaducts of the midface. Aesthet Surg J 35：121-134, 2015 ）。

中、小颗粒的填充材料剂都可以使用该技术。不推荐使用大颗粒的填充剂，大颗粒的填充剂会导致面部表情不自然。

辅助操作

综合的面部年轻化方案，除了注射填充剂外，还包括皮肤护理和肉毒毒素注射。

术后护理

根据患者的具体情况，考虑术后是否需要使用药物，如抗疱疹药物、消肿的药物以及短疗程的抗生素等。

术后效果

这位患者接受了 Beut 1 型注射方法（图 8-30），通过"高架桥样"面中部内侧填充技术，注射大颗粒的透明质酸，增加了颊内侧深层脂肪垫的容量，并改善了泪沟。同时也通过 Beut 2 型注射方法，在面中部内侧注射了小颗粒的透明质酸。通过面中部外侧"高架桥样"技术，Beut 3a 型和 Beut 3b 型注射方法，改善了颊部突出度和外形。

采用 Beut 4 型注射方法，用中等大小颗粒的透明质酸对患者进行面中部浅层脂肪垫的注射。此外，她还接受了其他治疗，包括在下颌轮廓线和唇部填充剂注射，20% 三氯乙酸（TCA）进行全脸换肤，以及肉毒毒素注射眉间纹、鱼尾纹、口轮匝肌和颈阔肌。填充剂总量为 3 ml（中等大小颗粒的透明质酸 1 ml，大颗粒的透明质酸 2 ml）。

这位患者接受了 Beut 1 型注射方法（图 8-31、图 8-32），通过"高架桥样"面中部内

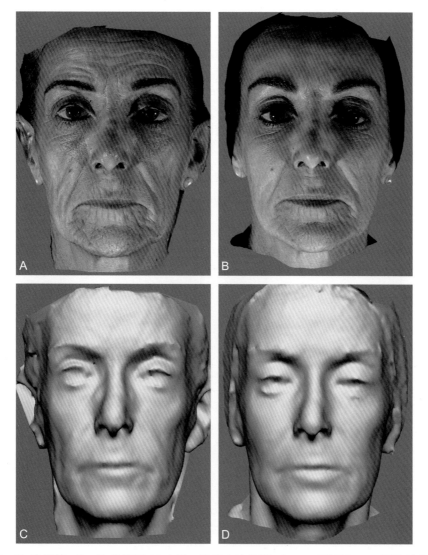

图 8-30　A、C. 治疗前。B、D. 治疗后 12 个月。治疗方法包括：Beut 1 型至 Beut 4 型注射方法，以及下颌轮廓线、唇部填充剂注射，20% 三氯乙酸进行全脸换肤，肉毒毒素注射眉间纹、鱼尾纹、口轮匝肌、颈阔肌。填充剂总量为 3 ml。颊部突出度和轮廓得到了改善，泪沟消失，颧部表面平整。下睑高度缩短。

侧填充技术，注射了大颗粒的透明质酸，增加了颊内侧深层脂肪垫的容量，并改善了泪沟。同时也通过 Beut 2 型注射方法，在面中部内侧注射了透明质酸。通过面中部外侧 "高架桥样" 技术，Beut 3b 型注射方法，改善了颊部外形。通过 Beut 4 型注射方法，利用透明质酸进行了面中部浅层脂肪垫的修饰填充。患者还接受了其他治疗，包括下颌轮廓线和唇部填充剂注射及肉毒毒素注射，20% 三氯乙酸 (TCA) 进行了全脸换肤，以及肉毒毒素注射眉间纹、鱼尾纹、口轮匝肌和颈阔肌。填充剂总量为 3 ml（中等大小颗粒的透明质酸 1 ml，大颗粒的透明质酸 2 ml）。

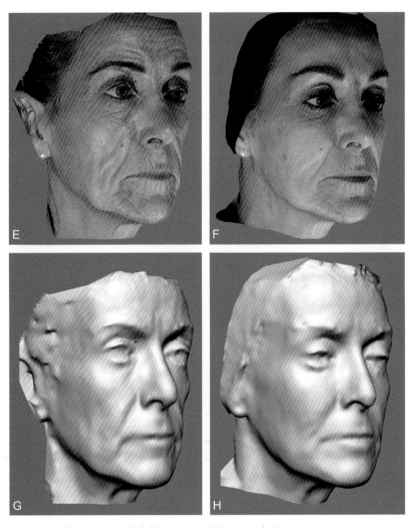

图 8-30（续）　E、G. 治疗前。F、H. 治疗后 12 个月。

存在的问题与并发症

　　总的来说，面中部容量填充的并发症发生率较低。潜在并发症包括：过敏反应、感染和肉芽肿形成等[13]。也可能出现双侧不对称、外形不规则等问题。根据注射的深度和皮肤的厚度选择适当的填充剂，可以避免出现可触及的团块以及轮廓不规则。正如前面提到的，医生必须熟知面中部的解剖结构，以防在颊部下侧形成"水坑样"畸形、医源性的颧部隆起以及静脉性凸起。注射后可能会出现瘀斑和暂时性的局部皮肤苍白。但是，如果注射后

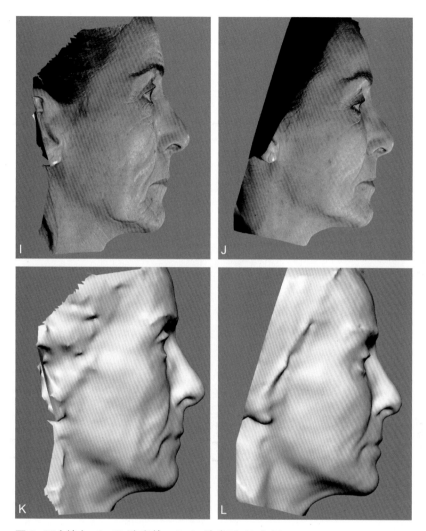

图 8–30（续）　I、K. 治疗前。J、L. 治疗后 12 个月。

出现持续性的局部皮肤苍白或网状青斑，则应立即注射透明质酸酶，标准剂量为 60~200U，可根据所注射的填充剂的类型和剂量做出调整。可以用生理盐水稀释透明质酸酶，以帮助其扩散，也可与利多卡因混合注射，以促进血管舒张。并积极地进行局部皮肤按摩，并加以热敷，舒张血管。如 60 分钟内未见改善，应重复注射透明质酸酶。局部外涂硝酸甘油软膏也会有一定程度的帮助。患者可以口服阿司匹林，预防血栓扩散[14]。利用填充剂和自体脂肪进行软组织填充，均有导致失明的报道。我们使用侧孔注射的钝针，采用退针注射方法，防止出现严重的并发症。如果发生失明，建议立即进行眼科干预。

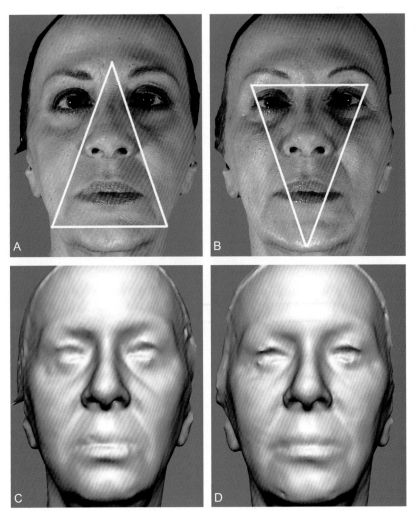

图 8-31　A、C.治疗前。B、D.治疗后 12 个月。治疗方法包括：Beut 1 型至 Beut 4 型注射方法，以及下颌轮廓线、唇部填充剂注射，20% 三氯乙酸进行全脸换肤，肉毒毒素注射眉间纹、鱼尾纹、口轮匝肌、颈阔肌。填充剂总量为 3 ml。三角形区域显示了容量恢复后，脸型的变化。三维表面图展示了改善后的颊部突出度和轮廓。

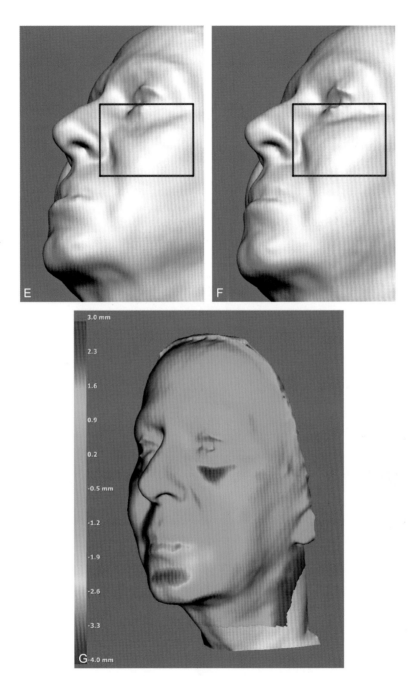

图 8-31（续） E~G. 黑色方块内显示了泪沟的改善。三维的体积比较显示了手术操作前后容量的变化。在施行 Beut 1 型至 Beut 3 型注射方法后，泪沟和面中部上 1/2，容量明显增加。

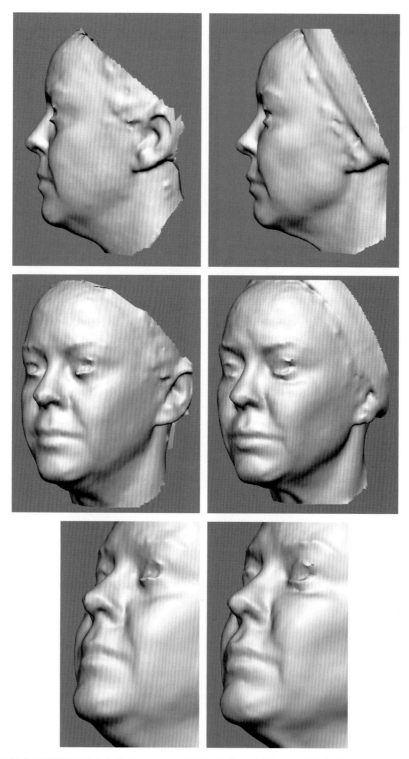

图 8-32　三维表面图展示了患者使用 Beut 1 型注射方法，注射透明质酸来增加颊内侧深层脂肪垫的容量和改善泪沟的前后变化。同时通过 Beut 3 型注射方法来改善颊部突出度，以及 Beut 4 型注射方法改善泪沟并增加颊部的宽度。填充量为 3 ml（中等大小颗粒的透明质酸 1 ml，大颗粒的透明质酸 2 ml）。

技术要点

- 增加颊部外侧的突出度：钝针于颊外侧进针，提捏皮肤及眼轮匝肌后，经皮进入颞前间隙。针头能很明显地感觉到颞前间隙的包膜，并有穿透包膜的突破感。当有沿骨膜滑动的感觉时表明已进入颞前间隙。

- 颊前部支撑技术：通过鼻翼基底部下外侧约 1.5 cm 的鼻唇沟进针点，可以进入梨状间隙深部。钝针以一个接近垂直的角度直达骨面，进入一个没有韧带结构的疏松部位，然后可以进行注射；通过同样的进针点，以一个较小的角度进入上颌前间隙。钝针一旦进入该间隙内，针头在腔隙内向头侧滑行，到达泪沟韧带的位置。

- 浅层脂肪垫的注射：深层脂肪垫容量恢复后，可以利用钝针以"扇形"注射技术对浅层脂肪垫进行注射（位于 SMAS 表面）。

致谢

作者特别感谢堪萨斯大学医学中心整形外科、堪萨斯城市大学医学与生物科学解剖学系、Omega Zeta 3D 技术提供者、巴塞罗那大学和瓦伦西亚大学及其提供的 Canfield 成像系统。

参·考·文·献

[1] Lambros V. Observations on periorbital and midface aging. Plast Reconstr Surg 120:1367-1376, 2007.

[2] Kahn DM, Shaw RB Jr. Aging of the bony orbit: a three-dimensional computed study. Aesthet Surg J 28:258-264, 2008.

[3] Furnas DW. The retaining ligaments of the cheek. Plast Reconstr Surg 83:11-16, 1989.

[4] Pessa J, Rohrich R. Facial Topography: Clinical Anatomy of the Face. St Louis: Quality Medical Publishing, 2012.

[5] Wan D, Amirlak B, Giessler P. The differing adipocyte morphologies of deep versus superficial midfacial fat compartments: a cadaveric study. Plast Reconstr Surg 133:615e-622e, 2014.

[6] Mendelson B, Wong C. Anatomy of the aging face. In Neligan P, ed. Plastic Surgery, vol 2, ed 3. Philadelphia: Elsevier Saunders, 2012.

[7] Surek CC, Beut J, Stephens R, et al. Pertinent anatomy and analysis for midface volumizing procedures. Plast Reconstr Surg 135:818e-829e, 2015.

[8] Wong C, Hsieh M, Mendelson B. The tear trough ligament: anatomical basis for the tear trough deformity. Plast Reconstr Surg 129:1392-1402, 2012.

[9] Hwang K, Kim D, Huan F, et al. The anatomy of the palpebral branch of the infraorbital artery relating to midface lift. J Craniofac Surg 22:1489-1490, 2011.

[10] Surek C, Beut J, Stephens R, et al. Volumizing viaducts of the midface. Aesthet Surg J 35:121-134, 2015.

[11] Guisantes E, Beut J. Linfáticos faciales: cómo prevenir el linfedema en los rellenos del surco de la ojera. Eur Aesth Plast Surg J 5:36-43, 2015.

[12] Pessa J, Nguyen H, John G, et al. The anatomical basis of wrinkles. Aesthet Surg J 34:227-234, 2014.

[13] Born T, Airan L, Motakis D. Soft-tissue fillers. In Neligan P, ed. Plastic Surgery, vol 2, ed 3. Plastic Surgery, vol 2, ed 3. Philadelphia: Elsevier Saunders, 2012.

[14] Cohen J, Biesman B, Dayan S, et al. Treatment of hyaluronic acid filler-induced impending necrosis with hyaluronidase: consensus recommendations. Aesthet Surg J 35:844-849, 2015.

第9章
高度稀释的透明质酸填充颞部

Val Lambros

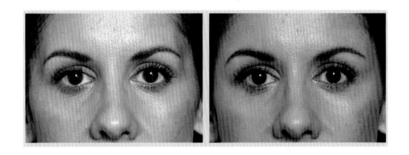

"眼睛"什么也不说，但一个"气旋"正围绕着他们旋转。

——Val Lambros

　　观察面部胖瘦的变化可以发现许多衰老的迹象。随着年龄的增长，有些面部自下而上表现为不均匀地肥胖。有些面部却会变得消瘦，尤其是颊部、眶周以及颞部，都会随着年龄的增长而逐渐地凹陷。颞部出现凹陷时，不仅仅上面部明显变窄了，并且当眉尾部陷入凹陷的颞部时，眉尾部会显得短而下垂。颞部的萎缩就像颊前沟的出现一样，是衰老的早期表现。一些看起来与实际年龄相称的年轻人也可能出现这些征象。

　　颞部整形涉及诸多技术和美学问题。颞部位于额部与颊部之间，正常的颞部是平滑的，也可能是略凹或者略凸的。颞部凹陷的程度是判断衰老程度的一个参考。正常情况下的颞部不应该有明显凸出。如果颞部明显突出，会看起来很怪异，或者可能有严重的脑积水。无论是哪一种情况，都不是我们想要的。

　　颞部容量的减少，主要是软组织（脂肪和肌肉）的因素，因为颞骨"不够厚"，不能解释颞部外形的塌陷。老化的颞部凹缩严重，并且皮下没有什么组织，甚至可以看到明显的血管。面部注射的某些概念比较抽象，患者很难想象当前下颌轮廓线、颞部和眉部丰满之后会是什么样子，而且照片也无法模拟出特定个体预期的效果。试穿衣服是一种传统和普遍的选择方式，它的意义在于，人们能够直观地感受到变化。毫无疑问，计算机辅助成像技术已经成为展示手术效果的有力工具。我们比较依赖一种简单的注射模拟技术，该操作主要是通过注射稀释的局部麻醉药物，以模拟最终注射的效果，供患者参考。我们注射预计填充量 1.5 倍的生理盐水进行填充凹陷的颞部，注射后充分按摩。

　　这种模拟技术进行眉部注射时需要加以练习，颞部和前下颌轮廓线的位置则相对容易。该方式简单有效，原因如下：患者能够提前看到效果，这可能是最有效的知情同意方式；患者可以自己决定是否进行手术。选择的主动权就转移到了患者手里。如果他们对看到的效果不满意，生理盐水很快就会自行吸收掉，没有任何影响。如果他们满意看到的效果，相当于提前知道了手术的结果，更容易对新的容貌感到满意。因此，注射后患者的不满意度就会降到最低。提前看到效果，也可以帮助临床医生对最终的注射加以调整，以达到最好的效果。当我们对效果不满意时，也会向患者分享自己的观点。生理盐水注射后颞部会感觉麻木，同时血管收缩，可以准备注射。颞部的深层皮下组织较面部大部分区域相对不敏感，可以不进行局部注射麻醉。颞部附近有较粗的血管存在，为了避免填充剂误入血管，应当使用促进血管收缩的药物。即使进行了局部注射麻醉，也不会增加注射的难度。医生应该熟悉药物注射量与效果之间的关系。颞部填充剂量范围是 1~2 ml。

　　本章讨论颞部使用高度稀释的透明质酸（HA）填充的技术。这种高度稀释的注入物，可以达到传统注射方法无法实现的效果。这种方法非常有效，并可以产生可预见的平滑效果，而且，经验丰富的注射者通常很少出现并发症。

患者的评估与选择

理想的患者其颞部看起来应该是凹陷的，像是外侧眶上后面的阴影部分。如果颧弓上下明显比例失衡，会出现一种"花生样"外观。患者最终是否满意，取决于颞部填充术后患者是否看起来比术前更好。

手术过程

颞部的边界不一定和教科书上所描述的完全吻合，而是由患者的解剖结构决定的。颞部边界进行标记后，发现颞部的一侧几乎总是比另一侧更深。标记出颞部最高的位置（颞融合线）。颞部凹陷是呈长椭圆形的，通常在眶缘外侧和颧弓上方最深，进针点位于该部位下方的颧弓表面，该位置进针可以很容易地注射填充剂且不需要特别地调整。以往我们使用锐针进行颞部注射，现在我们只使用钝针，钝针注射的疼痛感轻，出现淤青的概率低，安全性高。钝针规格：长2英寸的22G（1英寸 =2.54 cm），或者长1.5英寸的25G。长度应该可以到达凹陷的最上缘。目前美国主要的商用透明质酸有两种：一种是微颗粒的，另一种是高度交联的。我们发现，高度交联的透明质酸的远期效果更好（2年或更长时间），但是由于黏度高，稀释后也较难注射。

稀释

该操作过程的关键之一是用生理盐水对填充剂进行高度稀释。通过注射使平坦的皮肤变得饱满而又平滑是比较难的（通过吸脂使光滑、饱满的皮肤变的平整也是如此）。通过稀释可以将填充剂少量、均匀地注射。虽然填充剂也可以不通过稀释直接注射，但稀释过程使本来困难的操作变得非常容易。注射部位用少量的0.5%利多卡因与肾上腺素进行局部麻醉，并进行效果模拟。每侧使用1 ml或少于1 ml的透明质酸不太可能在颞部产生足够的视觉变化。我们发现，根据患者的解剖结构和凹陷程度，单侧1.5~2 ml的剂量对女性来说比较合适，而男性则需要增加0.5~1 ml的剂量。

填充剂通过Luer-Lock注射器进行稀释。稀释度越高，手术操作就会越安全，手术的最终效果也会看起来越平滑；我们用的生理盐水和局麻药的总量与填充剂的比例通常是2:1。因此，常用的稀释方法是将2 ml透明质酸兑入1 ml 1%的利多卡因加肾上腺素和3 ml的生理盐水中，共6 ml（稀释剂中使用1%的纯利多卡因时，下眼睑淤青发生率较高）。对进针点进行局部麻醉后，整个注射过程中基本感觉不到疼痛。

注射

该技术的另一个关键点是注射的深度。钝针穿透进针点后，进入颞部的皮下的深层。注射平面位于颞浅筋膜层的表面，里面有肉眼可见的血管，注射的时候可以比较容易地避开血管。沿凹陷的前缘开始，通过一个隧道沿眶缘外侧以及眉尾处向上至颞部顶点，缓慢、连续、移动地进行注射，边退针、边注射，然后在靠后的位置重复该操作。通过出 4~6 个放射状的隧道注射，使整个颞部外观均匀且饱满。

　　眶缘外侧和眉尾处是颞旁最重要的视觉部分。通常需要在眉尾和眶缘外侧的皮下补充少量的填充剂。这些隧道对于形成延展的"抬升眉"是非常重要的。由于大约 6 ml 的填充量注入颞部，所以注射结束当时，这个区域看起来可能会非常饱满。填充剂也可能会从针头喷射或进入非预期的位置，特别是那些有手术瘢痕的患者，这样就有可能会增加视觉上的不规则感。缺乏经验的医生可能会认为手术失败，并立即对该区域进行按摩。我们不建议这样做，因为强力的按摩只会造成瘀伤和不适，对填充剂的移位并没有帮助。我们建议，在准备对侧稀释剂的同时，用手掌在已经注射完毕的一侧进行按压。这样就会在短时间内，基本恢复一侧正常。因为生理盐水吸收得非常快，大部分在操作后数分钟内即可吸收。不要因为颞部较多的填充量而感到不安。根据经验，每侧的注射时间大约为 1 分钟。患者离开操作室时，仅有轻微的肿胀，没有明显恢复期。

　　最初出现在颞部的大团块内包含 1.5~2 ml 的透明质酸，这些透明质酸是均匀地分散在 4 ml 的生理盐水中的。生理盐水越多，填充剂分散地越均匀。然而，因为颞部的容量体积有限，所以稀释需要做一个合理的折中。透明质酸不会像盐水那样扩散，因此填充剂不可全部注射到同一个部位，然后进行按摩，如果这样做的话，将会导致注射部位形成大的肿块。

　　该方法的术后效果很好，满意度很高。虽然患者通常会很快地忘记术前的模样，但他们会记住手术的结果，说明他们对手术效果很满意。该方法的优点是术后皮肤特别平整、光滑。很少一部分出现了只有在侧光下才能看到的轻微的不规则，因此我们从未收到任何关于术后皮肤表面不平整的投诉。使用高度交联的填充剂可以减少皮肤不平整的出现。用锐针注射并且混合液中没有加肾上腺素时，约有 30% 的患者术后出现下眼睑淤青（不是颞部）等并发症。用钝针并且混合液中加肾上腺素进行稀释之后，可以大大降低淤青的发生率。早期最常见的问题是矫正不足。在首次开创这项技术时，我们每侧使用 0.5 ml 透明质酸，然后剂量增加到每侧 1 ml，再后来是每侧 2 ml，最终确定大多数女性单侧至少需要 1.5~2 ml，男性则需要再增加 0.5~1 ml。

术后护理

　　鼓励患者在手术当天晚上对颞部进行冰敷并用手掌按压几分钟，重复几次。虽然注射后外观很好，但颞部在稳定下来前的大约 1 周时会发生轻微的变化。一些患者会出现头痛症状，该区域可能会持续柔软几天，就像面部其他地方应用透明质酸填充之后一样。浅表静脉在最初几天会明显一些，但很快就会消退到正常状态。

术后效果

当我们意识到面部容量变化的重要性时，首先引起我们兴趣的是颞部和眉部区域。许多整形外科医生用定制的假体、脂肪移植或填充剂填充凹陷的颞部[1]。然而，因为这些填充物很难均匀地分布，所以这些措施并不总是能够成功[2, 3]。脂肪移植可以帮助一些患者获得满意的结果，但也可能会出现一些难以治疗的不规则。传统上利用锐针注射透明质酸时，很容易导致不规整。经过多年的尝试，我们放弃了对该区域的治疗。但当我们开始使用稀释填充剂时，这个区域的治疗反而变得非常容易。

稀释填充剂以便注射并增加局部麻醉并不是一个新的理念。例如，这项技术通常用于稀释手背注射的钙基填充剂[4]。我们独立开创了这种使用的方法，但该方法也是这些用法的合理延伸。应用这种方法，填充剂被均匀地分散在大量的生理盐水中，增加了目标区域的容量。随着生理盐水的吸收，填充剂可以更均匀地浓缩和分布，这是优于传统注射技术的。不仅颞部凹陷改善了，而且也让眉尾向前方旋转，给人一种上升和延长的视觉效果（图 9-1）。因为年轻面部的颞部通常不会凹陷，所以颞部变平会以一种非常显著的方式实现面部整体的改观。术前夹捏的上面部看起来更加平滑，"花生样"的外形不复存在。当然，颞部并不是越饱满越好。填充的目标是将颞部的凹陷部分变平整，而不是凸出来。使用上文描述的剂量是不可能过矫的。

这项技术在眶外侧以及其他复杂的、很薄的面部的治疗中，也是非常有效的[5]（图 9-2 和图 9-3）。

注射于下眼睑和眉部的透明质酸可以持续 2~3 年或更长的时间。我们有一些患者术后效果甚至维持了 4 年（图 9-4）[6, 7]。

这项技术的术后满意度很高，即使是有些患者的颞部和皮肤萎缩的比较严重，并且不规则也很容易出现，术后仍然很满意（图 9-5）。对于那些做过面部提升手术或者提眉手术

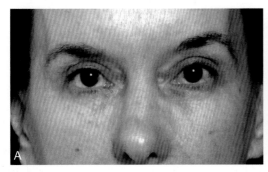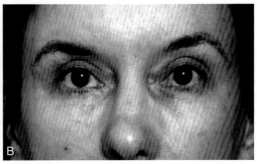

图 9-1　这位 58 岁的女性，图 A 是颞部注射前，图 B 是颞部注射后 3 年。每侧注射 2 ml 高度交联的透明质酸，填充剂被稀释至 6 ml。注射后，眉部看起来被拉长了。

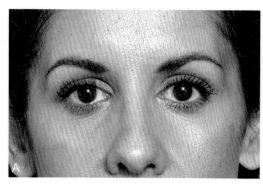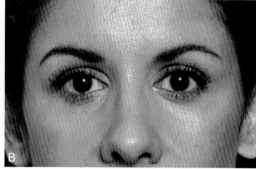

图 9-2　这位 49 岁的女性，25G 钝针在颞部两侧各注射 1.5 ml 稀释的高度交联的透明质酸。图分别为术前（A）和术后 3 个月（B）。

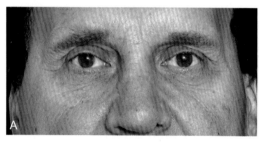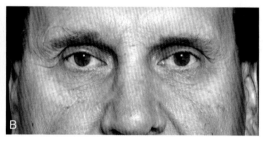

图 9-3　这位 66 岁的男性，颞部每侧注射 2 ml 稀释的透明质酸（Juvéderm）。图分别为术前（A）和术后 1 年（B）。他的脸型发生了显著的变化。

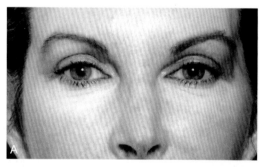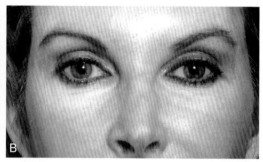

图 9-4　这位 56 岁的女性颞部注射了稀释的填充剂，分别为术前和术后 4 年（A、B）。右边眉尾现在看起来是伸展和抬高的。

颞部被剥离过的患者，由于瘢痕的原因，注射比较难以控制，并且常在注射即刻出现不规则。尽管如此，最终的效果还是要比其他注射方法更加的平滑（图 9-6）。许多较大年龄的患者已经做过数次整形手术，曾经手术过的瘦削面容，也可以通过该方法对颞部和面部其他部位进行填充而获得改善[8]。

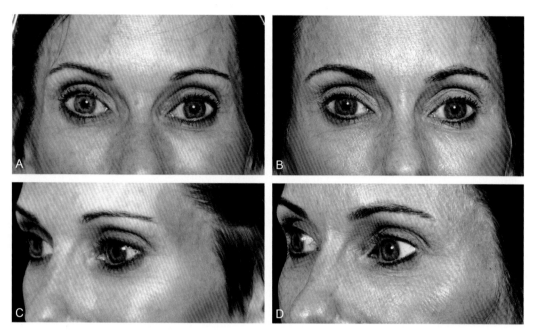

图 9-5　A、C. 这位 50 岁的女患者非常瘦削，而且喜欢运动。如文中所述，颞部每侧用 2 ml 稀释的透明质酸（Restylane）进行填充。B、D. 注射后 1 年，颞部变的光滑饱满。这种效果在稀释技术中是常见的，而如果没有稀释的话，则很难达到这样的效果。

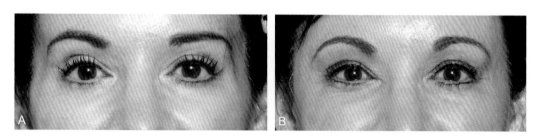

图 9-6　A. 这名 58 岁的女性在每侧眉部注射了 0.5 ml 的透明质酸。1 年后，颞部每侧注射 2 ml 稀释的 Restylane。B. 眉部注射 4 年、颞部注射 3 年后，外观更加年轻、协调。

　　该技术的主要缺点是成本较高。大多数患者需要 3~4 ml 的透明质酸才能产生明显的效果。另一方面，尽管这项技术的细微之处可能不太好把握，但对于有注射经验的医生来说并不难，而且学习曲线很短。该技术的术后效果可靠，并且是可逆的。医生在了解颞部凹陷，并能意识到填充这些凹陷所能带来的变化，就可以比较容易地确定适宜的人群。医生掌握的技术越多，解决的问题也就越多。

存在的问题与并发症

与其他填充剂一样，通常情况下并发症很少见，但一旦发生就可能比较严重。最令人担忧的并发症是血管内注射。颞动脉是注射区附近的较粗的血管，可与眶上动脉或滑车上动脉吻合，分支进入于眼眶和眼球内。

血管内注射非常罕见，但是没有方法完全避免。但是，仍然有一些共识可以降低这种风险。例如，在注射前，外科医生必须熟练了解颞浅动脉的解剖结构和走行。颞浅动脉通常可以被摸到甚至可以看到。多普勒彩超也可以帮助确定颞浅动脉的走行。通常认为钝针比锐针更安全；钝针可以将血管推开，以避免损伤血管而出现意外的血管内注射，而且钝针也可以减少淤青的出现。因此，较粗的钝针应该比较细的钝针更安全，相对来说它们不那么锋利。影响最大的因素是注射平面上存在手术瘢痕，如之前接受过眉提升术，或者之前注射过羟基磷灰石钙或聚乳酸也会导致瘢痕。在瘢痕组织中，血管相对固定，不会因为钝针而发生移动；更重要的是，如果血管有破孔，针头拔出后，注射的填充剂也可能会沿着致密瘢痕中阻力最小的路径进入血管。尽管如此，注射剂意外进入动脉的发生率非常低，有研究估计为1/ 900 000[9]。

该技术是在实验室外使用透明质酸对其进行稀释后进行部位注射的。

参·考·文·献 --

[1] Coleman SR. Structural Fat Grafting. St Louis: Quality Medical Publishing, 2004.

[2] Busso M. Diluted Radiesse filler for hand rejuvenation. Presented at Baker Gordon Symposium, Miami, FL, Feb 2005.

[3] Fagien S. Variable reconstitution of injectable hyaluronic acid with local anaesthesia for expanded applications in facial aesthetic enhancement. Dermatol Surg 36(Suppl 1):815-821, 2010.

[4] Lambros VS. Hyaluronic acid injections for correction of the tear trough deformity. Plast Reconstr Surg 120(6 Suppl):74S-80S, 2007.

[5] Lambros V. Volumizing the brows with HA fillers. Aesth Surg J 29:174-179, 2009.

[6] Lambros V, Stuzin J. The cross-cheek depression: surgical cause and effect in the development of the "joker line" and its treatment. Plast Reconstr Surg 122:1543-1552, 2008.

[7] Ozturk CN, Yumeng RT, Parker L, et al. Complications following injections of soft tissue fillers. Aesth Surg J 33:862, 2013.

[8] Brennan HG. Aesthetic Facial Surgery: A Clinical and Surgical Atlas. New York: Raven Press, 1991.

[9] Coleman S, Mazzola R, eds. Fat Injection From Filling to Rejuvenation. St Louis: Quality Medical Publishing, 2009.

第 10 章
填充剂在面上部以及面中部 1/3 的应用

Woffles T.L. Wu

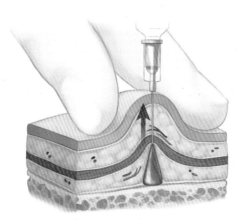

真正的美丽是魅惑的，美到令人沉醉，美到使人窒息。

——Woffles T. L. Wu

在过去的 20 年里，面部软组织填充已经成为面部年轻化中最受欢迎的非手术技术手段之一。软组织填充最初被用于治疗鼻唇沟和丰盈唇部。现在的用途更加广泛，其中包括面部容量的恢复和美学轮廓的重塑。眉部、上眼睑、前额和颞部是整个面部美学中的重要组成部分。这些区域的容量恢复后，面部形态会发生显著的变化。严格意义上来说，鼻部并不属于面部上 1/3，但由于它的起点位于这个区域，而且它与该区域中的面部结构有着重要的联系，所以也将鼻部纳入该区域中。本章探讨面部上 1/3 的美学，并详细介绍我们注射技术的基本原理和技巧。还讨论了该区域的血管走行以及注射过程中潜在的并发症。

面部软组织填充在世界范围内都变得越来越普及，它已经成为面部整形技术中，最重要的非手术技术手段之一[1, 2]。任何美容注射医生都应具备良好的注射技术，并能正确地评估面部各部位容量的缺失量以及需求量，还应该具备安全有效地处理并发症的能力。

过去强调的是面部下 2/3 的容量恢复，包括眶下区、颧部突出部位、颊部凹陷处、颏部、鼻唇沟和木偶纹，而鼻部、上眼睑、眉部、前额以及颞部等部位常常被忽略[3]。随着对面部上 1/3 的容量缺失问题以及它对面部衰老的影响的认识越来越透彻，我们发现，该区域对于整个面部年轻化的是非常重要的。填充上眼睑和前额在最近 10 年才开始流行，人们逐渐意识到，凹陷的眼睑和骨感的前额会使面部显得衰老，并且毫无美感。因此，美好的面上部轮廓可以使整个面部更加有美感，还能使整体看起来匀称、自然。

面上部轮廓的美学分析

虽然鼻部、眉弓、上眼睑、前额和颞部都是独立的美学单元，可以进行单独地塑形，但是这 5 个区域更应该相互联系，无缝衔接，以构建一个匀称、自然、美观的面上部。在进行面部研究时，没有什么比前额和鼻部的形态更重要了，因为它们能传递出一个人的性格、品行以及美德。这些区域也存在明显的性别差异，男性的鼻背较坚挺，鼻根处与突出的眉骨的最低处形成了一个较锐的鼻额角，前额较窄，通常是直的，或者微凸的。男性有一个适度的眉上区凹陷，以凸显眉弓的突出度，从而给人一种阳刚、粗犷的感觉。

对于女性来说，鼻部应该更加娇小，并以一个倾斜且柔和的曲线过渡到眉毛的内侧（鼻眶线或鼻背美学线），然后流畅地越过眉弓到达其外侧，中间没有任何起伏不平。眉弓处应平滑的，逐渐略凸地过渡到一个较宽、略圆、较长的前额上。前额转而在外侧与颞部相融合，颞部应平滑或略带凹陷。颞部凹陷严重会引起眉尾下垂，从而呈现一个病态的面容。颞部的填充可以提升眉尾，从而使面部看起来更健康。但是，颞部也不应过度填充致凸出。女性化的眉弓上方应没有凹陷。

然而，这些仅仅是概论，审美存在个体化和多样性。这些理念强调了面上部在面部轮廓整形以及面部视觉效果上的重要性[4-8]。无论是哪一种人群，上睑凹陷并伴随 "A" 形畸形，都会使面部显得衰老且毫无魅力。面部年轻化的最新趋势就是找出这些令人生厌的面部凹陷，并通过填充进行矫正[9]。

历史背景

在可靠的面部轮廓填充剂出现之前，整形科的医生们会利用各种外科手段来获得面上部的美观。外科医生会通过脂肪移植来填充上眼睑沟，这些脂肪移植物可能来源于下眼睑（通过手术切除获得），也可以来源于脐周（通过手术切除或抽脂术获得）[10]。通过硅胶以及后来的骨替代移植物来抬高鼻背和重塑前额已有数十年的历史。通过骨膜瓣和颞顶筋膜瓣移植来使不规则的前额变得平滑，而更复杂的颅面部手术被用来降低眉弓和重塑额窦的前壁。这些手术的切口较大，并且手术时间和术后恢复期也比较长。近年来，自体脂肪移植已被成功地用于这些区域的填充和轮廓重塑，但这仍然包含着一个外科手术过程，具有一定程度的不可预测性，也存在血管栓塞的风险。通过脂肪移植想要取得良好的效果，需要术者具备极好的判断力和手术技巧。若出现并发症也很难逆转。

适应证和禁忌证

软组织填充剂适用于那些希望在最短的恢复期内使鼻部、眉部以及前额的轮廓获得显著改善的患者。通常，我们将填充剂注射与肉毒毒素注射一起用于眉部和前额的修整，这属于一种非手术的治疗手段，数分钟内就能获得显著的面部改善。该过程易于学习，只要术者能够采取适当的预防措施，并具备一定的判断力，结果常令患者非常满意，而且可以使并发症的发生率降到最低。单次可以使用较大剂量的填充剂（几瓶一起使用），可以通过局部神经阻滞缓解疼痛（目前很多的填充剂本身含有利多卡因）。

填充剂注射的禁忌证包括以下几种：①患者抱有不切实际的期望；②患者曾做过多次整形手术（尤其是那些做过开放鼻整形手术的患者，术后的血供改变，可能会导致组织坏死）；③患者还没有认识到其潜在并发症。

根据患者的需要选择合适的填充剂的类型。有些患者只希望重塑鼻背和鼻尖，而有些可能想同时改善鼻眶线和鼻小柱部分。另外一些人可能希望同时在前额和颞部进行填充，因此需要不同硬度的填充剂。这些区域不应使用永久性的填充剂，而应该使用透明质酸，这样注射后若出现形态不满意或血管栓塞等并发症就更易于补救。

术前计划及准备

医生可以依据个人的偏好，或者对器械的熟悉程度和经验，选择钝针或者锐针进行注射，都可以获得很好的治疗效果[11]。有些医生会根据面部部位的不同而选择不同的注射针。我们喜欢使用 0.5 英寸、30 G 的锐针来完成面部的填充。30 G 的注射针可以减缓填充剂的出管速度，有助于术者更清楚地观察填充的效果，并降低了因为高压而过量填充的风险。而且 30 G 的注射针可以将填充剂精确地注射到靶区以及正确的平面上，在多数情况下，填充剂应该注射于骨面上。医生必须熟知注射区域的血管解剖，降低血管损害的风险。我们有时会使用到 30 G 的钝针来对上睑、眉部以及前额进行填充。钝针在骨面上的连续注射是有困难的，因为钝针总是在阻力最小的平面上滑动，而这个平面是位于前额的帽状腱膜下或肌内的。在骨面上血管通过它们各自的骨孔出来后发出树枝状分支。在眶周进行注射时，无论利用的是锐针还是钝针，都必须十分谨慎。

注射安全的注意事项

　　在眶周、眉间以及鼻部进行注射填充时，无论是自体脂肪还是其他填充剂，血管栓塞都是最严重的并发症。皮肤和软组织的局部坏死、视网膜或眼动脉栓塞所致的失明，甚至脑梗死，都有过报道。因此，必须将这些潜在的风险充分地告知给每一位接受面部注射的患者[12-22]。全面了解眶周和鼻部的血供是至关重要的（图 10-1），注意面动脉和内眦动脉在鼻

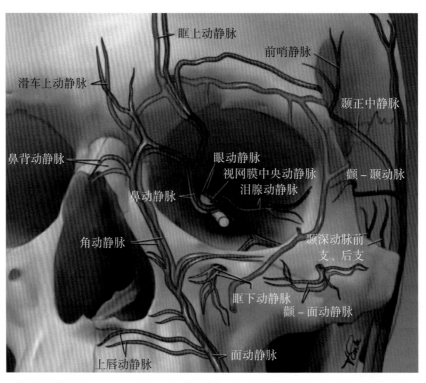

图 10-1　面上部的血管解剖，显示面动脉（颈外动脉系统）与眼动脉（颈内动脉系统）可能的吻合点（由 Jean Carruthers 提供）。

部的分支，以及从滑车孔和眶上孔里出眶的眼动脉的分支，特别是这两个血管网之间的吻合支[23, 24]。

在面部，所有的动脉都从骨孔中穿出来的，随后在覆盖其上的肌肉层内或表面的位置发出分支，而不是在骨膜、软骨膜与面部肌肉、鼻部肌肉之间的层次上发出分支的（图 10-2）。

因此，在面部上 1/3 和鼻部进行注射的最安全的层次是骨膜表面或者骨膜内。在注射之前，通过触诊确定滑车上孔和眶上孔的位置，并做好保护，避免注射针头损伤到该区域。注射针不可进入面部的任何骨孔中。

鼻部的动脉血供是双侧成对出现的，鼻翼动脉、鼻小柱动脉（来源于面动脉）以及鼻背动脉（眼动脉的一个分支）在鼻背中线处有一个血管的分界线（图 10-3）。因此，从解剖学上讲，鼻背中线是锐针注射的一个安全区，操作时注射针应该直接在骨或软骨表面进行注射[23]。

前额部很容易找到的解剖标志是眶上孔和滑车上孔（图 10-4）。眶上动脉和滑车上动脉在前额中部 2/3 以多种形态发出分支，与它们在帽状腱膜上的分支相似，因此，注射的最安全的层次是骨膜的表面。

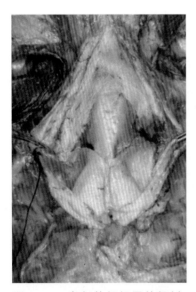

图 10-2　鼻部软组织层的解剖。皮肤包膜已被去除，纤维肌层在中线处被切开并翻转，暴露出深部的骨、软骨框架。纤维肌层的下面没有血管存在，所有主要的血管都位于其上表面。

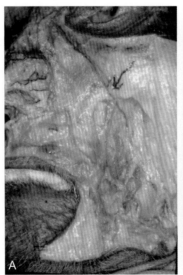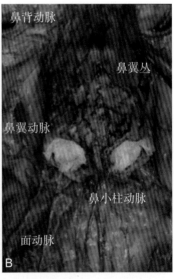

图 10-3　A. 面动脉向上穿过鼻唇区直到鼻翼与唇部的交界处，在这里，它分支成鼻小柱动脉和鼻翼动脉，鼻小柱动脉较粗壮，它走行于鼻槛上，然后沿着鼻小柱到达鼻尖，鼻翼动脉弯曲环绕于鼻翼沟处，并供应鼻翼部位。鼻翼动脉的一条变细的分支继续向内眦延伸，与眼动脉的一个终末分支（鼻背动脉）相吻合。B. 成对的鼻小柱动脉穿过鼻小柱到达鼻尖，在这里与鼻翼血管丛相吻合，并将鼻小柱动脉、鼻翼动脉和鼻背动脉的分支联系起来（图 A 引自 Wu WTL. The oriental nose：an anatomical basis for surgery. Ann Acad Med Sing 21：176-189, 1992. ）。

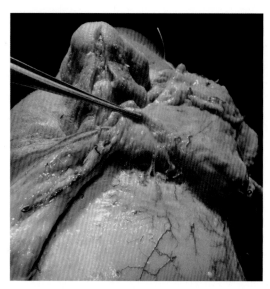

图 10-4　站于头侧鸟瞰眉弓和前额的解剖结构图。滑车上动脉和眶上动脉从它们各自的骨孔中穿出，并在帽状腱膜内及其表面发出分支，而帽状腱膜的深部没有动脉分支存在。因此，骨膜与帽状腱膜之间是锐针注射的最安全的平面。

鼻部轮廓重塑

不管是亚裔还是欧裔患者，在进行面部年轻化和美学重塑时，鼻背、鼻根和鼻尖都是非常重要部位。年轻的患者需要通过增加容量来重塑并美化鼻部，矫正其结构的缺陷。而老年患者则需要恢复萎缩的容量。对于选择何种类型的填充剂，主要从患者的种族、术者对注射技术的熟悉程度等方面进行考虑[25]。

亚洲人的鼻部结构更加低平，鼻背更宽，鼻尖更加宽大、饱满。填充剂通常被用于抬高鼻背，以塑造出类似假体隆鼻的手术效果，并抬高鼻尖，增加鼻尖的突出度（图 10-5）。注射鼻整形与鼻整形手术的美学审美一致，只是使用软组织填充剂代替植入物或软骨移植物。填充鼻背时，锐针应该沿着鼻背中线将填充剂注射到一个尽可能深的平面上。鼻根处的填充剂抬高了鼻部"起始点"的高度，能给人一种鼻部更长、更直的感觉。鼻唇沟的上部注射少量填充剂，也可以使鼻翼向内侧移位，给人一种鼻基底缩窄的感觉。

欧裔患者的鼻子通常都具有足够的鼻背高度和鼻尖突出度，但可能存在鼻部轮廓的不规则，可以通过注射少量的填充剂使其变得平滑[26-29]。较窄的鼻背也可以通过填充剂增加宽度。随着年龄的增长，鼻根部皮下组织出现萎缩，鼻根会突出度降低，宽度变窄。容量的恢复可以获得显著的年轻化的效果，并且还能恢复年轻时平滑连续的眶鼻线。沿着前鼻棘、内侧脚、鼻尖将填充剂呈直线式地注入，可以抬高下垂的鼻尖。患者的鼻根处存在的水

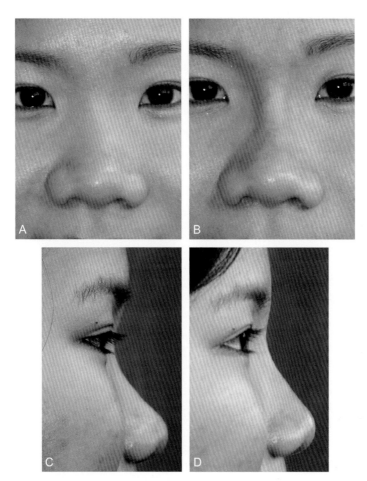

图 10-5　A、C. 这位 28 岁的亚裔女性，鼻背低平，鼻尖呈球形，鼻翼肥大而圆钝。B、D. 注射 1.5 ml 透明质酸后，鼻背得到显著抬高，并构建出立体的鼻背轮廓。

平皱纹和垂直眉间纹，常常提示皱眉肌和降眉间肌的活动过度，从会导致容量减少（图 10-6）。通过复原鼻根和眉内侧的轮廓及容量，并在相应肌肉内注射适量的 A 型肉毒毒素，可以减少皱纹，并显著改善一个"老态、夹捏状"的鼻部外观。

麻醉

　　在进行鼻部、眉间区或眶周填充前，可以通过眶上和眶下神经阻滞来进行麻醉，将 1%~2% 的利多卡因与 1 : 80 000~1 : 200 000 的肾上腺素配成混合局麻液。这样不仅能减轻疼痛，还能收缩与神经伴行的血管，从而降低血管栓塞的风险。局部神经阻滞应在填充前 10~15 分钟进行，以便有足够的时间使血管收缩。有时可以看到血管支配相应区域的皮肤变白。此外，冰敷填充的部位也能促进血管的收缩。

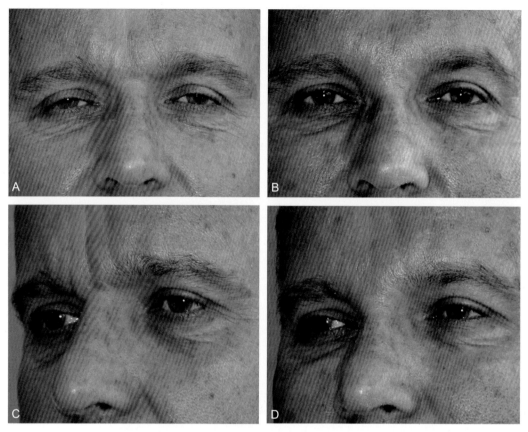

图 10-6　A、C. 这位 49 岁的老年男性，有着较深的眉间纹和较窄的鼻根。B、D. 注射 1 ml 透明质酸，使眉间纹变得平滑，加宽鼻根部，从而恢复了眶鼻轮廓线。

鼻部的注射技巧

缓慢而均匀地将填充剂注射到靶区的软组织内。若患者出现了局部皮温升高或剧烈疼痛，术者应引起警惕。30G 的锐针垂直地从鼻根处皮肤进针，直至鼻骨表面。填充剂注射到中线处的骨膜上。然后，随着针头向浅层退针 1~2 mm，持续的推注将填充剂塑形为垂直的柱状或"石笋样"（图 10-7），这样比注射成团块状更具结构完整性。在骨面上注射可以减少血管内栓塞的发生，随着柱状的填充剂不断产生，进针路径中遇到的血管会被填充剂的前缘推开。

从鼻根部拔出注射针，然后再在低于前一个进针点的地方重新进针，形成另一个"石笋样"的填充剂团块。注射后轻压塑形使填充剂变得平滑，并确保患者的鼻背有一个理想的美学宽度和高度。

重复上述操作，注射出一列独立但连续的"石笋样"填充剂团块直到鼻尖。为了增加

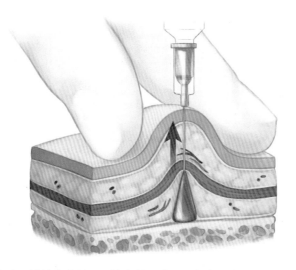

图 10-7　填充剂的注射方法。锐针直达骨面，填充剂形成一个较宽的基底，然后"边退针、边注射"使填充剂形状逐渐变细，直到变成一个点（如同一个倒置的冰淇淋蛋筒）。该技术包括在尽可能靠近骨面的位置，注射形成一个大的填充剂团块，有助于托起上层的组织。

鼻尖突出度，从鼻尖处进针至前鼻棘，沿着前鼻棘、内侧脚、鼻尖边退针，边将填充剂呈直线式地注入，形成连续的柱形填充剂（图 10-8）。

　　达到与鼻小柱状支撑移植物类似的效果。鼻尖皮下注射少量的填充剂，可以对鼻尖进行细化。

　　为了加宽鼻根，重塑鼻睑美学线，我们常在鼻根的两侧注射一些填充剂（图 10-9）。填充剂要注射到尽可能深的位置，以避免出现血管内注射。

眶上眉区和前额的轮廓重塑

　　随着人们对鼻部年轻化以及相关技术的认识程度的提高，眉部和前额的重塑与年轻化技术也在不断地发展。首先要在视觉上把侧鼻与眉内侧连接起来，并能使眉弓充分突出于上睑，构建出立体而美观的眶周阴影。

　　亚洲人的眉弓低平且轮廓不清晰，上、下眼睑眶隔脂肪凸出，有一种"青蛙眼"的外观，低平的鼻根更加重了这种感觉。增加眶上缘的容量和突出度，会使眼睛看起来更加深邃（图 10-10）。

　　对于欧裔患者，在眉部的眉弓、眉尾、眉下区的任一位点上填充，在视觉上都会发生改变。不管是对亚洲人还是欧洲人来说，一个光滑、圆润的前额都是令人向往的。特别是在亚洲人中，前额轮廓的重塑变得越来越流行（图 10-11）。

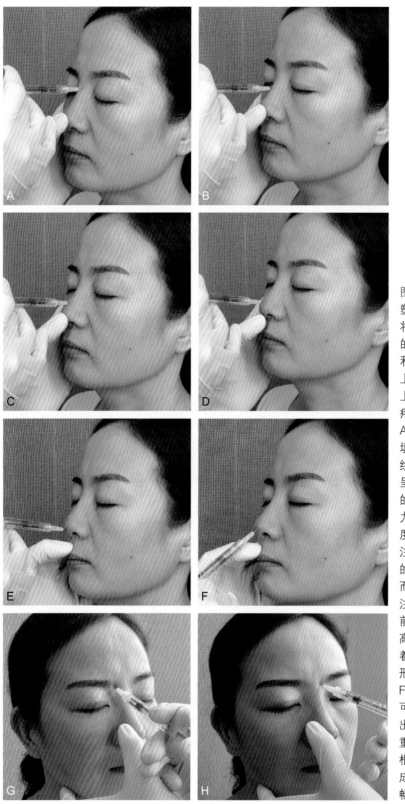

图 10-8　鼻部填充和轮廓重塑的注射技术。嘱患者坐直，将头部舒适地倚靠在手术椅的靠背上。以 0.2 ml 的 2% 利多卡因与 1∶200 000 的肾上腺素混合局麻药物进行眶上和眶下神经阻滞，以缓解疼痛并促使局部血管收缩。A. 以 30G 锐针注射透明质酸填充剂，垂直进针至鼻根中线处的骨面上，注射填充剂呈"石笋样"，托起覆盖其上的软组织使皮肤呈现一定张力，直至鼻根达到理想的高度。B~D. 由上至下依次进针注射，形成一条独立但连续的填充剂团块，构建出修长而美观的鼻背。若使用钝针注射，在不增加鼻背宽度的前提下要想获得足够的鼻背高度，是较难实现的。E. 沿着鼻棘向鼻尖部退针注射，形成柱状填充剂支持鼻小柱。F. 鼻尖皮下少量注射填充剂可以细化鼻尖并增加鼻尖突出度，在中线处进针可避开重要血管。G、H. 通过在鼻根两侧注射少量填充剂来完成鼻型调整，重塑出一条流畅的鼻眶美学线。

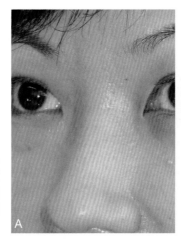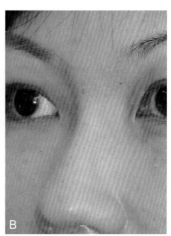

图 10-9　A. 这位年轻的亚裔女性，鼻背低平，鼻尖突出度不足。B. 注射 1 ml 的透明质酸，以抬高鼻背，增加鼻尖表现，并塑造出一条流畅的鼻眶美学线。

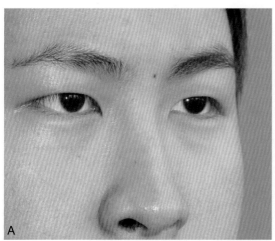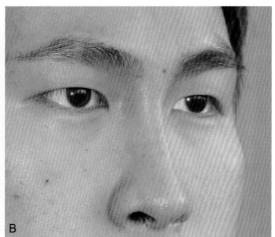

图 10-10　A. 这位年轻的亚洲男性，希望增加眉部轮廓感，抬高鼻背，并改善眼部凸出的问题。B. 他接受了 3 ml 的透明质酸的注射，抬高了鼻背，衔接了鼻眶曲线，眉弓部变得突出，并增加了颞部的凸度，改善了眼部凸出的问题。眉部突出度的增加也塑造出了一个更加美观的侧脸。

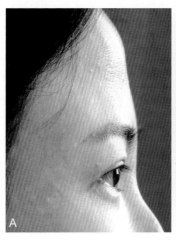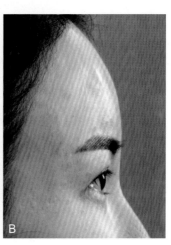

图 10-11　A. 这位 45 岁的女性，前额凹凸不平。B. 在凹陷处注射了 6.0 ml 的透明质酸，术后 3 个月，前额两侧变宽，表现为曲线前凸。

眉部及前额的注射技巧

　　眉部和前额的塑形很大程度上取决于患者的意愿以及术者的审美能力。但是无论填充的程度如何，安全注射是重中之重。首先要确定眶上孔的位置，然后将一根手指覆于其上，防止眶上神经和血管被针刺伤。然后，使用 30G 的锐针垂直进针，到达骨面后，缓慢而稳定地边退针、边注射。根据每个填充剂团块的大小，将 10~20 个独立间断的填充剂垂直柱状团块排列于骨面，从骨面逐渐向浅层退针注射，形成一个个类似"帐篷支撑杆"的效果。柱状的填充剂也能将注射过程中遇到的血管推开。30G 的钝针也能以最小损伤、安全地注射填充剂，但是无法形成一个个"帐篷支撑杆"效果（图 10-12）。

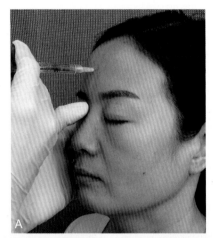

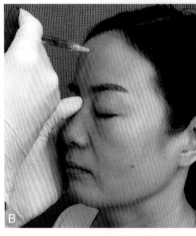
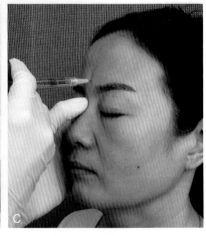

图 10-12　A~C. 30G 锐针垂直进针，将透明质酸以垂直柱状团块的形式在骨膜上和帽状腱膜下进行注射，这是阻力最小的平面。最后，塑形衔接不同高度和体积的填充剂团块，以获得一个圆滑的曲面。

眉部

对于那些希望拥有阳刚的眉形的男性来说，可以将填充剂直接注射到眉弓前内侧 1/2 的位置，给人一种进取、意志坚定的感官。在眉上方注射少量的填充剂可以降低眉部的高度。

女性通常希望眉形呈平滑的拱形，尾侧略高于眉头。可以在眉弓外侧 1/2 的后方和下方进行填充，使眉尾和睫毛缘之间的距离，在视觉上拉远（图 10-13）。

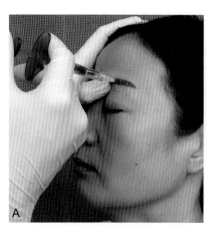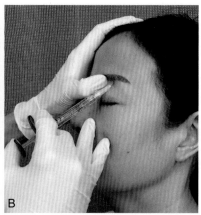

图 10-13　A、B. 透明质酸在骨面上均匀、缓慢、稳定地注射至眉弓前方。注射过程中，以辅助手的一根手指放于眶上孔上，保护血管与神经。如果需要增加眶上孔附近的突出度，应在眶上孔的两侧注射填充剂，然后再将这些填充剂往中间塑形。

前额

为了构建光滑、圆润的前额，需要在眉弓和发际线前缘之间的中点线上进行注射填充。填充团块的大小取决于患者自身的前额解剖结构、期望的效果以及术者的临床判断。嘱患者将头转向一侧，以评估前额结节是否在一个合适的位置上。亚洲人的前额和欧洲人的前额之间存在着细微的差异：亚洲人的额结节在前额的上 1/3 与中 1/3 的交界处，而欧洲人的额结节在前额的中 1/3 与下 1/3 的交界处。一旦这个点被确定，就可以将多个填充剂团块放置在以这个点为中心的毗邻处，然后再将这些团块呈放射状铺开。每次注射后，对这些填充剂团块进行塑形，以形成一个光滑、流畅的前额，它与颞区融合，并使颞嵴变得不那么明显（图10-14）。

颞部

颞部的填充简单而又安全。将一个 30 G 的锐针，从眉尾上外侧 1 cm 处的进针点，垂

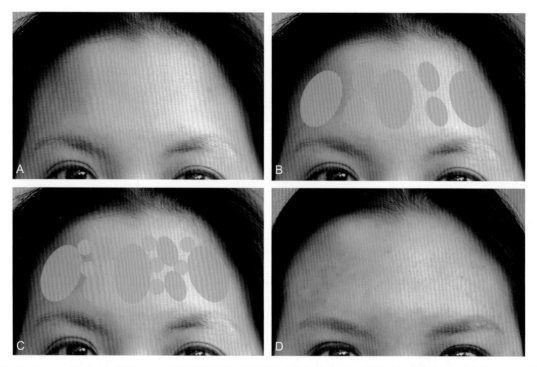

图 10-14　A. 这名 29 岁的女性，不满意自己狭窄而缺乏美感的前额，想要增加前额的凸度和宽度。B. 首先，以较大剂量的透明质酸增加前额的凸度和宽度，依据目标形态，从中央开始，然后逐渐向四周铺开。C. 以较小剂量的透明质酸填补大团块之间的缝隙，并消除其轮廓的不平整。将注射后的填充剂塑形，形成一个光滑、连续的轮廓。D. 注射了 4 ml 透明质酸的前额轮廓。

直地刺入到颞窝的骨面上。将填充剂注射到颞肌深部或颞肌内，填充剂的扩散受到附着在颞嵴上的颞深筋膜的限制。这样也能避开走行于颞深筋膜表面的颞动脉。严重的颞部凹陷应该予以注射填充，直至颞部变得十分平整为止。在美学观点上，一个凸出、隆起的颞部是不可取的，因此不可过度填充。通常情况下，一侧颞部可以注射 0.5~1.0 ml 的填充剂。为了将填充剂注射到颞窝的中下部，注射针应在颧弓上、眶外侧缘后 1 cm 以内进针（图 10-15）。

颞窝在此点处走行的唯一的一条血管是前哨静脉，如果误伤到该静脉，最多会形成一个轻微的瘀伤（图 10-16）。

上眼睑

上眼睑的注射应由经验丰富的医生来施行，因为他们对所使用的填充剂的性质以及上眼睑的解剖非常熟悉。注射含有肾上腺素的利多卡因混合局麻液，进行眶上神经阻滞，以缓解疼痛并收缩相应区域的血管，这样可以降低血管栓塞的风险。通过上眼睑填充来塑造面部

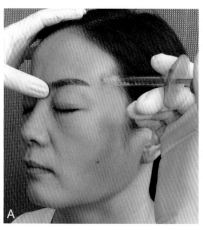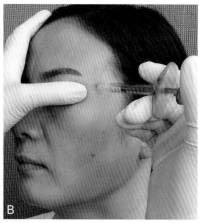

图 10-15 A、B. 颞部注射的技巧。标记出颞嵴以及眉尾上外侧 1 cm 的点，这个点的上方走行着颞浅动脉。在这个点的下方进针，并将填充剂直接注射到颞窝的骨面上，是比较安全的。

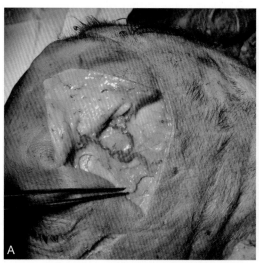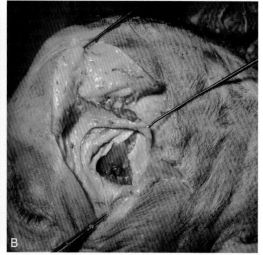

图 10-16 颞区解剖。A. 颞浅动脉横贯于颞浅筋膜的表面，位于眉尾上外侧 1 cm 处。B. 将颞浅筋膜反折，暴露出白色致密的颞深筋膜，再将颞深筋膜切开以显露出蓝色的填充剂的位置，该填充剂被预先注射到了颞窝处的骨面上。由于颞深筋膜紧紧附着在颞嵴上，因此颞窝处的填充剂无法移动。

的青春感、充盈感，并消除面部老化的眶上凹陷或"A"形畸形。填充剂可以注射在深层的骨面上，也可以注射在的眼轮匝肌的深部或表面。

在眶上缘的下方进行注射，30G 的锐针向上倾斜进针，直接在骨面上注射出独立、不相连的团块。同时辅助手的手指按住眶上孔，以保护血管与神经。然后，按揉这些团块，以获得平滑的表面（图 10-17）。

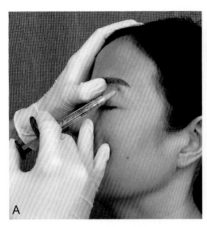
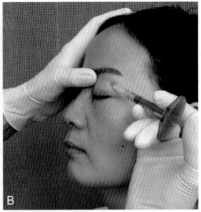

图 10-17　A. 眉弓下缘的注射技术与其前缘轮廓的重塑遵循相同的原则。辅助手的手指应始终置于眶上孔处。将小剂量的透明质酸直接注入眉弓下缘，可以有效地减轻眶上凹陷和"A"形畸形。B. 进行该区域的注射时要非常小心，因为过度注射很容易会形成肿块和表面的凹凸不平。在上眼睑的软组织内进行注射会增加出血的概率。

　　为了将填充剂以"薄片"的形式注射到眼轮匝肌的深面或表面，可以通过眼睑外侧进针，使用 30G 的锐针或钝针。边退针、边注射，注射剂呈条状排列，从而使眼睑饱满，减少眶上的阴影区。钝针注射可以减少创伤，避免上眼睑出现淤青。

术后效果

　　这位 40 岁的男性（图 10-18）曾接受过上眼睑成形术和眉弓部自体脂肪移植术。现在，他认为上眼睑过于凹陷，脂肪移植物在眉弓处吸收不均造成轮廓的不规则。利用 30G 的锐针在两侧分别注射 1.0 ml 的透明质酸，以改善眶上区凹陷（"A"形畸形），降低了重睑线。在鼻根部也进行填充，并一直延续到眉弓前缘，使不规则的轮廓变的平滑，并抬高了眉弓的突出度，让患者看起来更加阳刚。

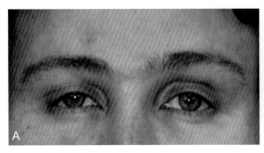
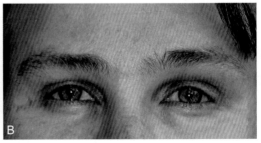

图 10-18　A. 注射前。B. 注射后 1 年。

这位 47 岁亚洲女性（图 10-19）的上眼睑凹陷严重，呈疲惫感。双侧分别注射了 1.3 ml 透明质酸后，眶上缘变得充盈，并降低了重睑线。

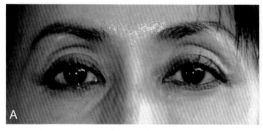 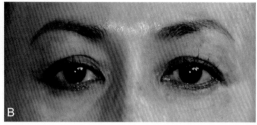

图 10-19　A. 注射前。B. 注射后即刻效果，损伤程度很低。

总结

面部上 1/3 和鼻部的容量恢复与轮廓重塑，可以令整个面部变得精致，而且美感加强。准确的填充部位，正确的注射技术，是良好效果的保证。术者应该掌握基本的解剖知识（尤其是血管分布与走行），更重要的是了解颈内和颈外动脉系统在眼周的独特分布与吻合方式。熟悉填充剂的各种类型及其流动性和亲水性方面的知识，有助于确保一个良好而安全的术后效果。利用优质的锐针或钝针缓速而轻柔地注射，可以减少创伤和潜在的并发症。

技术要点

- 患者坐直，保持头部稳定，并于照明良好的环境下进行操作。
- 术者必须有能力取出已经注入的填充剂。所以说，透明质酸是最安全的。
- 尽可能使用亲水性差的透明质酸。
- 在注射开始前，必须将透明质酸溶解酶配制好以备用。因为严重的并发症发生后会快速进展。
- 30G 的锐针和钝针造成的创伤和疼痛最小。而且，能够帮助术者集中精力地进行缓慢而稳定地注射。
- 术者必须熟悉注射部位的解剖结构，并且能够安全地避开骨孔。
- 在神经阻滞的局麻药物利多卡因内需加入肾上腺素。
- 鼻背填充时，避免连续线状地注射，因为这样会出现"香肠样"的不良外观。

参·考·文·献 --

[1] Wu WTL. Facial rejuvenation without facelifts—personal strategies. Presented at the Regional Conference in Dermatological Laser and Facial Cosmetic Surgery, Hong Kong, Sept 2002.

[2] Wu WTL. Non surgical facial rejuvenation with the 4R principle: innovative uses of BOTOX and facelifting with the Woffles Lift. In Panfilov D, ed. Aesthetic Surgery of the Facial Mosaic. Berlin: Springer, 2006.

[3] Wu WTL. Periorbital rejuvenation with injectable fillers. In Cohen SR, Born TM, eds. Facial Rejuvenation With Fillers. Techniques in Aesthetic Plastic Surgery Series. Philadelphia: WB Saunders, 2009.

[4] Seghers M, Longacre J, Destefano G. The golden proportion and beauty. Plast Reconstr Surg 34:382-386, 1964.

[5] Vegter F, Hage JJ. Clinical anthropometry and canons of the face in historical perspective. Plast Reconstr Surg 106:1090-1096, 2000.

[6] Farkas LG, Katic MJ, Forrest CR, et al. International anthropometric study of facial morphology in various ethnic groups/races. J Craniofac Surg 16:615-646, 2005.

[7] Naini FB, Gill DS. Facial aesthetics: 1. Concepts and canons. Dent Update 35:102-104, 2008.

[8] Prokopakis EP, Vlastos IM, Picavet VA, et al. The golden ratio in facial symmetry. Rhinology 51:18-21, 2013.

[9] Liew S, Wu WTL, Chan HH, et al. Consensus on changing trends, attitudes, and concepts of Asian beauty. Aesthetic Plast Surg 40:193-201, 2015.

[10] Coleman SR, Katzel EB. Fat grafting for facial filling and regeneration. Clin Plast Surg 42:289-300, 2015.

[11] Wu W, Carlisle I, Huang P, et al. Novel administration technique for large particle stabilised hyaluronic acid-based gel of non-animal origin in facial tissue augmentation. Aesth Plast Surg 34:88-95, 2010.

[12] Park SW, Woo SJ, Park KH, et al. Iatrogenic retinal artery occlusion caused by cosmetic facial filler injections. Am J Opthalmol 154:653-662, 2012.

[13] Lazzeri S, Figus M, Nardi M, et al. Iatrogenic retinal artery occlusion caused by cosmetic facial filler injections. Am J Opthalmol 155:407-408, 2013.

[14] Carruthers JD, Fagien S, Rohrich RJ, et al. Blindness caused by cosmetic filler injection: a review of cause and therapy. Plast Reconstr Surg 134:1197-1201, 2014.

[15] He MS, Sheu MM, Huang ZL, et al. Sudden bilateral vision loss and brain infarction following cosmetic hyaluronic acid injection. JAMA Ophthalmol 131:1234-1235, 2013.

[16] Kim EG, Eom TK, Kang SJ. Severe visual loss and cerebral infarction after injection of hyaluronic acid gel. J Craniofac Surg 25:684-686, 2014.

[17] Kim YJ, Kim SS, Song WK, et al. Ocular ischemia with hypotony after injection of hyaluronic acid gel. Ophthalmol Plast Reconstr Surg 27:152-155, 2011.

[18] Lazzeri D, Agostini T, Figus M, et al. Blindness following cosmetic injections of the face. Plast Reconstr Surg 129:995-1012, 2012.

[19] Liu OG, Chunming L, Juanjuan W, et al. Central retinal artery occlusion and cerebral infarction following forehead injection with a corticosteroid suspension for vitiligo. Indian J Dermatol Venereol Leprol 80:177-179, 2014.

[20] Jiang X, Liu DL, Chen B. Middle temporal vein: a fatal hazard in injection cosmetic surgery for temple augmentation. JAMA Facial Plast Surg 16:227-229, 2014.

[21] Tansatit T, Apinuntrum P, Phetudom T. An anatomical study of the middle temporal vein and the drainage vascular networks to assess the potential complications and the preventive maneuver during temporal augmentation using both anterograde and retrograde injections. Aesth Plast Surg 39:791-799, 2015.

[22] Beleznay K, Carruthers JDA, Humphrey S, et al. Avoiding and treating blindness from fillers: a review of the world literature. Dermatol Surg 41:1097-1117, 2015.

[23] Wu WTL. The Oriental nose: an anatomical basis for surgery. Ann Acad Med Singapore 21:176-189, 1992.

[24] Nahai F. The Art of Aesthetic Surgery, ed 2. St Louis: CRC Press, 2010.

[25] Wu WTL, Liew S, Chan HH, et al. Consensus on current injectable treatment strategies in the Asian face. Aesthetic Plast Surg 40:202-212, 2015.

[26] de Lacerda DA, Zancanaro P. Filler rhinoplasty. Dermatol Surg 33:S207-S212, 2007.

[27] Humphrey CD, Arkins JP, Dayan SH. Soft tissue fillers in the nose. Aesthet Surg J 29:477-484, 2009.

[28] Piggot JR, Yazdani A. Hyaluronic acid used for the correction of nasal deviation in an 18 year old Middle Eastern man. Can J Plast Surg 19:156-158, 2011.

[29] Redaelli A. Medical rhinoplasty with hyaluronic acid and botulinum toxin A: a very simple and quite effective technique. J Cosmet Dermatol 7:210-220, 2008.

第 11 章
微滴 Botox 注射技术

Woffles T.L.Wu

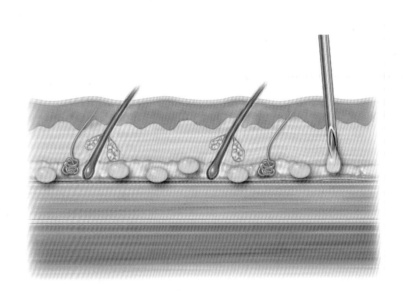

这就是那张使无数船舶沉没、使高耸云端的巨塔焚毁的脸庞吗？
美艳绝伦的 Helen 啊，请给我一个吻，让我永恒不朽吧。
——Christopher Marlowe

2001 年，我们开创了微滴 Botox 注射技术。该技术在操作过程中，将微滴 Botox（Allergan 公司生产的肉毒毒素）注射到前额的皮内和浅层肌纤维内，以改善额纹以及皮肤的质地，而又不影响额肌的深层肌纤维[1-4]。自从该技术产生之后，逐渐发展成为一项多功能的治疗技术，它主要通过减少汗腺与皮脂腺的分泌作用，改善了痤疮、红斑以及毛孔粗大等皮肤问题。在不影响深层肌肉功能的前提下，减少了皮肤皱纹；也可以用于提升、重塑下颌轮廓线；可以使颈部和下眼睑部的皮肤变得光滑；治疗后的面部通常能给人一种比较自然的外观，而不是 "Botox 治疗过度" 的感觉。也可以联合曲安奈德，局部注射治疗肥厚性瘢痕增生和瘢痕疙瘩。此外，它还可以改善乳房和腹部的妊娠纹，以及大腿和臀部脂肪堆积的外观。

该技术的关键是将多个微滴 Botox 均匀地注射至皮内和皮下层中，自行扩散紧邻其下方的肌肉浅层，同时保护肌肉深层的功能完好，从而可以治疗那些通常比较棘手的部位的细纹和褶皱，如前额的外侧、眼周、颈部和下颌轮廓线周围。针对皮肤本身来说，Botox 可以减少汗腺和皮脂腺的分泌（有研究证实并发表），它可以促使汗腺和皮脂腺萎缩，使皮肤变薄并收紧[5-7]，进而皮肤毛孔缩小，皮肤变得光滑、平整。痤疮和红斑也可以得到明显改善。

为了确保 Botox 在皮肤表层的精确分布，液滴尽可能小，并且液滴的间距规则地控制在 1 cm。液滴的大小将决定着最终的扩散程度，因此，只有这样才能使肉毒毒素更精确地作用于靶区。其目的与传统的 Botox 注射技术将肌肉完全麻痹不同。

历史背景

20 世纪 90 年代中期，Botox 作为产品开始用于临床，这是医师们首次接触到的一种，只需简单的操作，就可以有选择性地麻痹和弱化肌肉。通过肌内注射，就可以使肌肉的活动性下降，这是一件非常新奇的事情，这样一个无意的发现让人们对肌肉麻痹 "过度热情、着迷"，结果造成了一张张过度肉毒毒素化、过于僵化的脸。

许多患者抱怨他们的前额感觉僵硬，难以做出抬眉的动作，甚至有的出现了眉部下垂，致使重睑线下降。早期常出现额部 Botox 注射过量的问题，医生误认为患者唯一想要的就是获得一个平滑的前额。

多年来，随着医生审美能力的不断提高，发现了患者不希望以一对低平而僵硬的眉毛换取一个平滑的前额。他们希望前额变得平滑、自然，同时眉毛也能活动自如。这似乎是一个悖论，因为形成额纹的肌肉和支配抬眉的肌肉是相同的肌肉。因此，很明显需要这样一种技术，它既能明显地减少额纹，又不影响深层肌肉的活动，从而使眉毛可以活动自如。这种技术就是微滴 Botox 注射技术。

我们常常能够发现，当额肌内注射 Botox 后，额部皮肤往往变得光滑、紧致、有光泽，而且几乎看不到毛孔。许多患者喜欢这种"磨平"的外观。研究发现，这是 Botox 扩散至皮肤，抑制了汗腺和皮脂腺分泌的结果，原因是推荐的注射量的液滴太大，扩散半径超过了靶区范围。

传统的 Botox 注射液的配制是：2.5 ml 的生理盐水稀释 100 U 的 Botox。因此，1 ml 的稀释液中含有 40 U 的 Botox，也就是说，每个点注射 0.1 ml 的溶液中含 4 U 的 Botox，在眉间注射 5 个点（20 单位）和在鱼尾纹区注射 6 个点（24U），已成为一种常规注射剂量，目前在许多地区获批使用。

另一个临床难题是如何构建平滑的下眼睑。眉间纹、额纹和鱼尾纹进行传统的 Botox 注射治疗后，经常会在下睑缘位置出现令人讨厌的"兔纹"和细纹。在眶下区和下眼睑肥厚的眼轮匝肌内进行传统的 Botox 注射，会产生一个令人满意的效果，既能减少肉眼可见的细纹，又能使下眼睑轻微退缩，从而使眼睛看起来更大，更有吸引力。通常适用于那些没有明显眼袋的年轻患者。然而，一些患者出现了眼袋加重，浮肿严重，微笑时下眼睑毫无神采等问题，看起来比注射 Botox 前的状态更加糟糕。他们一般都是年龄较大的患者，肌肉与皮肤较为松弛。在注射 Botox 之前，肌肉有一定的张力，限制了眼袋脂肪的疝出。由于 Botox 的作用，肌肉变得松弛，无法提供相关阻力去维持张力，眼袋问题反而加重了。

第三个难题是在颈部。早期的注射技术是将 Botox 溶液（Botox 溶解到 2~2.5 ml 的生理盐水中）注射到颈阔肌带的前部和外侧，而颈阔肌带中间部分、颈部横纹或下颌轮廓线部分不进行注射。部分患者的颈阔肌带得到了改善，颈颏角也有较好地改善，但没有达到下颌提升、颈部横纹减少和颈部皮肤质地改善等效果。

在寻找这几个问题解决方法的过程中，我们根据自己的腋窝 Botox 皮内注射治疗多汗症和腋臭的经验，开创了微滴 Botox 注射技术 [5-7]。

微滴 Botox 注射技术的起源及命名

这项技术最初被称为 Mesobotox。但是，这个名称没有准确地体现出这项技术所蕴含的科学法则和理念。因此，"微滴 Botox"一词在 2002 年被提出并采用。它的本质上是在皮内或皮下均匀地注射高度稀释的 Botox，抑制皮脂腺、汗腺和肌肉浅层活动的一种治疗方法。精心制备的 Botox 稀释液和精准的注射技术是良好效果的关键。在某一点注射过量的 Botox 会使该区域弥散过多的 Botox，从而导致肌肉完全麻痹，这是不可取的。

微滴 Botox 注射技术的生理基础

Botox 是一种多用途的药物，可以抑制多种受体而发挥作用。肉毒毒素的新用途还在不断被发现，如减小咬肌和腮腺的体积[4, 8-10]。Botox 的作用机制是阻断胆碱能受体，抑制神经肌肉之间的信号传递，肌肉失去神经冲动而放松，从而消除面部的皱纹。汗液的分泌也是通过胆碱能受体介导的，也可以被 Botox 抑制。因此，Botox 能够减少靶区的肌肉活动，改善皮肤的质地。

微滴 Botox 注射技术的概念

传统的 Botox 注射主要目的是弱化或麻痹肌肉。Botox 注射进行面部塑形时，其目的是减小咬肌和腮腺体积[4, 8-10]。因此，为了最佳的效果，通常将 Botox 注射到肌肉内（图 11-1）。这样注射有时会导致疼痛和淤青。由于在肌肉内注射的误差幅度较大，并且整形外科医师在这些传统部位的注射时可能会更加漫不经心，所以常常不能确保精准地注射 Botox。

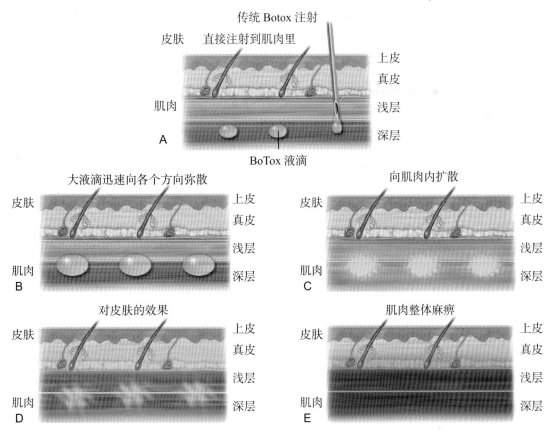

图 11-1　传统的 Botox 注射技术。A. 将 Botox 注射到肌肉内。B.Botox 弥散。C. 肌肉开始弱化。D. 一些 Botox 可能会弥散至覆盖于其上的皮肤处。E. 肌肉麻痹。

　　微滴 Botox 注射技术的注射技巧非常重要，因为要将多个 Botox 微滴注射到皮内或与肌肉（面部或者颈部）浅层的交界处。该技术有效地减弱了这些肌肉浅层的功能，而这些肌肉浅层紧密地附着在面部皮肤上，它们的运动产生了令人生厌的细纹和皱纹。皮肤层中注射 Botox 后，汗腺和皮脂腺的活动减弱（通过胆碱能受体和去甲肾上腺素能受体介导），因此汗腺和皮脂腺也会萎缩，最终皮肤收缩，患者会感觉到皮肤变得饱满、紧致。减少皮脂腺的分泌也有助于控制痤疮，但更重要的是能缩小并减少开放的毛孔，皮肤看起来更加平滑而富有光泽（图 11-2）。

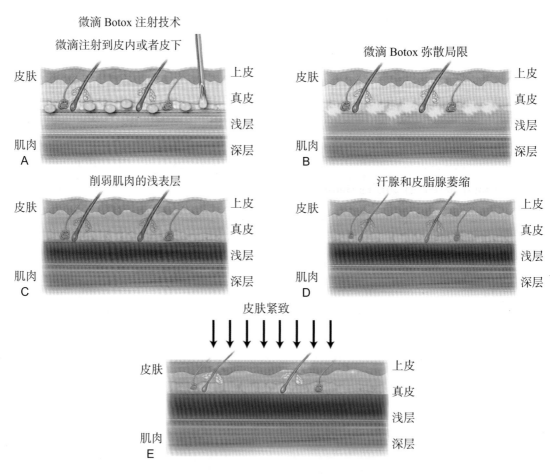

图 11-2　微滴 Botox 注射技术。A. 微小的 Botox 液滴被注射到皮内或与肌肉浅层的交界处。B.Botox 弥散到汗腺和皮脂腺，汗腺和皮脂腺分泌功能减弱。C. 肌层浅层麻痹。D. 皮肤层的汗腺和皮脂腺发生萎缩。E. 腺体萎缩后，皮肤紧致。

Botox 的稀释和注射

将一瓶 100U 的 Botox 用 2.5 ml 生理盐水进行溶解（也就是面部和咬肌注射液的标准配比）。也就是说，0.1 ml 本品含有 4U 的 Botox，0.05 ml 本品含有 2U 的 Botox[6]。

微滴 Botox 注射技术根据面部或者颈部的注射部位不同，将所需要单位剂量的 Botox 抽取到一个 1 ml 的注射器中，然后注入生理盐水或者 0.5% 的利多卡因溶液将该 1 ml 的注射器充满。

例如，额纹、眉间纹以及鱼尾纹的注射治疗，共需要 24U 的 Botox，将准备好的 0.6 ml 的标准配比 Botox 注射液（2.5 ml 稀释法）抽取到一个 1 ml 注射器里，然后再额外加入 0.4 ml 的生理盐水或 0.5% 利多卡因溶液，稀释成 1 ml 的注射液。这相当于 1 ml 的注射液中有 24U 的 Botox。我们更喜欢将利多卡因溶液作为额外的稀释剂，也没有发现利多卡因会降低 Botox 的效果和持续时间。

根据面部、颈部和身体部位的不同，需要使用不同的稀释液。当患者仅希望缩小毛孔或使皮肤变得光滑时，保护肌肉的功能不受影响变得尤为重要。我们使用 3 种不同的稀释液：

（1）1 ml 溶液中含有 20U 的 Botox，这种稀释液可用于改善油性皮肤、毛孔粗大、T 区以及包括鼻部在内的面部中 1/3 皮肤的红斑、痤疮。这种稀释液也可用于消除眶下区的细纹。

（2）1 ml 溶液中含有 24U 的 Botox，这种稀释液可用于额纹、眉间纹以及鱼尾纹的注射治疗。

（3）1 ml 溶液中含有 28U 的 Botox，这种稀释液可用于单侧下颌轮廓线和颈部的注射治疗，可以使颈阔肌带和颈部横纹变得平滑，提升下颌缘，并改善颈颏部的轮廓[11]。双侧需要两支 1 ml 注射器（2 ml，56U Botox），注射治疗下面部至颈部的上 2/3 部分。若患者颈部粗壮并伴有一对较粗壮的颈阔肌带，可能需要 3 支 1 ml 注射器（3 ml，84U Botox）来进行注射治疗。

注射技术的掌握需要不断地练习与总结经验。新手可以用 1 ml 的注射器抽满生理盐水，再安装上一个 30G 或 31G 的锐针，然后在一个光滑反光的表面上（如镜子）进行成排的微滴注射。新手应不断练习，直至能够熟练且持续地注射均匀的液滴为止。大多数尝试过这种练习方法的医生都会出乎意料地发现，他们常常会注射出过量的药物，而且每次注射出的液滴的大小也不均匀（图 11-3）。

实际上，0.1 ml 液滴的体积也是很大的。在眉部附近不正确地进行注射液滴（治疗眉间纹时），药物可能会弥散至上睑提肌，从而导致暂时性的上睑下垂。液滴的体积直接影响了其扩散的半径。

我们在标准的肌肉内注射时，以每液滴 0.05 ml（2U Botox）的剂量进行注射。当肌肉较厚或较致密时（如男性患者），可以使用每液滴 0.1 ml（4U Botox）的剂量进行注射。

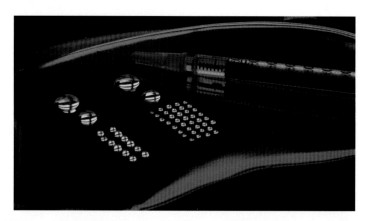

图 11-3　微滴注射训练。注射者需要进行微滴注射训练，直至能够整齐而又均匀地推注出微小的 Botox 液滴。左上角是标准的 0.1 ml 和 0.05 ml 的液滴。下方的微滴是由 0.05 ml 的液滴分成了多个微滴。右下角的微滴体积非常小（0.05 ml 液滴共分成了 39 个微滴），这在临床实践中几乎是无法实现的。左边的微滴（0.05 ml 的液滴分成了 12 个微滴）在临床上很实用。

　　微滴 Botox 注射技术可将 0.05 ml 的液滴再以多个小的微滴来进行注射。熟练的操作者可以很容易地将 0.05 ml 的液滴推注出 10~14 个微滴（图 11-3）。在临床上，能将 0.05 ml 的注射液分成 10 个微滴即可。如果操作得当，1 ml 的注射器的 Botox 溶液应该可以推注出 100~120 个微滴。

　　注射小剂量 Botox 时应缓慢而均匀，注射点以网格状铺开，点与点间隔约 1 cm。如果手法已经很熟练，并且注射的微滴可以更小时，注射间距可以比 1 cm 更小。注射前必须排出注射器内的气泡，以免影响注射的精确度。

前额区

　　在前额施行微滴 Botox 注射技术的目标是：尽可能地保护肌肉的功能，不影响抬眉运动；缩小皮肤的毛孔；改善皮肤的光泽；减少皱纹，尤其是位于前额外侧的皱纹（皱纹是额肌活动过度的表现）。整个前额使用不超过 24U 的 Botox，包括在眉间和眉部分别注射 8U 的 Botox 以减少皱眉肌的活动，另外在鱼尾纹处再注射 8U 的 Botox 进行除皱。如果已经在眉间、眉部和前额中央区施行了传统的 Botox 注射提升眉部，那么 12U Botox（即 0.5 ml 的稀释液）就足够前额外侧的注射治疗（图 11-4）。治疗的效果通常可以维持 4 个月。

　　通常，前额部分需要进行 40~50 个点的注射。前额的麻醉可使用少量 0.5% 的利多卡因进行眶上神经阻滞，无须加入肾上腺素。此外，眶上神经支配以外的区域可用 5% 的利多卡因乳膏进行表面麻醉。由于注射量很小，即使不进行麻醉，患者也可以耐受。前额外侧的低位注射，可以更好地避免眉部下垂以及造成的沉重感。治疗的目标是获得平滑的前额，不影响抬眉，并且看起来非常自然（图 11-5 和图 11-6）。

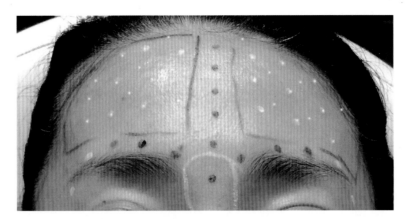

图 11-4　将 12U 的 Botox 以微滴注射法在前额的外侧进行浅表注射（白色标记）。每个微滴都应该鼓起一个白色的小皮丘。如果没有出现这种情况，则表明注射过深。眉间和前额中央区以 0.05 ml（2U）的标准 Botox 注射液（2.5 ml 稀释法）进行注射（棕色标记）。患者可能需要在每一个标记点（白色和棕色）都要推注一个微滴。因此，对于整个前额和眉间区来说，16~20U 的 Botox 就足够了。

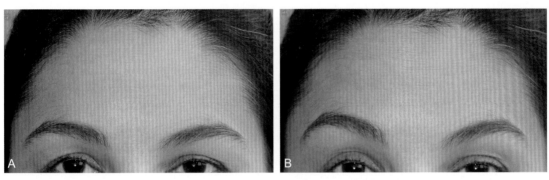

图 11-5　前额部分的微滴 Botox 注射。A. 静态时。B. 抬眉时。眉部活动自如，并且没有明显的额纹。

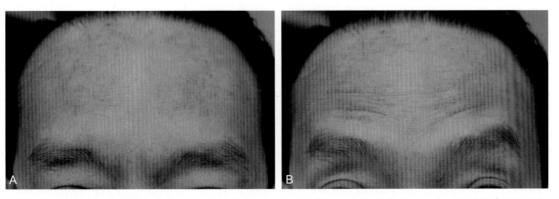

图 11-6　患者接受了前额和眉间 20U 的微滴 Botox 注射治疗。图为患者治疗后 4 个月的照片，额纹的复发很少。A. 静态时。B. 抬眉时。

眼下区

患者在鱼尾纹、眉间和前额区接受过 Botox 注射治疗后，下眼睑鼻侧的"兔纹"和细纹往往变得很明显。这时，患者常常需要进一步治疗。眼周的肌肉薄而纤细，这就意味着不允许注射医生出现失误。如果注射了过量的 Botox（如传统的 Botox 液滴），下眼睑的整个睑板前的眼轮匝肌就会变得松弛，导致并发症的出现，如眼袋加重、颧部浮肿、眼睑松弛浮肿，呈现出没有神采的下眼睑。

微滴 Botox 注射技术能推注出均匀分布的 Botox 微滴，因此，它非常适用于眼下区的治疗。我们通常会使用 8~12U 的 Botox 来进行眶下区和"兔纹"的治疗。效果能维持 3~4 个月。我们会提醒患者，这个区域与其他区域相比恢复得更快，原因是较大的区域内分散着较少的 Botox 单位。对于那些希望改善眼轮匝肌外侧皱纹（鱼尾纹）的患者，使用 24~28U 的 Botox 就可以治疗 3 个区域。许多过去在这些区域接受过传统的 Botox 注射治疗的患者，现在都要求采用微滴 Botox 注射技术进行治疗，因为他们这种方法治疗后看起来更自然，感觉也没有那么僵硬。

大多数患者在无麻醉的情况下也能耐受眶下区的注射治疗。也可以用小剂量的麻醉剂（0.25 ml 的 2% 的利多卡因）进行一个眶下神经的阻滞。眼下区和"兔纹"大约需要 20 个注射点（图 11-7）。

患者常常希望减少该区域的皱纹，因此，该区域需要进行一个非常小剂量的 Botox 进行注射。术者应该避免在这个部位进行过量地注射。

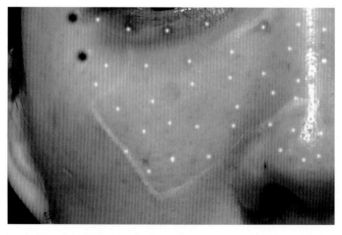

图 11-7　在眶下区和"兔纹"进行微滴 Botox 注射（每侧 9 ~10 个微滴），以减少细纹。在颧前部和鼻部进行微滴 Botox 注射（每侧 20 ~30 个微滴），以缩小毛孔、改善皮肤的纹理。微滴注射应均匀，防止眼轮匝肌过度松弛，眼袋加重。

微滴 Botox 注射技术治疗油性皮肤、毛孔粗大、红斑和痤疮

患者另一个常见的要求就是希望面部皮肤光滑，改善毛孔粗大、红斑和痤疮的问题。虽然许多药物和非手术的治疗方法也可以缓解这些问题，但微滴 Botox 注射技术已经被证明是一种高效的治疗方法，患者可以在 1 周内看到良好的治疗效果，并且维持时间可以长达 4 个月（图 11-8）。术者必须将微滴 Botox 精准地注射到真皮中，以确保其尽可能少地扩散到面部肌肉中。进行这些操作时，最好使用一个 31G 的注射针。

最常见的治疗部位是前额、面中部 T 区、颧前部和鼻部。准备 1 ml 含有 20U 的 Botox 微滴的 Botox 注射液就足够了。皮肤红斑问题也得到了显著的改善（图 11-9）。使用少量的利多卡因（0.25 ml）进行眶下神经和眶上神经的阻滞，注射靶区麻醉充分，确保患者在注射过程中无疼痛感。注射前 20 分钟，也可以在靶区涂敷 5% 的利多卡因乳膏。

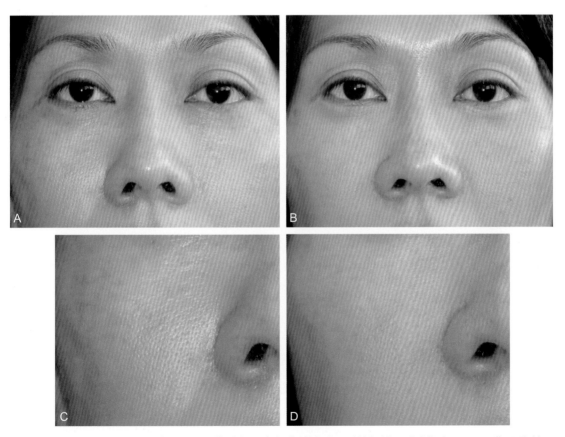

图 11-8　A、C. 治疗前，患者眶下区、颧前部和鼻部皮肤油腻、质地粗糙、毛孔粗大。B、D. 靶区注射了 20U 的微滴 Botox 后。皮肤纹理改善，毛孔缩小，皮肤富有光泽。

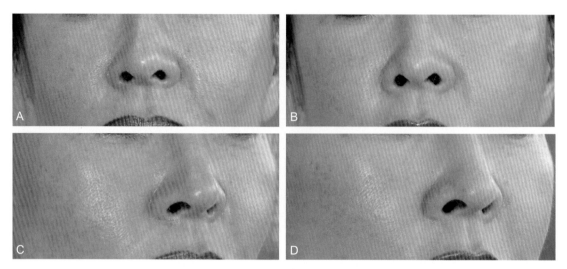

图 11-9　A、C. 这位 43 岁的女性，面部皮肤油腻、毛孔粗大，并且有红斑。在 T 区、鼻部和颧前部注射了 28U 的微滴 Botox。B、D. 1 周后，面部毛孔缩小，皮肤变得光滑，红斑也得到了改善。

颈部和下颌轮廓的治疗适应证

　　之前几乎没有技术可以持续地改善颈部和下颌轮廓线周围的皮肤纹理。微滴 Botox 注射技术是一项非常有效的非手术方法，可以提升颈部，锐化颈颏角，改善下颌轮廓线以及颈阔肌带，减少颈部横纹和褶皱。

　　多区域的微滴 Botox 联合治疗，以降低颈部汗腺和皮脂腺的活跃度，从而使颈部的皮肤变得光滑、紧致。同时在整个区域内削弱颈阔肌的浅层功能，改善颈阔肌带和颈部横纹，这种治疗方法与传统的颈阔肌带定点肌内注射技术不同。也可以与其他的紧肤仪器和治疗方法联合使用。应告知患者，这种治疗方法的效果仅能维持数月，因此，需要定期进行重复注射以维持治疗效果。

　　使用利多卡因乳膏进行表面麻醉可以为整个颈部提供 20 分钟的麻醉效果，增加了患者在整个治疗过程中的舒适度。也可以不进行表面麻醉，大多数患者是可以耐受在整个颈部进行 200~240 次的注射，因为该注射液本身含有局麻药物成分。整个治疗过程需要 2~3 ml 的 Botox 注射液（1 ml 溶液中含有 28U 的 Botox）。

微滴 Botox 在颈部和下颌轮廓线的注射范围

　　下面部和颈部的注射区与整个颈阔肌的覆盖范围是相对应的，因为它从锁骨向上覆盖下颌轮廓，然后融入了面部的表浅肌腱膜系统（SMAS）。

　　注射区是这样进行划分的，上界是平行于下颌下缘上方两到三指，内侧界是降口角肌外侧一指，两侧是双侧胸锁乳突肌之间的颈前部区域，往下终止于锁骨处（图 11 -10）。只

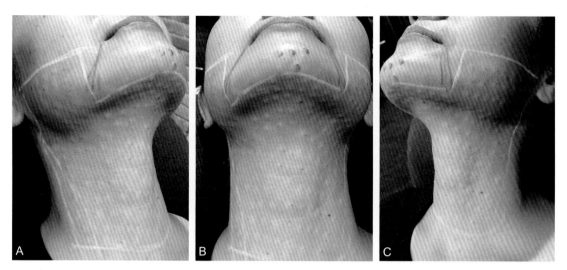

图 11-10 A~C. 颈部和下颌轮廓线的微滴 Botox 治疗。注射范围是从平行线于下颌下缘上方 2~3 指处开始，然后向下覆盖整个颈部一直到锁骨处，尽可能地避开胸锁乳突肌，并与口角外侧保持一指的距离，以免影响到降口角肌。这与颈阔肌的分布区域是相对应的。

有当颈部横纹延伸到了胸锁乳突肌的外侧，或者是患者有一个特别粗壮的侧生颈阔肌带时，我们才会考虑在这个区域以外进行注射。该区域的微滴 Botox 治疗不仅改善了颈部皮肤的纹理、色泽和平滑度，而且还降低了颈阔肌浅层肌纤维的活动度，从而提升了颏部，改善了下颌轮廓线，并构建了一个更加优美的颏颈轮廓（参见下一节）[11]。

整个区域通常需要 2 ml 含 56U 的 Botox，分装在两支 1 ml 注射器中，每支注射器中含有 28U 的 Botox。注射点之间的间距大约为 1 cm。对于比较强壮的患者，可能需要 3 ml 的注射液，注射点之间的间距也可以更近些。

对于所有在颈部和下颌轮廓线周围进行微滴 Botox 注射的患者，都应避开笑肌与降口角肌，因为这可能导致患者微笑时两侧口角不对称，也可能影响患者微笑时的表情（图 11-11）。

颈阔肌效应

肌肉收缩时，长度会缩短，而它的直径和周长会增加，从而在肌肉的两侧产生侧向挤压力或膨胀作用（图 11-12A）。如果一侧的肌肉放松，则对侧的肌肉在受到刺激时就会收缩并将肌肉拉向该侧，整块肌肉就会远离弱的一侧（图 11-12B）。因此，在颈部使用微滴 Botox 技术治疗时，通过这一原则，可以塑造更好的颈部轮廓，这种现象被称为颈阔肌效应。

颈阔肌是覆盖颈前、外侧和下颌部的较大的皮下浅层的肌肉。它隶属于一组独特的肌肉，称为肌肉膜。这些肌肉位于脂肪膜下层。

颈阔肌的收缩，缩短了颏部和锁骨之间的距离，使颈颏角变钝。让患者主动收缩肌肉

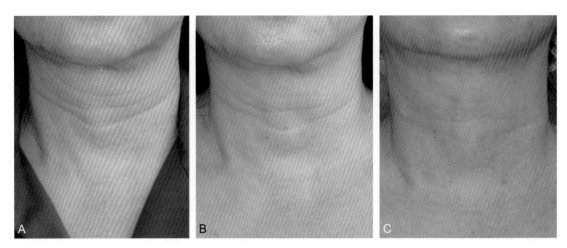

图 11-11　A~C. 颈部和下颌轮廓线周围的微滴 Botox 治疗。这名 60 岁的女性有颈部横纹、颈阔肌带、轻微的颏部下垂以及颈部皮肤干皱等问题。对其注射了三支微滴 Botox 溶液（每支 1 ml 溶液 28U 的 Botox）。总共使用了 84U 的 Botox。3 个月后，患者颈部横纹减轻，皮肤纹理也得到了改善。在本次随访中，又将 56U 的微滴 Botox（两支，每支 28U）注射到与之前相同的区域以及每条横纹上。在第二次注射治疗 2 个月后，患者颈部的横纹和皮肤质地又有了进一步的改善。

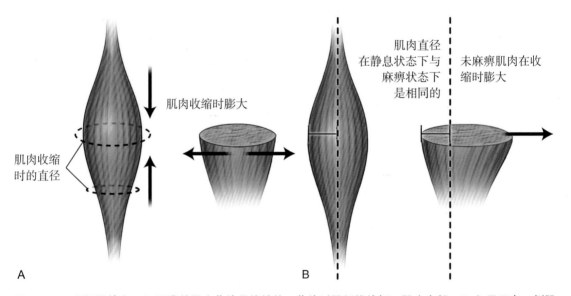

图 11-12　颈阔肌效应。A. 正常的肌肉收缩是线性的，收缩时肌纤维缩短，肌肉变粗。B. 如果只有一侧肌肉因微滴 Botox 作用而减弱，那么另一侧未治疗的肌肉功能正常，肌纤维收缩时，就会产生偏向健侧的运动矢量。

时，很容易看到这种变化。微滴 Botox 注射削弱了颈阔肌的浅层的纤维时，深层的肌纤维仍然保持其原有功能，即进行向内、向上地收缩，这样颈阔肌在颈部轮廓处于更加舒适的位置（图 11-13），就形成了一个更清晰的颈颏角，并产生一种颏部和下颌抬高的错觉（图 11-14）。

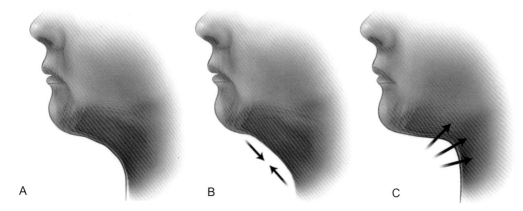

图 11-13　颈阔肌。A. 静息状态。B. 正常收缩。C. 微滴 Botox 治疗后。

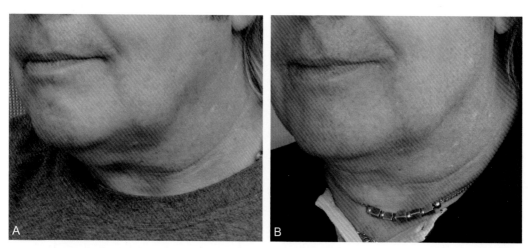

图 11-14　颈阔肌效应。A. 这位 65 岁的男性颈部粗壮，颏部下垂明显，颈颏角不清晰。注射了三支微滴 Botox 溶液（每支 1 ml，含有 28U 的 Botox）。共使用了 84U 的 Botox。B. 治疗 1 个月后，患者的下颌轮廓线、颏下垂和颈颏角均有明显的改善。

通过皮内微滴 Botox 注射治疗，面下部和颈部外观改善效果显著。

颈部和下颌轮廓线的 Botox 注射是 Botox 瘦脸效果（咬肌肥大注射）的补充。而咬肌体积最初的快速萎缩的过程中，颏部和上颈部皮肤的也会出现暂时性的松弛。微滴 Botox 治疗有助于缓解这一问题，下颌轮廓线和颈颏角部分的皮肤与皮下贴附紧密。

并发症

并发症发生的主要原因是术者对该技术理念的不理解，或者是注射技术不熟练，通常情况下并发症的发生率很低。刚接触这项技术的医生可能不知道如何确定微滴的大小，所以必须勤加练习。微滴 Botox 的主要并发症是 Botox 弥散至靶区以外的区域，从而可能会出现肌无力，以及面部运动或表情异常的问题。液滴的体积过大是主要因素。这些并发症可以通过良好的注射技术来避免。使用微滴 Botox 技术操作时，注射范围和注射剂量都需要仔细地分析，并且在前额注射时，也要因人而异。不同患者的前额高低、宽窄都不相同。对于前额低而窄的患者，0.5 ml 的注射量可能过多，而对于前额高而宽的患者，0.5 ml 的注射量可能过少。注射的结果也取决于注射医师的经验，如果注射的微滴过大，Botox 可能会弥散至额肌的深部，可能会导致眉部下垂，抬眉困难，眉部下垂也会导致重睑线变窄或消失。眶下区注射的并发症，包括眼袋加重、淤青、眼睑松弛、颧部浮肿，以及表情不自然。同样，在注射过程中要非常谨慎，以确保液滴小而均匀。

微滴 Botox 治疗颈部时，患者在起床或者做仰卧起坐动作时，颈部出现乏力的问题。原因是在胸锁乳突肌内注射的剂量过大。可以通过避免在这些肌肉内注射，或者增加注射点之间的距离，以及减少 Botox 的用量，来避免这些并发症的出现。当然，医生注射的微滴尺寸必须是小而均匀的。此外，未出现发音或吞咽方面的并发症。

在下颌轮廓线附近注射时，如果注射位置距离降口角肌或者笑肌太近，都有可能会出现微笑受限，或者微笑时出现双侧不对称的问题。患者常常会抱怨不能大笑。此时，可以在对侧注射小剂量的 Botox，以使患者在微笑时达到对称的状态。颊部注射 Botox 抑制油脂分泌和缩小毛孔时，也可能会发生同样的并发症。因此，最好不要在离口角一指的范围内进行注射。

讨论

正如本章开头所提到的，传统较大的 Botox 液滴（0.1 ml）可以弥散至靶区之外（像爆炸一样造成较大范围的影响）。微滴 Botox 的液滴较小（0.003~0.005 ml），（Botox 就能够像狙击手的子弹一样，更精确地进入目标区域）。微滴的体积限制了它们的弥散，只能作用于真皮中的汗腺和皮脂腺，以及皮下肌肉的浅层肌纤维部分。这样，深层肌纤维的功能不受影响。微滴 Botox 治疗身体、面部或者颈部的瘢痕和瘢痕疙瘩，效果也很明显。为了达到最佳效果，将 Botox 作为"化学夹板"，同时局部注射类固醇，这样一个简单的想法促使我们开创了微滴 Botox 注射技术，并成为我们临床中常规治疗瘢痕的方法[3, 12-17]。后来发现，微滴 Botox 可能通过下调作用促进瘢痕疙瘩中成纤维细胞的凋亡。现在，在术后的第 6 天或第 7 天，也就是拆线前，我们会用微滴 Botox 对所有的新瘢痕进行注射治疗[18-20]。如果是已经形成的瘢痕疙瘩，我们会采取联合治疗的方法，除了注射 Botox 之外，每间隔 1~2 个月再局部注射一次曲安奈德，直到瘢痕疙瘩消失。这可能需要数个疗程。

总结

微滴 Botox 注射技术在面部、颈部、手部和身体等多部位均有疗效，也可用于瘢痕以及瘢痕疙瘩的治疗。它是传统 Botox 注射技术的进阶，也极大地丰富了这样一个本已令人着迷的药物的用途。

参·考·文·献

[1] Wu WTL. Facial rejuvenation without facelifts—personal strategies. Regional Conference in Dermatological Laser and Facial Cosmetic Surgery, Hong Kong, Sept 2002.

[2] Wu WTL. Innovative uses of Botox and the Woffles lift. In Panfilov D, ed. Aesthetic Surgery of the Facial Mosaic. Berlin: Springer, 2006.

[3] Wu WTL. Skin resurfacing with Microbotox and the treatment of keloids. In Benedetto AV, ed. Botulinum Toxins in Clinical Aesthetic Practice, ed 2. Zug, Switzerland: Informa Healthcare, 2011.

[4] Wu WTL. Botulinum toxin A injections for facial rejuvenation and reshaping. In Lee P, Chen YR, Li QF, et al, eds. Aesthetic Plastic Surgery in Asians: Principles and Techniques. Boca Raton, FL: CRC Press, 2015.

[5] Bushara KO, Park DM, Jones JC, et al. Botulinum toxin—a possible new treatment for axillary hyperhidrosis. Clin Exp Dermatol 21:276-278, 1996.

[6] Glogau RG. Botulinum A neurotoxin for axillary hyperhidrosis: no sweat Botox. Dermatol Surg 24:817-819, 1998.

[7] Naumann M, Lowe NJ. Botulinum toxin type A in the treatment of bilateral primary axillary hyperhidrosis: a randomized, parallel group, double blind, placebo controlled trial. BMJ 323:596-599, 2001.

[8] Wu WTL. Botox facial slimming/facial sculpting: the role of botulinum toxin-A in the treatment of hypertrophic masseteric muscle and parotid gland enlargement to narrow the lower facial width. Facial Plast Surg Clin N Am 18:133-140, 2010.

[9] Wu WTL. Facial and lower limb contouring. In Benedetto AV, ed. Botulinum Toxins in Clinical Aesthetic Practice, ed 2. Zug, Switzerland: Informa Healthcare, 2011.

[10] Wu WTL. Facial sculpting and facial slimming with neurotoxins. In Sundine M, Connell B, eds. Aesthetic Rejuvenation of the Face. New York: Thieme, 2015.

[11] Wu WTL. Microbotox of the lower face and neck: evolution of a personal technique and its clinical effects. Plast Reconstr Surg 136(5 Suppl):92S-100S, 2015.

[12] Wu WTL. The role of Botox in keloid therapy. Annual Meeting of the Multi Specialty Foundation, Las Vegas, NV, June 2007.

[13] Gassner HG, Sherris DA, Otley CC. Treatment of facial wounds with botulinum toxin A improves cosmetic outcome in primates. Plast Reconstr Surg 105:1948-1953, 2000.

[14] Gassner HG, Brissett AE, Otley CC, et al. Botulinum toxin to improve facial wound healing: a prospective, blinded, placebo controlled study. Mayo Clin Proc 81:1023-1028, 2006.

[15] Giebler FRG, Giebler EF. Creating invisible scars. Int J Cosmet Surg Aesth Derm 4:107-110, 2002.

[16] Gassner HG, Sherris DA. Chemoimmobilization: improving predictability in the treatment of facial scars. Plast Reconstr Surg 112:1464-1466, 2003.

[17] Sherris DA, Gassner HG. Botulinum toxin to minimize facial scarring. Facial Plast Surg 18:35-39, 2002.

[18] Chuang YC, Huang CC, Kang HY, et al. Novel action of botulinum toxin on the stromal and epithelial components of the prostate gland. J Urol 175(3 Pt 1):1158-1163, 2006.

[19] Luo SK, Benathan M, Raffoul W, et al. Abnormal balance between proliferation and apoptotic cell death in fibroblasts derived from keloid lesions. Plast Reconstr Surg 107:87-96, 2001.

[20] Lu F, Gao JH, Ogawa R, et al. Biological differences between fibroblasts derived from peripheral and central areas of keloid tissues. Plast Reconstr Surg 120:625-630, 2007.

第3部分

巴豆油换肤术的美学标准和技术原理

THE ART AND SCIENCE OF CROTON OIL PEELING

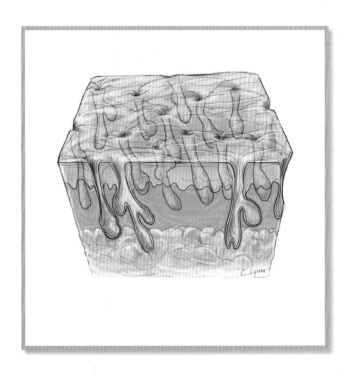

第12章
面部老化与面部换肤的历史背景

Richard H. Bensimon

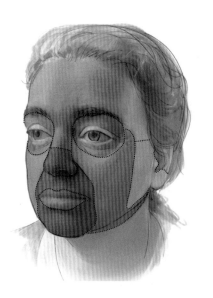

裁剪技术很重要，布料用好更关键。

——Fritz Barton, MD

整形美容医学最大的挑战之一，就是帮助患者恢复对自己皮肤的自信。关于皮肤的名言和谚语有很多（例如 "thick skin"），关于皮肤健康和美肤相关的书籍也数不胜数。市面上还有很多美肤和皮肤保健的产品、家庭食谱、饮食方式等。越来越流行的修图技术，让人们改变了对皮肤和美丽的认识。对完美皮肤的刻画，可能会让皮肤有明显衰老迹象的患者感到不安。人们对完美的追求，一直在推动着美容业和化妆品行业的发展，导致了消费者在未经证实有效或者完全无效的皮肤产品上花费了大量的金钱。

业界的诚信缺失误导了消费者购买不能产生实质性效果的产品和服务。

大多数人都希望在肤色和风格上得到改善，尤其是那些皮肤中黑色素含量较高的人群。尽管化妆品可以掩盖不均匀的皮肤色沉，并且一些产品可以抑制黑色素的产生，还有去除角质的作用，但没有任何产品可以使皮肤光滑无皱。光滑无皱的皮肤是年轻、健康的，是理想的，而在美容医学和外科手术中，是最难实现的。

皮肤老化的机制

皮肤老化是一个复杂的生物学过程，涉及皮肤的许多组成细胞。皮肤老化是不可避免的。由于人们的基因和生活方式千差万别，所以不同人的皮肤的老化过程也存在着很大的差异。在生物学上，有两种截然不同的过程影响着皮肤的老化：①自然基因决定的老化，表现为体内潜在的变化。②环境因素导致的老化，表现为外在环境和生活方式的影响。这些影响使内在的老化过程变得更加纷繁复杂。

内在和外在的老化共同导致了支撑结构和生理功能的逐步退化。然而，在组织学上，它们有着巨大的差异。内在的皮肤老化受遗传因素的影响，细胞老化过程缓慢，并且无法改变。这些变化是潜在的，外在表现为皮肤出现小的细纹或皱纹，皮肤松弛、干燥，缺乏光泽。如脂溢性角化病是一种良性的上皮肿瘤，最早出现在 30 岁左右，是研究内在老化很好的一个标志。

激素水平、表皮和真皮内的生长因子，都会随着年龄增长而自然地下降，这也是皮肤老化的年龄相关性的因素。雌激素减少会导致真皮层变薄，变得干燥，补充雌激素已被证实可以改善和逆转皮肤的老化进程。

这些老化过程的结果是：真皮胶原蛋白、弹性蛋白和细胞外基质的功能退化。在组织学上，虽然表皮很少发生变化，但真皮与表皮交界处的表皮嵴会变平坦，减少了接触面积，导致表皮营养减少，表皮细胞更新减慢，真皮细胞普遍减少。

环境或外部因素带来的伤害通常是可预防的，包括光损伤、污染、吸烟、不正确的饮食习惯、饮酒以及其他有害的生活方式。其中最常见的是光损伤，因此，外部因素常指的是光老化。与内在的年龄相关性皮肤老化相比，光老化的临床表现为弹性缺失的皮革样改变，颜色灰暗（黄色），半透明的消失（粉色，表明了年轻的光泽和健康的皮肤），纹理粗糙（深皱纹），不规则色素沉着（黑点或雀斑）以及毛细管扩张（1 mm 或更小的浅表血管）。

光老化不仅加剧了皮肤内在老化的进程，也促使细胞发生独特的变化。光老化的组织学特征是弹性纤维发生变性、增生，表现为大量异常结构的弹性蛋白纤维沉积，这些变性增生的纤维在真皮浅层增厚、缠结和聚集。这些异常的弹性纤维最终会替代真皮基质层的胶原纤维。弹性纤维变性是皮肤的皮革样外观和触感的主要原因。

外界的影响导致自由基活性加剧，对细胞膜造成严重的损伤，并使基质金属蛋白酶（MMP）增加。基质金属蛋白酶是一种增加胶原酶的酶（可以分解代谢蛋白，将胶原蛋白吞噬、降解，具有"食鬼"风格），并形成慢性氧化应激环境，导致炎症反应的发生并使端粒缩短。较短的端粒干扰 DNA 复制，导致细胞功能不可逆地丧失，最后细胞凋亡。

细胞外基质结构蛋白的异常导致皮肤干燥，出现皱纹。机制很复杂，因为被光损伤的皮肤含水量竟然是增加的。在未受损的皮肤中，水是与蛋白质（胶原蛋白和弹性蛋白）结合的，主要是与真皮中的糖胺聚糖（GAG）结合，负责皮肤的水合作用。在光老化的皮肤中，糖胺聚糖异常地附着在畸变的蛋白质上，导致无法与水结合。未结合的水以四面体的形式与自身结合，导致皮肤不再圆润，饱满感消失，临床表现为皮肤"干渴"。

日积月累的紫外线辐射会导致 DNA 的突变，从而进一步损害皮肤，干扰了监管致癌细胞的正常免疫机制。在"婴儿潮"的一代人中，皮肤癌的发病率有所上升。这一代人的户外娱乐活动和长期晒太阳的时间最多。

结果就是不同年龄段的患者都在寻求方法，积极改善皮肤早期老化的迹象，减少已形成的皱纹，并改善光损伤造成的不良外观。

如今，巴豆油的换肤的作用很强大，它不仅可以改善衰老、皱纹和光损伤的早期迹象，而且可以逆转大部分的皮肤损伤和较深的皱纹，甚至还可能预防皮肤癌的发生。

面部老化的机制

面部老化的机制虽然复杂，但是主要分为三大类：①结构性或重力性的变化；②容量减少或下垂；③皱褶形成和纹理改变。

外科医生以及非专业人士认为，面部结构性或者重力性的变化是最明显的，他们在照镜子时就会发现这些变化。许多外科手术可以解决这些结构上的变化，而且大多数整形外科医生都能很好地处理这些问题。这些手术很容易理解，也很容易通过学术会议和专业书籍了解到新的术式，并很好地开展。

近年来，面部容量减少和下垂的矫正，越来越受到了关注。从历史上看，同种异体植入物在特定区域发挥了重要作用，同时借鉴其他专业的经验，可注射的真皮填充物在现代整形外科手术中也很常见。在过去的十年中，由于可以增加容量，还有干细胞和生长因子的作用，自体脂肪移植技术的巨大价值也被广泛地认可。这些前沿的理念和技术带来的成效是惊人的（这些在本书其他章节有详细的介绍）。

在与年龄有关的变化中，矫正皮肤已有的皱褶和纹理变化可能是最困难的，同时相关的讨论也是最少的。整形外科医师会被这个问题所困扰，他们倾向于把这些患者推荐给美容师，或者使用微创的、效果不佳的非剥离性的表面技术简单处理。

最常见的策略就是直接回避。遗憾的是，如果整形外科医师这样做，患者就会错失一个深度解决皮肤年轻化和改善衰老这一根本问题的机会。外科医生更倾向致力于他们能够修复的东西，而忽略这样一个事实：对患者来说，口腔周围的褶皱比下颌轮廓的下垂或皮肤的松弛更引人注目。如果没有考虑纹理的变化，即使最成功的除皱手术也会相对地将口周或前额较深的皱纹突显出来，最终导致效果不佳。

为什么会如此讨厌换肤？诚然，传统的换肤技术很复杂，并且存在很多的问题。尽管外科医生非常愿意切开和缝合皮肤，但他们似乎不具备处理皮肤本身问题的能力和条件，处理皮肤问题似乎更多地属于美容师或皮肤科医生的范畴，或者是因为外科医生没有接受过相关培训或未直接地处理过这样的病例。

本章的主要目的是揭开现代化学换肤术的神秘面纱，以便医生们积极地尝试，给患者提供有效的改善方法。

技术

为了更好地理解这项技术，必须从历史的角度去诠释。只有通过这种方式，医生才能真正地知道，哪些才是最适合的。

磨皮术

磨皮术由来已久，可以用于口周的美容。虽然施行起来有困难并且安全范围较小，但皮肤科医生还是经常使用磨皮术治疗痤疮遗留的瘢痕，特别是使用效果显著的钢丝刷进行换肤。基于这些经验，整形外科医生通过磨皮技术，治疗口周的皱纹，效果很显著。但是，磨皮术对眼周或较薄皮肤的治疗，效果有限。以前，整形外科医师接触到磨皮术的几乎很少，并且由于过程过于血腥，这种手术逐渐被淘汰了。

化学换肤法

历史上的另外一种技术是化学换肤法。20 世纪 20 年代，化学换肤法不是由医生，而是由换肤匠引入美国的。第一个为人所知的换肤匠是一位法国外科医生的女儿，她在第一次世界大战后期间，治疗过遭遇毒气袭击的受害者，并设计了一种特殊的换肤技术。这一技术的确切起源已被历史遗忘，但其中几位有着密切联系的换肤匠在美国各地建立了该方法的规则。很明显他们做了大量的工作，然而却因此声名狼藉，引起了医学界的注意和仇视。因为与法律的冲突，导致一些换肤匠逃到墨西哥等其他国家，或悄然转到"地下"，以避免遭遇麻烦。

通过研究早期换肤匠的经验发现：他们使用了复杂的"秘密"配方，配方包括溶解苯酚结晶获得的液体苯酚，并加入几滴腐蚀性的酸性巴豆油。一贯的想法认为，该配方中巴豆油浓度约为 1%，浓度较低。该配方是如何产生的，仍然是个谜。但是已知的事实是，该方法效果非常好。就目前所知，换肤是在没有任何麻醉（除了推测使用的酒精）的情况下进行的。

可能在锅里搅拌苯酚结晶对医生来说太奇怪或者太像巫术的原因，医学界除了迫害换肤匠之外，没有表现出其他的兴趣。最终，整形外科医师注意到了这一点。1961 年，迈阿密的 Thomas Baker[1] 发表了一份既简单又容易复制的配方。该配方可能是从一名换肤匠手里得到的，包含了液体苯酚、3 滴巴豆油、水以及让油和水混合的表面活性剂消毒液体肥皂。Thomas Baker 认为苯酚是一种换肤剂，巴豆油的作用尚不清楚，但在所有的原配方中均有它的存在。

1962 年，为了方便起见，Thomas Baker[2] 调整了配方的剂量（其中 3 滴巴豆油不变）。这一看似微小的变化有效地将巴豆油浓度提高到了 2.1%，并在不经意间改变了化学换肤的历史。该配方在全国范围内公开发表，并成为几十年来的行业标准。众所周知，Baker 换肤法在改善比较严重的皱纹方面效果显著，但它也有一个明显的缺点：严重的色素脱失。术后患者的皮肤呈现出一种非自然的瓷质或雪花石膏的外观，必须通过化妆才能掩盖。在本身有大面积晒伤或明显皱纹的老年患者中，选择此方法是非常合适的。通常情况下，Baker 换肤法适用于年纪较大、皮肤颜色较浅的患者。

由于苯酚会产生一种"全或无"的现象，而这种现象是医生无法控制的，因此，普遍认为 Baker 换肤法实施起来很复杂。苯酚的基本原理是使皮肤变性，产生一种屏障，阻止了换肤液向更深处的渗透。医生认为较低浓度的换肤液比较危险，因为它会渗透的得更深而导致深部组织的损伤。在面部涂抹厚厚的换肤配方溶液，需要有很大的信心和希望。苯酚有一定的心脏毒性，需要在严格的心脏监测下谨慎使用。虽然未经证实，但这些说法却变成了教条，并在整形外科医师中代代相传。直到今天，这些说法仍然在专业书籍中被提及，而"苯酚换肤术"一般在外行的整容书籍中都有负面的含义。尽管效果非常明显，但一旦发生并发症，其风险过高，使得这种换肤术不能被广泛接受。在接受整形外科训练时，我们目睹了几次 Baker 换肤术操作过程后，坚信永远不会去尝试该技术。

激光换肤法

20 世纪 80 年代末，二氧化碳激光开始用于皮肤的年轻化治疗。在经验丰富的医师手中，这是一个可行的选择，但也面临着类似于 Baker 换肤术的问题，即色素脱失和较长时间的恢复过程。但是仍然有值得注意的进步，比如，操作者可以控制换肤的深度。整形外科医生被炫目的技术所吸引，制造商们也花大价钱进行营销，在医生与公众广告之间制造了一场"军备竞赛"。宣扬的临床优势是损伤深度的精确性，但多年来，其缺点已经超过了优点。

铒激光后来作为一种替代方法被引入，虽然恢复过程较为温和，但普遍认为对于复杂皱纹的临床效果不如二氧化碳激光。

非剥脱激光换肤法

为了尽量缩短恢复时间，制造商们开发了大量的非剥脱性点阵激光，并大力地鼓吹这些机器的效果，但最终结果却是不确切的、短暂的。制造商们连续多年推出新的仪器，声称具有良好的临床效果。临床结果证明，这些治疗花费很高，但是效果却微乎其微，并且维持时间不长。事实是，要改善皮肤的深皱纹和文身，必定会损伤到真皮，恢复期就会比较长。这些制造商的目标也是要找到花费低、有效而又安全的方法。

酸性换肤法

另一项技术是由皮肤科医生 Zein Obagi 推广的三氯乙酸（TCA）换肤法。虽然 TCA 换肤法的存在有一段时间了，但是 Zein Obagi 在 20 世纪 90 年代的工作引起了整形外科医师的注意。在以"秘密配方"和非常昂贵的培训项目进行不体面的商业化运作之后，Zein Obagi 的角色引起了争议。虽然如此，他的书《Obagi 皮肤健康修复和年轻化》，尤其对不熟悉换肤术及皮肤解剖和生理的整形外科医生而言，仍然是一项很重要的贡献 [3]。TCA 换肤术的另一项非常重要的进展，是可以通过不同的 TCA 浓度控制换肤的深度。浓度高达 25% 的 TCA，可以进行轻度至中度的换肤，然而公认的是，35%~50% 浓度的 TCA 进行中度至深度的换肤，对深皱纹的治疗效果较差，而且还可能产生严重的并发症，如瘢痕。尽管如此，TCA 换肤法在治疗色素沉着和细小皱纹方面有较好的效果。

化学换肤法的进展

现代化学换肤法的出现可以追溯到 Gregory Hetter 在内华达州拉斯维加斯的贡献。Hetter 当时正在寻找一种可行的方法来进行换肤治疗，偶然的是，整形美容医师在内华达州进行低浓度苯酚换肤是合法的。那些接受过换肤的患者中，Hetter 注意到，虽然没有明显的改善，但重要的是低浓度的苯酚并没有对他们造成伤害，这与几十年来人们所了解的关于苯酚换肤的观点正好相反。

受此启发，Hetter 将 Baker 的配方稀释了一半，成功地对患者进行了换肤，并且没有出现在以往换肤术后，通常出现的色素脱失。很明显，有一些特别的东西在起作用。于是，Hetter 设计了一系列实验，试图解释这个现象。他给一些患者进行了换肤实验，利用的是 Baker 配方中的成分，进行不同的组合。他发现，苯酚本身的换肤效果很差，这与其他医生的观点相符。Hetter 还发现，在苯酚中加入不同浓度的巴豆油，出现了巴豆油浓度与换肤深度呈正相关的现象，即巴豆油浓度越高，换肤越深，反之亦然。恢复时间的长短同样与巴豆油浓度成正相关。经典 Baker 配方的巴豆油浓度相当高，为 2.1%，这既是其换肤效果显著的原因，也是其出现并发症的原因。在明确了巴豆油在换肤中的关键作用之后，Hetter 可以根据需要改变配方中巴豆油的浓度。他降低了苯酚的浓度后，配置了不同浓度的巴豆油，从而开创了化学换肤的新纪元。新配方的优点与 Baker 换肤术相似，临床效果显著，但是没有令人讨厌的色素脱失发生。可以自由地根据需要改变巴豆油的浓度，控制换肤的深度，这是一项重大的进步。这种灵活的换肤术适用于所有年龄段以及各种类型的皮肤。

巴豆油浓度可调节的意义在于它彻底改变了换肤的性质。利用极低浓度的巴豆油，令换肤的整个过程放慢，以便整形外科医师观察皮肤的变化，并能在适当的深度停止。Baker 换肤术中的"全或无"现象的原因就是巴豆油的浓度太高，面部迅速形成一层厚厚的霜状物。造成换肤过深，从而导致色素脱失。

现在，可以根据皮肤类型、年龄或临床需要个性化地定制换肤的深度。通过选择适当的浓度以及换肤手法，可以精确地控制换肤深度。

目前，在临床实践中，可以在不造成色素脱失的前提下，实现预期的换肤效果。另一个关键之处在于，医生可以根据面部的不同区域，不同的皮肤厚度，选择不同的换肤液浓度。以前很多患者因为担心瘢痕而不愿意对眼睑部分进行换肤治疗，现在，只要选择较低浓度的换肤液（0.1%），精细的眼睑皮肤也可以得到及时、安全、有效的改善。

参·考·文·献 --

[1] Baker TJ. The ablation of rhitides by chemical means: a preliminary report. J Fla Med Assoc 48:451-454, 1961.

[2] Baker TJ. Chemical face peeling and rhytidectomy: a combined approach for facial rejuvenation. Plast Reconstr Surg 29:199-207, 1962.

[3] Obagi Z. Obagi Skin Health Restoration and Rejuvenation. New York: Springer-Verlag, 2000.

第13章
巴豆油换肤技术的应用

Richard H. Bensimon

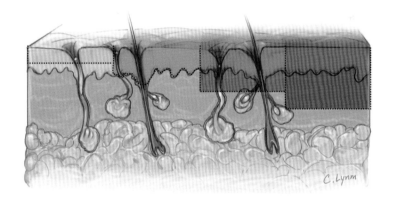

实践是知识的唯一来源。

——Albert Einstein

患者的评估与选择

当患者寻求面部年轻化时，外科医生不能将其归到那些需要进行特殊手术的人群中。正如前面所讨论的，外科医生总是会忽视皮肤纹理和质地对于面部老化的影响，但我们要知道，它是整个面部年轻化中不可或缺的一部分。而且，许多患者更加侧重于改善皮肤缺陷和明显的起皱现象，而非面部下垂。外科医生可能会建议进行一个"面部除皱手术"，然而患者希望改善的是口周皱纹。当一种昂贵的手术方法对于改善唇纹毫无作用时，只有认真倾听患者的心声，并和他们诚恳的交谈才可能避免患者对医生失望和产生敌意。

实际上，面部结构的重建（再定位和容积再分配）和皮肤纹理的改善可以使许多患者受益。如果患者能够接受整体的面部年轻化，那么首先进行手术干预是合理的，因为面部若处在一个平和的张力状态下，其中心部分的皮肤质地会得到一些间接改善。经过 4 个月的等待期后，可以进行面部换肤来纠正剩余的问题。同时是否能将化学换肤（或激光换肤）作为面部除皱手术的一种方法是存在争议的，因为其存在明显的风险，而且作用有限，然而正是这有限的作用使其变得如何可行是值得进一步研究的。

那些不乐意进行手术或者只想改善皮肤皱纹和质地的患者为外科医生提供了一个有趣的视角。在进行过一次成功的换肤术后，许多患者对其效果感到眼前一亮，并认为剩下的结构上的问题只是"正常的"衰老现象。如此一来，外科医生应该避免因个人偏见（和潜在的私利）而影响到手术方案的设计。

适应证和禁忌证

巴豆油换肤的主要禁忌证是那些对术后护理或早期恢复时遮盖皮肤的操作无法配合的患者。相对禁忌证是广泛性的光化角质病，这些患者换肤时皮肤可能会被剥得过深。他们适合进行分阶段的轻型换肤。

一旦决定要继续换肤，对患者进行全面评估是制订一份合适的美学治疗计划的基础。首先要考虑的因素是种族：眼睛颜色较浅和肤色较浅的人种通常皮肤薄而透明，更容易受到阳光灼伤和外部老化的影响，更容易出现明显的皱纹、日光性弹性组织纤维变性和皮肤变色。亚洲人和南亚大陆人的皮肤较厚，质地更好，皱纹更少，但更易发生色素改变。黑色人种的皮肤中含有更多的黑色素，他们的皮肤具有极佳的弹性，而且似乎不会发生老化。

性别也是一个影响因素。男性在面中部和面下部区皱纹较少，这可能是因为他们该区域的皮肤较厚，也可能是与该区域有胡须且会进行频繁剃须有关。组织学上，男性皮肤皮脂腺所占比例较大。男性换肤主要集中在前额和眶周区。

评估对象主要是面部明显的动态皱纹线，这些皱纹线垂直于表情肌肌纤维的长轴。在面上部区域，主要包括额肌收缩产生的水平抬头纹、皱眉肌收缩产生的垂直眉间纹、降眉间肌收缩产生的鼻根部横纹和眼轮匝肌收缩产生的放射状鱼尾纹。鼻根部横纹常常会延伸到鼻背上。眉部的外侧也可能会出现一些被动产生的斜纹，称为"睡眠纹"。

在考虑换肤时，需要特别注意下眼睑区域。这是因为下眼睑的皮肤非常薄，它是全身真皮层最薄的部位，且缺乏支持性的皮下脂肪层。睑板是通过其自身的内、外侧韧带与骨连接而悬吊着，并使得其中部是独立的。由于眼轮匝肌频繁收缩，且其表面的皮肤凸出暴露于日光下，下眼睑皮肤常常是身体第一个出现老化、幼纹、皱纹纵横交错迹象的地方，而且，随着时间的推移，会逐渐出现皮肤冗余。因此，除非有明确的适应证，对于下眼睑部的皮肤应考虑的主要干预措施是换肤，而不是皮肤切除。下眼睑部换肤的具体细节将在后面进行讨论。

相比之下，上眼睑的皮肤要好一些，因为它拥有较为丰富的表浅皮下组织，且睑板可以通过眼球进行物理支撑。这就导致其皮肤质地变成了一个较次要的问题，从而使上眼睑成形术成为一个较好的选择。尽管如此，换肤术所带来的"紧致"的皮肤仍然可以使上眼睑整形获得更好的效果。

Bryan Mendelson 最近的解剖学研究使人们对面部老化的过程有了一个更深入的理解，他将面中部皮肤的变化也纳入面部老化的进程中。Mendelson 发现腮腺上方覆盖的组织被大量韧带密集地附着，这些韧带锚固了腮腺的所有层次，多年来一直限制着腮腺的运动。对这一区域的皮肤进行检查会发现其皱纹相对较少，我们在进行换肤时需要牢记这一点。在腮腺的前部，这些附着的韧带变得较为稀疏，并拥有一种特殊的排列方式允许腮腺进行微小的运动。这种韧带支持力度的逐渐减少正是面部中央老化的根本原因。这种变化对皮肤是有影响的，因为腮腺内侧的脸颊皮肤上会出现点刻状和划格状的皱纹，这是不遵循动力学运动模式的。

鼻唇沟属于折痕，而非皱纹，因此没有必要通过换肤对其进行改善。然而，如果当颊部缓缓向外侧回缩，在该处的皮肤上仍然可以观察到一条浅表的纹路时，就可以通过换肤对其进行改善。

覆盖在口腔上方的软组织，与那些覆盖在眼眶上方的软组织一样，缺乏基础的支撑，仅仅只是悬挂在口腔的周围，以确保可以完成那些必要的、复杂的精细运动。其上的皮肤表面就会出现一些常见但顽固的口周皱纹，它们是由于口轮匝肌的收缩而引起的。

口角区是一个较复杂的区域，该区随着年龄的增长将逐渐失去脂肪的支持，这会导致其形状不规则，并产生一些垂直于降口角肌肌纤维的皱纹。

下颏区更加稳固一些，但其受口轮匝肌、颏肌和降口角肌的支配可以完成复杂的运动。其结果就是会产生横向的颏褶和不规则的皮肤橘皮样变，这些皮肤问题虽然顽固，但可以通过换肤而得到很大的改善。

耳垂的老化一般是由结构内卷、真皮变薄、皮肤起皱和伸长引起的。与其他部位不同的是，耳垂引起老化的这 3 个方面虽然可以通过手术复位和填充而得到很好的改善，但它们对于换肤术的反应也很好。

颈部的老化最好是通过手术方式进行改善。颈部皮肤不具备面部皮肤的恢复力，不能通过换肤术除皱。颈部只能进行非常轻微的换肤，且只能用于预防下颌分界处形成褶皱。

还应对面部各部位皮肤的相对厚度进行评估。由于鼻唇沟和颊唇皱褶交界的口周区域是面部皮肤最厚的部位，所以可以对其进行深层换肤，深度可以达到其真皮网状层的上部和中部。

前额区域的皮肤厚度由内向外是逐渐变化的。包括鼻上部在内的眉间区的皮肤都较厚，换肤时可以深入到真皮网状层的上部。前额外侧区的皮肤较薄，换肤的深度达到真皮的乳头层比较合适。而该区也很少会出现很深的皱纹线（除了横纹外）。用拇指和示指将前额的皮肤轻轻捏起，从中部开始逐渐向外侧移动，这样就能很容易地显示出其皮肤厚度的差异，可以据此选出一个合适的换肤深度。颞部皮肤较薄较软，换肤时应特别小心。当然，这个区域也很少需要深层换肤。

最接近耳前区的面部皮肤是基本上不运动的，往往不会出现皱纹。这也是一个皮肤较软的区域，换肤时需要谨慎行事。如上所述捏起皮肤，可以看到该区皮肤被束缚并附着在耳屏和耳前区。向内侧慢慢移动，可以观察到，皮肤渐渐变厚，变得更易松动，且蕴含更多的皮下组织。这一点在"脸蛋"处可以更清楚地观察到，我们常常在那里进行"捏脸"。前面部和后面部的分界线从外眦开始，向后弯曲，然后穿过颧骨体和颧弓的接合处，延伸至颏 – 下颌缘。前面部的活动能力更强，经常会出现杂乱交错的鱼鳍纹，外眦的皱纹线作为鱼尾纹的延伸，偶尔还会出现睡眠纹。该区的皮肤比口周和眉间区更薄。因此，真皮乳头层或网状层上部通常就是换肤深度的极限。

鼻下部和口周区的皮肤厚度是一样的，如果需要的话，可以进行相同深度的换肤。眼睑是一个特殊的区域，因为该区的真皮层很薄，但可以使用稀释的换肤液安全地、可预判地进行换肤。眼睛是面部的焦点，下眼睑通常是面部老化的主要标志，尤其是对于年轻的患者。幸运的是，现代巴豆油换肤术在该区的效果特别好。捏起眼睑的皮肤，向下持续向眶下缘移动，这样就能显示出其皮肤厚度的变化。这样也能同时检查出患者的下眼睑是否是过度松弛。

术前设计和术前准备

化学换肤术本质上是一种可控的化学性灼伤，其目的是为了实现真皮层的解剖变化，即有序地增加胶原蛋白和弹性蛋白的沉积。皱纹越深，皮肤的日光损害越严重，所需进行的换肤层次就必须越深，但它不会造成色素减退、瘢痕以及一些非常可怕的后遗症。

化学换肤会造成面部皮肤真实的损伤，随后会有一个较大但可耐受的恢复。患者皮肤和心理上的充分准备是决定能否最终成功的重要因素。因此，必须充分鼓励患者，并嘱其要目光长远。因为进行换肤术的回报是皮肤结构的一个显著而持久的改善，而这是其他任何治疗方法都难以复制的。

换肤术后的恢复阶段，虽然时间不是特别长，但患者可能也会难以接受。因此，整形外科医师必须真实详细地对其进行描述。将换肤术后每天的恢复情况的照片展示给那些考虑进行该治疗的患者，如果可能的话，也要向看护人员进行展示。准许患者应该与那些已经接受了类似换肤治疗的患者进行交流，如果有条件的话，最好能面对面地交流。能亲眼看到有人顺利地经历了这一过程，它是一种宝贵的激励，这会告诉我们，尽管恢复过程困难重重，但完全值得。总的来说，换肤术是能够被患者很好耐受的，而且，如果患者能充分了解情况，并设定了一个合适的基调，这将会一个积极的体验。

换肤术前的皮肤准备是防止色素沉着变化等并发症的一种手段，即色素沉着不足和色素沉着过多。这牵涉到维甲酸和 4% 的对苯二酚的应用。表皮层保持稳定，真皮层受到刺激，从而使胶原蛋白含量增加、黑色素细胞受到抑制。

在细胞水平上，表皮的角质层被压紧，黑色素细胞被抑制，而色素沉积变得更加均匀。成纤维细胞将产生更多的胶原蛋白和弹性蛋白，血管再生可以增加真皮层的血液循环。从本质上说，皮肤是在为即将到来的伤害而进行"加速代谢"。

在换肤前 4 周到 6 周开始进行术前准备，将 1 英寸（2.54 cm，质量约 1 g）浓度为 0.05% 或 0.1% 的维甲酸涂抹在整个面部。应用范围包括耳垂、耳屏和发际线，并继续涂抹至下颌缘下面 1 英寸的地方以及睫毛缘下面 1~2 mm 的部位。操作时应避免接触到上睑，以防产生可能存在的刺激。颈部也可以以类似的方式进行术前准备，可根据皮肤的刺激程度而降低药物的使用频率。

每日使用两次浓度为 4% 的对苯二酚，以抑制和调节黑色素细胞。在对苯二酚受到管制或禁止的国家，可以将曲酸作为一种可能的替代品。

这些术前准备加速了细胞的代谢更新，会导致皮肤红斑和破损，所以必须与患者沟通，让其一定要有心理准备。如果患者被这种药物反应过度困扰并想要中止，应建议其降低药物的使用频率，而不是停止使用。在无菌配药室内，医生可将浓度较低的维甲酸（0.05%）与润肤乳中的浓度为 4% 的对苯二酚混合，嘱患者每天两次使用。这样能减少刺激，提高患者依从性。可使用去角质剂（浓度为 8% 的乙醇酸或浓度为 2% 的植酸）来帮助去除角质层脱落的细胞。在换肤前的 4~5 天停止用药，以使表皮恢复正常。在进行该术前准备之前应拍下临床照片，以免我们无法及时察觉患者的皮肤出现了破损、过敏等症状。

这种皮肤的术前准备工作显然是一件比较麻烦的事，而且它的绝对必要性是存在争议的。一些医生在没有进行这些术前准备的前提下，也成功地通过换肤或激光使面部皮肤得到很好的改善。想要达成共识则将需要更多的经验累积和对照研究。我的临床经验是，若是省略或缩短了术前准备会导致红斑期过长。然而，对于皮肤和眼睛颜色较浅的人种来说，可以省去对苯二酚的使用。

既往史

外科医生必须注意患者以前是否有异常瘢痕病史。近年来，异维甲酸（Accutane）的应用是存在潜在问题的，因为它能抑制胶原酶，从而导致瘢痕过度增生。目前认为的是 6 个月的等待期，但还没能证实真正的安全过渡期是多久。尽管所有患者都要接受抗病毒预防治疗，但仍需注意患者是否有单纯性疱疹的病史。

药物

所有的患者都需进行常规的抗病毒预防治疗。嘱患者口服盐酸伐昔洛韦，每天 2 次，每次 500 mg，换肤术前 3 天开始使用，一直持续到术后 7 天。虽然换肤术后的恢复阶段可能并没有明显的疼痛，仍然要使用麻药与布洛芬为患者止痛，每天 3 次，每次 800 mg。为帮助患者应对康复过程中的不便和孤独感，术者需考虑使用一种温和的镇静剂对患者进行镇静催眠。

无麻醉下进行巴豆油换肤

多年来，在换肤时进行全身麻醉、静脉镇静或感觉神经阻滞已成为一个常规步骤，因为巴豆油对皮肤的腐蚀性非常强，会产生强烈的疼痛感。然而，有一些观察报告是值得深思的，那就是，目前还没有外行的施术者在换肤的过程中使用到任何特殊形式麻醉的记录，无论是局部麻醉还是全身麻醉。这是因为尽管他们不是医生，但他们仍然进行了概念明确的换肤术。此外，与激光换肤术不同的是，因为现在所施行的低浓度巴豆油换肤，所以患者在术后的几天通常不会感到明显的疼痛。最重要的观察结果显示，面部的某些区域可以在术后的第二天（或者更晚一些时候）进行再次换肤，而不会感到不适。造成这种现象的原因是什么呢？通过研究苯酚的其他用途，我们或许可以找到一些线索。常见的一些非处方药物，如咽痛喷雾剂和抗感冒药中是含有苯酚的，其苯酚的浓度在 0.5%~1.0% 之间，因而它们具有一定的麻醉性。更明确地说，耳鼻喉科医生在门诊进行一些小手术时，常常会将 20%~25% 的苯酚作为一种麻醉剂直接涂在鼓膜上以进行麻醉。

为了配制出一种可以有效治疗手部色斑的苯酚溶液，我在自己的手上尝试了各种不同浓度的苯酚稀释液。在色斑上施用 60% 的苯酚稀释液后，皮肤会有一个轻微的刺痛感，但该痛觉会迅速减弱消失，之后皮肤会出现霜冻现象。然后皮肤会变黑，并持续几个星期，直至脱落，这时手上的色斑会得到改善或消失。更重要的个人体验是，在涂抹该苯酚稀释液之后的 10~15 秒，与该稀释液接触的皮肤会处于完全麻醉的状态，这时的皮肤即使被针扎到出血的程度也不会感到疼痛。生物化学上的解释是，苯酚的游离羟基与神经轴突周围的髓磷脂相互作用，产生一种神经破坏作用，从而阻止了神经冲动的传递。而这种神经破坏效果是可逆的，或者更有可能的是，出现了神经再生。在过去，苯酚浓度为 35%、50% 甚至 88% 的溶液都已经被安全地应用于面部换肤。

根据这些资料和经验，我们开始尝试进行换肤，首先将苯酚浓度为 60% 的换肤液单次涂抹在某一区段的皮肤上（如前额的一半）。患者会有一个可预测的 10~15 s 的从轻微到中等程度的刺痛，之后刺痛会完全消失。一旦刺痛消退，这些用苯酚处理过的区域就会处于完全麻醉的状态，这时就可以进行换肤了，甚至可以进行深层的换肤，这个过程中患者不会感觉到任何不适。

如果整个面部都要进行换肤，可以先用 60% 的苯酚溶液对面部进行逐步麻醉，然后再行换肤术。刺痛感一般是可以忍受的 [其刺激性要小于 20%~25% 的三氯乙酸（TCA）换肤术，该换肤术通常是在没有麻醉的情况下进行的]，但如果联合应用口服镇静剂，患者换肤过程中的整体体验会更好。口服镇静剂的镇静程度要取决于术者换肤时的方便程度、手术设备以及可用的工作人员。镇静的程度并不一定要到需吸氧的程度，而且，如果手术规划和执行得都比较合理，患者往往会不记得换肤的过程。

面部换肤的标准程序包括问候患者，让患者换上医院的患者手术服，并让其口服镇静剂。典型的镇静方案包括口服氯西泮 0.2 mg 和三唑仑 0.5 mg。三唑仑曾是一种常见的苯二氮卓类安眠药，但由于其健忘的副作用较为明显，最终失去了人们的青睐。但是其在镇静方面的作用还是被认可的。正因为这个原因，牙医们采用了三唑仑作为镇静剂。在一位牙科同事的建议下，我也将服用该药作为镇静的方案之一。服用镇静剂之后，患者可能会睡着或昏昏欲睡。患者对镇静剂非常敏感，感觉也很舒适，并且不需要吸氧。镇静剂唯一的不便之处是患者术后需要家属开车送其返回家中。麻醉药物如氢吗啡酮 4~8 mg，或其他常见的止痛药都可以使用，这取决于手术医生的倾向和患者的耐受性。换肤前一天服用 400 mg 塞来昔布，手术当天早上再服用 200 mg 该药，是非常有效的。

早期的经验表明，在换肤结束时，通常会有一小时的不适和灼烧感，需要口服麻醉剂减轻不适症状。在此之后，患者通常不再有疼痛感。一种处理换肤后即感不适的方法是在换肤处涂抹一层标准的复合表面麻醉剂（"BLT"，包含苯佐卡因 20%、利多卡因 8%、丁卡因 4%）。由于缺乏表皮屏障，这些外用药物非常有效，薄薄的一层就足够起作用并且很安全。经过较短的等待时间后，涂抹换肤后应该使用的药膏。

如果换肤是在麻醉状态下进行的，那么也可以使用这项技术。这样就不用进行局部神经阻滞，而患者也可以舒适地从麻醉状态中出来。这些方法的进一步临床经验表明，若使用较低浓度的苯酚溶液，如 50% 或 40% 的苯酚溶液，也可以得到同样的效果。

不使用麻醉技术进行换肤的优点

在没有麻醉的情况下实施换肤术是革命性的变化，代表着面部换肤术的重大进展。它简化了手术过程，免去了麻醉的费用（和潜在的风险）。对整体的控制能力使这些换肤技术更容易使用且不那么令人望而生畏。因此，整形外科医师可以用更有利的方式进行更多部位的换肤。这种方法特别是对新手外科医生来讲也有一个概念上的安全系数问题。因为换肤所用材料的成本可以忽略不计，可以减少手术室的费用，所以大大减轻了新手整形外科医生在一开始就必须取得成功的压力。如果在换肤不完整的情况下，整形外科医生可以在办公室里简单地给患者涂上一些苯酚进行进一步的换肤，然后再用巴豆油溶液涂抹将残余皱纹除去。应用这些方法进行换肤非常简单，并且不需使用镇静剂。这些方法是纠正顽固的嘴唇处放射状皱纹和下眼睑纹理的理想方法，这些部位的误差范围很窄，一般不允许失误。整形外科医师可以向患者"保证"会继续治疗，直到他们满意为止。换肤操作的这种灵活程度的对医患关系是非常重要的。

换肤液的配制

通常使用的换肤液中苯酚浓度为 88%，其他浓度的换肤液我们一般不去使用，该浓度溶液易于通过简单计算制取。在苯酚浓度为 88% 的 10 ml 换肤液中，有 8.8 ml 的苯酚和 1.2 ml 的水：记作 8.8/10 =0.88，或 88%。为了得到苯酚浓度为 60% 的换肤液，必须用以下方程式确定苯酚浓度为 88% 的 10 ml 混合剂中必须加入多少水才能稀释到 60%：8.8/x = 0.6，x = 8.8/0.6，即 14.66。因此，在苯酚浓度为 88% 的 10 ml 溶液中，大约需要加 4.7 ml 的水才能使苯酚浓度降低为 60%。对于苯酚浓度为 50% 的换肤液，计算结果为 x=8.8/0.5，即 17.6。因此，在苯酚浓度为 88% 的 10 ml 换肤液中加入 7.6 ml 水可将之稀释到浓度为 50%。对于浓度为 40% 的苯酚溶液，方程式为 x = 8.8/0.4，即 22。因此，在苯酚浓度为 88% 的 10 ml 换肤液中加入 12 ml 水可将之稀释到浓度为 40%。使用该公式可以配置出任意浓度的苯酚溶液（框 13-1）。

框 13-1　换肤液的配制

10 ml 88% 苯酚 + 4.7 ml 水 = 14.7 ml 60% 苯酚

10 ml 88% 苯酚 + 7.6 ml 水 = 17.6 ml 50% 苯酚

10 ml 88% 苯酚 + 12 ml 水 = 22.0 ml 40% 苯酚

　　酸性换肤液的配制非常关键，应该由整形外科手术医师来完成，或者委托给专业配备的人员来完成。其成分与 Baker 换肤液相同，包括水、苯酚、巴豆油和消毒液体肥皂[1]。苯酚也叫石炭酸，是一种芳香族有机化合物，分子式为 C_6H_5OH。苯酚是一种可溶于水的白色结晶固体。需要将晶体苯酚制造成液体可能会使得医生们不愿施行换肤术。然而，现成的浓度为 88% 或 89% 的苯酚溶液现在可以从许多药店和药物供应商那里买到。

　　苯酚是一种弱酸，具有蛋白质变性作用，对皮肤有腐蚀性。正是这种特性使苯酚能够进入皮肤的真皮层。一个有趣的历史轶事是，在 Listerian 无菌手术的早期，整个手术区域都喷上了一层很稀的石炭酸（认为酸性很弱）。由于整形外科医护人员都是赤手进行手术操作的，William Halsted（威廉·霍尔斯特德）最喜欢的手术助理护士因为接触苯酚而患上严重的皮炎，此时威廉很沮丧，向 Goodyear brothers（古德伊尔兄弟）寻求帮助，后来古德伊尔兄弟就发明了一种实用的橡胶手术手套。不久之后，无菌手术手套成为医学行业的标准，而霍尔斯特德迎娶了那位护士。

　　巴豆油种子是一种原产于印度次大陆和马来西亚灌木的农作物，而巴豆油是一种从巴豆油种子中提取的天然油脂。它在兽医行业中是被用作泻药的，且在美国文学作品中被称为毒药。第二次世界大战期间，巴豆油被添加到鱼雷的酒精推进剂中，以阻止水手们偷喝这种燃料（不过后来水手们找到了一种方法，可以用临时的蒸馏器将巴豆油和酒精分开）。

　　巴豆油具有很强的腐蚀性，如果将之用力涂抹在皮肤上，会造成较为严重的全层皮肤溃烂。然而，当适当稀释并合理应用时，巴豆油可以产生惊人的美学效果。外科用六氯酚液体（如消毒液体肥皂）作为表面活性剂，使水组分和油组分更容易混溶。普通自来水就可以用来配制溶液。这些成分相对便宜，从复方药店或皮肤科供应商就可以获得。Delasco（德拉斯科）是美国一个可靠的供应商，可以全世界发货。由于每个国家当地法规的原因，将巴豆油运往海外可能会有问题，因此运输之前应该详细咨询每个国家的海关部门。在讲座和现场手术研讨会上的经验表明，实施者对混合溶液方案和询问所购买的现成产品的前景感到顾虑重重。而溶液的配制合乎逻辑且简单易行，所以，确保准确性的最好方法是由整形外科医师自己制备。此外，还可以根据需要对公式进行修改并进行操作。

　　溶液的制备需要一个舒适的工作环境，其表面有内衬以保护不受酸性物质的腐蚀影响或直接在玻璃容器中配制。不同容量的小玻璃杯是混合溶液的理想容器。用到的器具有不同容量的标准注射器（1 ml、3 ml、5 ml 和 10 ml）、一个小的玻璃或金属漏斗、外科无菌手套，以及储存各种溶液的容器。各种容量的深色玻璃容器价格便宜，包括带有酚醛圆锥形内衬防漏盖的瓶子，都可以从供应商那里买到。

　　所处环境必须允许制备人员在配制混合溶液的过程中能够保持全身心地投入。将原料放在玻璃杯中并按添加的顺序排列，每次都应重复这一操作，以防混淆。必须戴上无菌手套以防止酸性腐蚀（在早期的经验中，我们总是"戴着两副手套"，但随着时间的推移，我也越来越变得漫不经心，于是现在也有了"柔和的指纹"—— 一个老练换肤匠的典型标志）。

酸性溶液配制成功后，将之放入不透明的容器中，并盖上防泄漏的盖子，可以储存很长一段时间；但是，如果储存超过 6 个月，溶液的浓度就会因为蒸发而发生变化。

历史上的配方是基于巴豆油液滴计算的。然而，滴管使用起来可能会很不方便，特别是在体积很小的情况下，液滴的体积会因滴管的不同而有很大的变化。那时的条件不可能对一滴溶液进行分割，这就限制了配制者的选择。Hetter 在简化配方的过程中迈出了重要的一步，就是用较大的体积配制了一个标准的苯酚－巴豆油溶液，然后将其与其他成分进一步稀释（表 13-1）。这种标准溶液，或称"原液"，由 24 ml 苯酚浓度为 88% 的溶液和 1 ml 巴豆油混合而成。也可以直接使用苯酚浓度为 88% 的标准溶液，但没有实际效果。通过这种方式，使用标准注射器很容易实现测量的准确性和一致性。苯酚对注射器中的橡胶成分有腐蚀作用，因此，如果注射器柱塞不容易移动时，可能需要更换注射器。柱塞卡住时，不应用力推动。如果暴力推动，则可能会导致液体飞溅发生危险事件。因为苯酚对玻璃成分没有腐蚀作用，所以优质的老式玻璃注射器是非常理想的配制工具，可以避免上述问题的发生。

后来有相关人员制订了标准的表格，进一步描述了达到特定巴豆油浓度所需的每种成分的具体体积。除非另有说明，否则使用这些配方时苯酚的浓度约为 35%。整形外科医师可以简单地按照标准浓度的配方进行操作，或者对公式的相关数学运算进一步钻研，以获得适用于特定需要的无数种不同组合。

如表 13-1 所示，巴豆油浓度分别为 0.2%、0.4% 和 0.8% 时，水与消毒液体肥皂的体积保持不变，分别为 5.5 ml 和 0.5 ml。变化值是苯酚和原液的相对体积（包含苯酚和巴豆油）。各配方中苯酚浓度为 88% 的溶液与原液体积之和为 4 ml。

原液由 24 ml 苯酚和 1 ml 巴豆油组成。每毫升原液含有 0.04 ml 巴豆油，使其成为巴豆油浓度为 4% 的溶液。例如，巴豆油浓度为 0.8% 的溶液，它由 5.5 ml 水、0.5 ml 消毒液体肥皂、2.0 ml 苯酚和 2.0 ml 原液配制而成。2.0 ml 原液，包含 0.08 ml（2×0.04 ml）巴豆油。由于溶液总体积为 10 ml，所以巴豆油最终浓度为 0.08 ml/ 总体积 10 ml，即 0.8%。因此，通过比较任何一种配方中原液的体积与原液中已知巴豆油的含量，可以很容易地确定巴豆油的最终浓度。值得注意的是，巴豆油的浓度在原液中高达 4%，所以不能在未稀释的状态下直接应用于皮肤。例如，Baker 配方中巴豆油的浓度就比较低，为 2.1%。

为了配制更低的浓度，制备者应首先混合浓度为 0.4% 或 0.2% 的溶液，然后使用表 13-1 所示的公式进一步稀释。新溶液的最终体积为 4 ml，并且苯酚的最终浓度保持在 35%。最终，无论稀释公式使用的初始浓度是多少，都会被稀释 1/4，因为 1 ml x% 巴豆油溶液 + 1.2 ml 苯酚 + 1.8 ml 水会产生 1/4 x% 的溶液。如果需要更大的体积，公式中的所有值都可以乘以相同的因子就可以保持相同的浓度。

表 13-1　巴豆油溶液

原液：24 ml 苯酚 + 1 ml 巴豆油。配制的结果为每 1 ml 原液中含有 0.04 ml 巴豆油，或者说巴豆油的浓度为 4%。原液按照如下方案进行稀释。

巴豆油的最终浓度（液体总体积为 10 ml）		
0.2%	0.4%	0.8%
水		
5.5 ml	5.5 ml	5.5 ml
消毒液体肥皂		
0.5 ml	0.5 ml	0.5 ml
浓度 88% 的苯酚		
3.5 ml	3.0 ml	2.0 ml
原液（浓度为 4% 的巴豆油溶液）		
0.5 ml	1.0 ml	2.0 ml

这些配方中苯酚的浓度为 35%

更稀的溶液（液体总体积为 4 ml）

0.1%：1 ml 0.4% 巴豆油溶液 + 1.2 ml 苯酚 + 1.8 ml 水

0.05%：1 ml 0.2% 巴豆油溶液 + 1.2 ml 苯酚 + 1.8 ml 水

1/4 x%：1 ml x% 巴豆油溶液 + 1.2 ml 苯酚 + 1.8 ml 水

按照 10% 体积百分比添加橄榄油溶液：

在液体总体积为 10 ml 的配方中（0.2%、0.4%、0.8%），加入 4.5 ml 的水和 1 ml 的橄榄油

在液体总体积为 4 ml 的配方中（0.1%、0.05%，或者更低），加入 1.4 ml 的水和 0.4 ml 的橄榄油

　　任何配方中苯酚浓度的确定都取决于苯酚的总体积。以巴豆油浓度为 0.4% 的配方为例，使用 3.0 ml 苯酚和 1.0 ml 原液即可配制。原液中苯酚的浓度为 24/25，即 96%。将 1.0 ml 原液乘以 0.96 得到 0.96 ml 溶液。这个 0.96 ml 是中苯酚的浓度为 88%，因此乘以 0.88 就得到 0.84 ml 纯苯酚。因此，纯苯酚的总体积为 2.64 ml + 0.84 ml，即 3.48 ml，溶液总体积为 10 ml，所以苯酚浓度为 34.8%。每一个公式略有不同，但为了方便起见，使用这些配方时苯酚的浓度约为 35%。

　　在溶液中加入橄榄油这个改变很有效果，橄榄油的最终浓度以体积百分比计算为 10%。橄榄油的加入可以使溶液分布得更加均匀，能够调和皮肤的吸收效果。在 10 ml 的配方中，这个浓度是通过改变水的体积到 4.5 ml 并加入 1.0 ml 的橄榄油来达到的。在较稀的巴豆油溶液中，如 0.1%，总体积为 4 ml，那么加水量为 1.4 ml，橄榄油体积为 0.4 ml。

　　Hetter 观察到高浓度的苯酚并不一定能产生良好的换肤效果，所以我们现在使用的是浓度为 35% 的苯酚溶液[2]。可以改变配方以获得较低浓度的溶液，方便进行较轻程度的换肤（巴豆油浓度是主要的决定因素）。另一种可选择的配方是制备苯酚浓度较高（如 60%）而巴豆油浓度较低（如 0.1%、0.05%）的溶液，甚至在色素沉着比皱纹更严重的情况下使用更低浓度的换肤液。将巴豆油浓度为 0.1%、总体积为 4 ml 的配方溶液中的苯酚浓度改为 60%，所需苯酚总量（x）由公式 x/ 4 ml = 0.60 确定，即 x = 2.4 ml。因为 1 ml 巴豆油浓度为 0.4% 的溶液（溶液中苯酚的浓度为 35%）中含有 0.35 ml 的苯酚，因此还缺少 2.05 ml

的苯酚。等式 0.88x=2.05 表示苯酚浓度为 88% 溶液的体积（x），那么在本例配方中则为 2.33 ml。配方中苯酚的体积与水的体积之和为 3 ml，将公式中 2.33 ml 苯酚和 0.67 ml 水代入，就可以得到苯酚体积分数为 60% 的溶液。该公式的含义为可为特定的个人和具体的临床情况定制特定浓度的换肤液。

术中经验

一般而言，Baker 换肤和最近研究的换肤方法都是在全身麻醉或静脉注射镇静剂的情况下进行的，因为化学换肤带来的灼烧感会让患者感到非常疼痛。因此无论选择哪种方法，充分阻断疼痛包括麻醉情况下进行无痛手术，以防止术中过度刺激，对患者都是非常有意义的。如果患者术后苏醒时未感不适，那么整个康复过程和整体体验都会非常好。有些患者诉术后第一天晚上会有轻微的刺痛感或灼烧感，通常第二天早上这种不适感就会消失。麻醉诱导后，布比卡因联合肾上腺素进一步阻滞局部感觉神经的分支。这些分支包括眶上分支、滑车上分支、滑车下分支、颧颞分支、颧面部分支、眶下分支、鼻背分支、颏分支和颈分支。关于这个话题的精彩讨论可以在 Joseph Niamtu Ⅲ 撰写的《皮肤美容学》杂志上找到[3-6]。在整个手术部位皮下注射稀释的布比卡因是非常有效的。换肤所达到深度主要是通过观察皮肤颜色的变化来指示的，所以肾上腺素不适合用于浸润麻醉，因为它会使皮肤变白，对换肤所达到深度的监测造成干扰。肌内注射 30~60 mg 的酮洛拉克曲美沙胺，可以作为麻醉的辅助用药。这些都是常见的麻醉技术，我已经安全使用了十余年。本章后面将详细描述一种创新的替代方法，该方法允许整形外科医师在不使用局部麻醉，仅通过口服镇静剂的情况下就能轻松完成换肤，甚至可以完成更深层次的换肤。

患者术前不要使用眼膏和角膜保护器，因为苯酚可能会溶解在眼膏中，导致在必要时不能进行彻底地冲洗。眼周换肤必须极其谨慎。苯酚换肤一直有对心脏可能产生毒性的担忧，但很少有死亡的报道，即便是有也是道听途说，不可能将酚毒性与之联系起来而将麻醉并发症排除在外。传统的换肤手术是在全身麻醉或镇静但没有局部神经阻滞的情况下进行的。有推测认为，高浓度巴豆油强烈刺激引起的儿茶酚胺释放可能是导致心律失常的原因。使用含较低浓度苯酚（35% vs. 49%）和巴豆油的换肤液，并进行彻底的面部局部麻醉（或稍后讨论的新技术），目前尚未发现心脏并发症。推广传统换肤术的 Thomas Baker[1] 表示，在他多年的经验中，从未遇到过需要治疗的心律失常。最近的研究表明，在无局部阻滞麻醉下换肤时，心律失常并不少见，但本质上是良性的，并不需要进行治疗。因此，一般的建议包括：手术时施行心电监护，身体保持充足的水分，以及换肤时间不超过 45 分钟。遵照这些指导原则，我在近 17 年的换肤过程中没有发现任何心脏并发症。

嘱患者手术当天早上不要在皮肤上涂抹任何东西。在换肤之前，于皮肤表面用丙酮彻底对其进行脱脂。如果手术室规定禁止使用丙酮，那么要在进入手术室之前使用，并在手术室用酒精再次对皮肤进行脱脂处理。换肤过程应有序、系统。安全问题是最重要的，特别是在眼周进行换肤时更要注意安全，避免不小心殃及不需要换肤的部位，并防止酸性换肤液的飞溅而发生不良事件。如前所述，在对眼周进行换肤时，必须极其谨慎，不要使用角膜保护器和眼膏。具体措施包括将头部轻轻抬起防止酸性物质滚入眼中，不要使用过于湿润的、可以滴出液体来的海绵，也不要用手拿着海绵从眼睛上方经过。施行手术的整形外科医师，他的手必须是无酸的，以防止不经意间在不需要的地方涂抹而进行意外的换肤。他们的手可以让助手帮其擦干，也可以将外科毛巾或将其他无菌布料截取一部分夹在外科医生肩膀上的洗手衣上，然后将之搭在前面以供擦手。这些酸性换肤液必须放在标有明显标签的玻璃杯中，并以统一的方式进行摆放，以防止混淆。整形外科医师的举止非常重要：千万不能匆忙或唐突，要务必集中精力，保持从容不迫，不受外界干扰。

所用材料包括 2 英寸 ×2 英寸（1 英寸 =2.54 cm）的纱布（最好是合成纤维，因为它比较细腻，不粗糙），用于涂抹药液的大棉签的和小棉签（都具有海绵末端和木制末端）。牙签和美容师用的操作杆（比如那些用于涂蜡的）也很有用。将纱布折叠两次以减少皮肤接触面积，同样可以确保接触的准确性。然后把它浸到溶液中，取出后小心拧干。每次使用前都要对溶液进行搅拌，以确保油和水的组分能够均匀混合。纱布应该是湿润的，但不能太过饱和以至于有液滴滴落。纱布应放置于安全的位置，并将双手擦干，以防止将酸性物质涂抹在不需要的部位。在局部换肤手术过程中这点尤为重要，如果在局部换肤过程中出现该错误，其结果是显而易见的。同样，整形外科医师不能用手拿着湿纱布（或涂抹器具）在眼睛上方经过。

一旦纱布覆盖在皮肤上，在 10~15s 内酸性换肤液的作用就会很明显，当然这主要取决于纱布的湿润程度和巴豆油溶液的浓度。当它与皮肤接触时，酸性换肤液会使蛋白质凝结并沉淀，出现霜冻现象（表现为在处理过的区域会有不同程度的白色外观）。随着应用的进展，建立了多个通道，并通过白色外观的程度和质量来预测皮肤换肤的深度。霜冻现象的外观变得越来越密集、坚固和不透明。组织学上，这与酸性换肤液第一次通过表皮到乳头状真皮（表皮和真皮之间的结合处）时的凝固作用有关。当换肤过程从乳头状真皮进入上部和中部网状真皮时，霜冻变成一种暗淡、扁平的白色，没有任何光泽或深度。与 TCA 换肤不同，不需要等待几分钟就可以看到该操作的最终效果。一旦开始使用酸性换肤液，就没有"回头路"可以走；没有可用的中和剂来终止换肤过程，其效果是不可逆的。如果用于换肤的液体太湿润（有可能造成比预期换肤的深度更深）时，虽然不能终止换肤过程，但为了将损害在一定程度上降低，唯一可行的方法是快速地将其吸干，这将会减少换肤的深度。正如本章后面所解释的，这种技术对于较深的皱纹非常有用。

决定换肤深度的因素

换肤的多功能性和安全性取决于许多决定深度的变量，这些变量最终是由整形外科医生控制的。Hetter 的主要贡献是证明了巴豆油的浓度是换肤能够达到一定深度主要因素。与较老的换肤方法相比，Hetter 的贡献可以平衡较好的疗效和色素沉着不足之间的关系[7]。最基本的概念是，巴豆油的浓度并不决定换肤的深度，而适当浓度的换肤液仅仅是整形外科医师手里的合适的工具，通过使用不同的工具，即相应的操作技术，就可以达到预期的结果。无论使用的换肤液浓度如何，涂层的数量都是具有累积效应的。因此，反复使用较弱浓度的换肤液可能导致换肤到较深的深度，甚至留下瘢痕。浓度较弱换肤液的安全性只是相对的，不能想当然。

如前所述，换肤液中巴豆油浓度相对较低（例如，Baker 换肤液中的浓度为 2.1%，而此处给出的最大浓度为 0.8%），但是仍然能够达到相应的换肤效果，因此达到一定深度的另一个主要因素是由外科医生直接控制的应用技术。这是现代巴豆油换肤术与其前身的根本区别。在特定浓度下，可以使用湿海绵反复擦拭，并且擦拭时使用的压力也可以是变化的，或者可以用更湿的纱布，减少擦拭次数，实际上，通过使用不同的技术甚至不同的浓度可以达到相同的换肤深度。认识到面部不同位置皮肤具有不同的相对厚度和愈合潜力这一点非常重要的。例如，口腔周围的皮肤能够承受的换肤液浓度高于娇嫩的眼睑皮肤。有趣的是，尽管这些区域完全不同，但它们都可以得到安全可靠的换肤。上一部分的讨论描述了理解面部不同部位皮肤厚度的不同，可以作为帮助制订皮肤换肤计划的有用指南。

评估换肤的深度

与任何其他换肤技术一样，这些换肤技术成功的关键是对不同部位选择使用相应的技术并安全地到达合适的目的。每一位施行换肤手术的医生都应该熟练掌握皮肤的相关解剖知识，以了解换肤的效果和愈合的过程。皮肤由 3 个部分组成：表皮、真皮层和皮下组织。表皮，也就是最外层，是上皮细胞组成的。它的基本功能是对外部世界提供一个屏障。表皮和真皮层的结合点呈波浪状，由表皮的向下突出和与之咬合的真皮层突出组成，称为真皮乳头状突起。起源于真皮和表皮的交界处的结构称为基底膜或基底层。基底膜上是基底层角质细胞，是有核的、未分化的干细胞。每个细胞都由一系列角蛋白丝连接在一起，形成一个称为细胞骨架的周围网状结构。角质细胞相互连接，并通过称为半桥粒的复杂蛋白与基底膜相连。

角质细胞作为干细胞，可以分裂成两个干细胞作为补充供给或分化成一个新的细胞。如果它们分化的话，那么半桥粒结合就会分解，新的细胞就会从基底层向上迁移到表皮顶替旧细胞。这些新细胞现在通过一种叫作细胞桥粒的蛋白质在彼此之间形成许多连接。这些结合使新的细胞层有刺状的外观，这一层是棘层细胞层。棘层细胞有一种起储存作用的结构叫作层状体，层状体中含有磷脂和分解代谢酶。

在这些细胞进一步向表面移动的过程中，它们会继续分化，变得更加扁平，并失去细胞核和板层体。这些新的扁平细胞仍然由细胞桥粒体连接在一起，但棘比之前较少，它们形成一个新层，称为颗粒层（因为细胞内有多个颗粒）。这些扁平细胞被称为"鳞状细胞"。在角质细胞向表面移动的过程中，它们会获得更多的角蛋白，变得更加坚硬且更加类似鳞状。释放出来的分解代谢酶作用于磷脂，将磷脂分解产生位于扁平鳞状细胞之间的疏水脂质分子。这些脂肪层可以阻止水分进入皮肤。随着进一步分化，细胞变得扁平，形成角质细胞，最终形成角质层。这些细胞堆积成多层，中间是脂肪层，由于其疏水作用，形成屏障阻止水分通过。外层细胞最终脱落或剥离。

在基底膜的深处是真皮层。如前所述，真皮和表皮交界处呈波浪状，这就使各层之间的表面积增加，像咬合的板条状泡沫或钩眼扣胶带一样，这种排列对于保持结构的完整性和较强的抗剪切力是非常有效的。真皮的上部，围绕着向上突出的真皮乳头的部分，称为乳头状真皮。在乳头状真皮处，胶原纤维为结构的稳定性提供支持力量，但为了能够有一定的灵活性，相对来说它们也是比较细的。在乳头状真皮和真皮下（或皮下组织）之间，胶原纤维要粗得多，并且是与皮肤表面平行的。这些粗纤维相互连接，形成网状结构，因此这一层被称为网状真皮层。

真皮中也有弹性蛋白纤维，使真皮有一定的弹性和可塑性。成纤维细胞是真皮中产生胶原蛋白、弹性蛋白和基质的细胞。细胞基质是细胞间的糖胺聚糖（GAG）基质。这些多糖有很强的亲水能力，并为皮肤提供水合作用。真皮有充足的血液供应，其形式是位于乳头状真皮中丰富的深层真皮血管丛和相互连接的小网络。表皮无自己的血液供应，主要依赖于真皮层扩散的营养。表皮和真皮层之间的波浪形界面为两者之间提供了足够的接触面积，对于表皮层能够充分接受真皮层的扩散营养这一过程起到很重要的作用。

毛囊和汗腺穿过深层真皮和表皮层。皮肤表面的上皮细胞内陷并排列在毛囊和汗腺处，本质上是将上皮细胞带入真皮的最深处。这在临床上是非常重要的，因为当真皮受到损伤时，比如在进行较深的换肤时，毛囊和汗腺的上皮细胞再生并迁移到表面，因此皮肤就会产生新的再生上皮。如果损伤（或换肤）太深或真皮附属物不足，那么只能通过纤维增生或瘢痕进行愈合（图 13-1）。

从解剖层次上讲，表浅的换肤会损伤到上皮层的所有结构。这样的换肤可能会对色素沉积问题有所改善，而且还会使皮肤"焕然一新"，但不能指望其改善真正的皱纹。皮肤表面换肤包括乙醇酸、水杨酸、维甲酸、杰斯纳、弱 TCA 换肤，甚至包含不含有巴豆油的苯酚换肤。苯酚 - 巴豆油换肤深度更深，其作用范围超出了表皮层。中等深度的换肤进入了

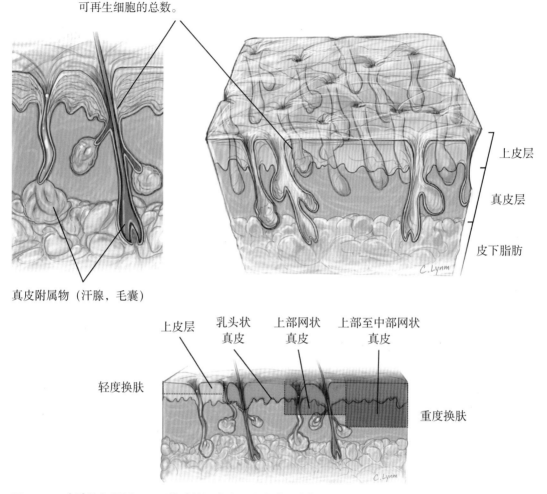

排列在真皮层附属物上的表皮层大大增加了可再生细胞的总数。

真皮附属物（汗腺，毛囊）

上皮层
真皮层
皮下脂肪

上皮层　乳头状真皮　上部网状真皮　上部至中部网状真皮

轻度换肤

重度换肤

图 13-1　皮肤的各层以及不同换肤的深度涉及的皮肤层次。

乳头状真皮层，是美容师换肤和医生换肤之间的本质区别。深层的换肤进入网状真皮层（从上部到中部），并且必须达到这一层才能显著改善皱纹。恢复的难易程度与换肤的深度成正相关，这些较深的换肤需要更长的时间再生和恢复。换肤深度达到下部网状真皮层是可能会产生问题的，比如导致非自然的色素沉着或瘢痕。

随着换肤的开始和进展，我们就需要不断地评估皮肤的霜冻现象和质量，以衡量换肤的深度。整形外科医师应该寻找的品质是霜冻颜色的色调和"厚度"，或者说是不透明度的程度。霜冻显示为薄而透明且背景是浅红色则意味着酸性的换肤液已经从上皮层进入了乳头状真皮层。呈现粉红色背景主要是由于霜冻的半透明品质使得真皮层内血管水平层变得可视化造成的。随着进一步的进展，酸性换肤液进入真皮层的上部到中部，形成一层坚实的、不透明的、颜色均匀的霜冻。酸性换肤液的变性作用使较浅表的真皮层血管消失，而霜冻的不透明使较深的真皮下血管丛无法显示出来——粉红色就会消失。如果换肤过程在这个层面停止，那么下一个阶段是霜冻逐渐消失，或者称之为"解冻"。"解冻"过程可能需要大约 15 分钟，并变成红棕色的色调（图 13-2）。该体征可靠而准确地表明换肤已达到上部至中部网状真皮层。

如果换肤过程在坚实的白色霜冻之后继续进行，那么霜状物颜色就会变成灰白色，这表明换肤已经到达了下部网状真皮层。不建议换肤到这个深度层次。通过使用推荐的技术和合适浓度的换肤液，以上这些进展都是有序的——从表层到深层的进展都很容易识别，因此可以控制整个换肤过程。换肤的关键在于它是一个渐进的、连续的过程，视觉变化很容易识别和预测。有经验的换肤匠可以将换肤过程进展得足够缓慢来控制整个换肤过程，以识别不同的阶段，并在适当的深度停止，不再深入进行。熟悉深层 TCA 换肤结霜变化的从业人员将会很容易地掌握巴豆油换肤技术。

另一种评估换肤深度的方法是通过观察表皮的滑动现象。当换肤深度到达乳头状真皮层时，上皮和真皮之间的紧密结合被破坏，上皮层就可以发生滑动现象。这使得上皮层可以作为一个独立的薄层进行滑动。当换肤深度达到网状真皮层时，上皮层和真皮层就又结合成一个整体，此时，这种滑动就会消失。相对于嘴部和眉间区域，观察上皮滑动现象在眼睑和前额外侧等皮肤较薄的区域更加有意义，可以非常明显地对换肤的深度进行评估。表皮滑动是一种有用的标志，当换肤较薄的眼睑皮肤时，误差幅度较小，其他视觉迹象不明显。"解冻"时间太长的话，可能提示该部位进行了较深程度的换肤，那么在愈合过程中就需要对该处仔细观察。乳头状真皮层的"解冻"时间为 3~10 分钟，上到中部真皮层的"解冻"则需要 10~15 分钟的时间。

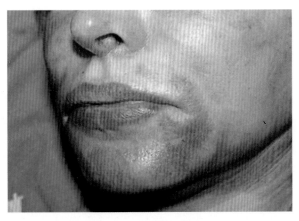

图 13-2 "解冻"后的棕红色外观表明换肤已到达网状真皮层（引自 Bensimon RH. Croton oil peels. Aesthet Surg J 28：33-45，2008）。

施行换肤及实用的建议

　　本章最后列出了实施巴豆油换肤的相关技术要点。一台小手持风扇可以用来消散烟雾及安抚患者。用支架或其他设备固定头部便于定位换肤区域，或者用两条毛巾以一条叠在另一条上面的方式折叠起来，其中一个角向下朝向长边。毛巾沿着这条斜线卷起来，形成一个厚的中心和两个锥形的末端，它们互相叠在一起，形成一个可调节直径的圆圈，可以托起头部（图 13-3）。手术巾和洞巾可以很方便地夹在毛巾上，形成面部手术所需的理想装备。轻轻抬高床头以防止液体溅入眼内。用丙酮去除皮肤的油脂。务必保护眼睛免受滴落丙酮或烟雾的刺激。如前所述，不要使用眼膏和角膜保护器。标准的外科手套比薄的、非无菌的手套更具有保护作用。将外科手术巾或其他布料附在肩膀上的擦洗衫上，然后将之搭在前面。

　　事先准备好使用的溶液，并清楚标示，将它们放置在后台或梅奥架上的小玻璃杯里，与原来的杯子按照一定标准的顺序排列，比如可以按照浓度越来越高的顺序排列。这些外科医生应该采用常规的换肤序列，每次都要按照这个顺序使用，以防止混淆，这样是比较理想的方式。我更习惯于从口腔周围开始，紧接着是前额部位，然后治疗脸颊和面部中央的位置。接下来是鼻和眶周区域，特别要注意这些部位的较深皱纹。最后以轻微的颈部换肤结束整个程序（图 13-4）。

　　虽然这里讨论了不同的溶液浓度，但只有巴豆油浓度一个变量，并且每个区域必须单独评估。另外，不同的浓度可以应用于不同的技术，并得到相似的结果。当整形外科医生决定要做一个特定的切口时，他必须进行复杂的心理上的计算和分析以确定要给手术刀施加多大的压力。虽然换肤相比较制作手术切口要简单得多，但亦是如此。

　　溶液使用前将瓶子轻轻摇晃，使各种成分混合均匀，然后在杯子倒入数毫升。将纱布折两次，浸入杯中，取出后拧干至没有液滴滴落。将纱布放置在安全的地方，用剪好的毛巾擦拭双手，然后取出纱布进行换肤。

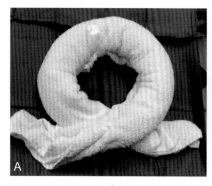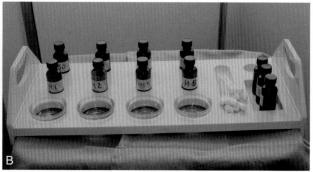

图 13-3　术前准备。A. 两条毛巾制成的托起头部的圈。B. 准备标签贴好的溶液。

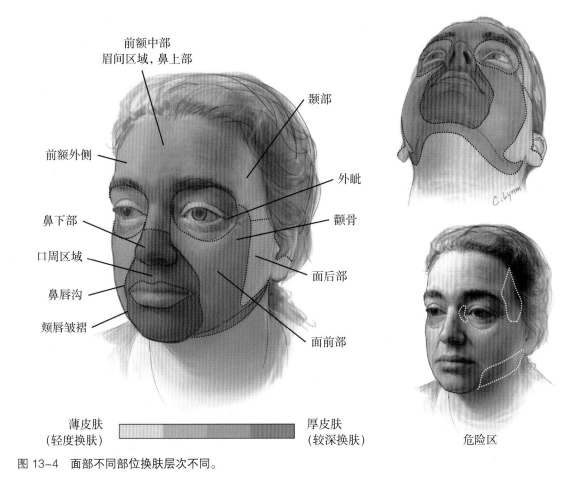

图 13-4　面部不同部位换肤层次不同。

从上唇开始，每擦拭一次，即观察皮肤变化。大约 10~15 秒后就会出现一层较淡的霜冻现象，随着层次的加深，霜冻的白色会变成更密集、更集中。随着时间的推移，霜冻仍呈半透明，但是显现粉红色背景时，则说明液体已经深入到真皮乳头层。口周的皮肤较厚，不会出现表皮滑动现象。多次擦拭之后，纱布应重新蘸取溶液，重复上述操作，霜冻会变得更厚，变得不透明，当到达真皮网状层上部时，粉红色背景消失。在纱布重新蘸取溶液之前，必须用专用的搅棒或涂抹器的木质端对量杯内的溶液进行搅拌，以保持成分混合、均匀。整个操作应该是缓慢的，可预测的，因此也是可控的。术者可以随时停止操作。根据需要，术前计划好换肤的深度，达到深度后就可以停止换肤。使用湿润的纱布，加大擦拭的力度和速度，或者使用更高浓度的巴豆油，可以更快地达到预定的深度。这种程度的控制既有效，又安全。

皱纹出现后，可以通过手术将皮肤拉伸将皱纹舒展，也可以使用酸性物质进行换肤处理。口角处可以手术治疗，也可以进行较深层次的换肤。红唇部通常以 0.2% 或 0.4% 的巴豆油溶液进行换肤，使用棉签涂敷换肤液，改善"条形码样"皱纹。换肤延伸至颏下缘、下颌下缘，或者下颌下方和颏部的下方。在这个区域，需要进行较轻程度的换肤，以免出现明显的分界线。一旦口周出现不透明、较硬的霜冻现象，表明换肤达到真皮网状层的上部，可以继续下一个部位的换肤。术者应该继续观察口周"解冻"变化，大概在 15~20 分钟左右，主要观察"解冻"后是否呈棕红色，以确定是否达到了合适的深度。如果没有出现这种颜色变化，或者出现的颜色太弱，可以对该部位进行进一步换肤。根据我们的经验，使用 0.4% 或 0.8% 浓度的巴豆油可以快速地达到真皮网状层，但新手可以使用浓度较低的巴豆油，多次、缓慢地操作，以便有更多的时间观察（图 13-5）。

　　下一个部位是前额，包括眉间区和鼻上部。前额皮肤的厚度是不一样的，中间偏下的部分最厚，向外侧逐渐变薄。颞部的皮肤尤其薄弱。眉间区有较深的蚀刻般的皱纹，换肤深度可至真皮网状层。前额的其他部分没有的常见的那种皱纹，一般是横纹，偶尔也会出现斜向的睡眠纹。较为合理的是先以 0.2% 浓度的巴豆油将前额侧面皮肤相对薄的部分换肤至真皮乳头层，再用 0.4% 浓度的巴豆油将前额中间皮肤相对较厚的部分换肤至真皮网状层。中间区域以外的部分，一般不建议换肤至真皮网状层，因为很少需要这样做，并且在颞部换

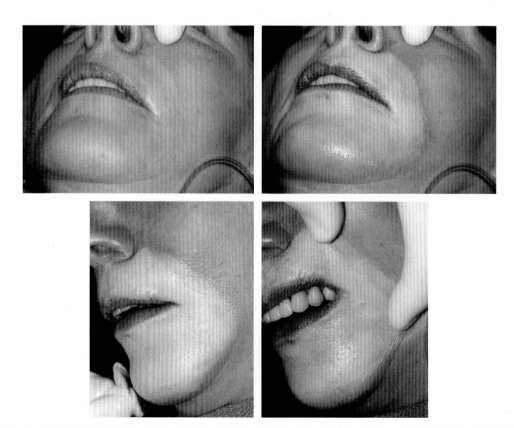

图 13-5　多次换肤液擦拭后，霜冻变得更加致密和不透明。该患者的口周和口角处换肤至真皮层网状层（引自 Bensimon RH. Croton oil peels. Aesthet Surg J 28：33-45，2008 ）。

肤时比较危险。较深的横向皱纹和眉间皱纹可以进行较深的换肤（下文将详细讨论）。与口周相同，如果眉间区需要换肤至真皮网状层的深度，那么最终的目标色调也是棕红色。换肤应延续至发际线和眉毛内部，以防止有明显的分界线产生（毛发的生长不受换肤的影响）。换肤前两周可用 A 型肉毒毒素注射额肌、皱眉肌、降眉间肌和眼轮匝肌外侧部，降低愈合过程中这些肌肉的活动能性（图 13-6）。

接下来换肤的部位是眼部与口部之间的面前部和面后部。在耳前区，腮腺表面的皮肤被许多韧带牢牢固定着，活动幅度小，因此皱纹也较少。腮腺区再往前的皮肤，韧带附着变稀疏，活动幅度较大，因此这一区域是面部衰老的主要部位，可以看到细小的皱纹，偶有较深的皱纹。耳前区皮肤较薄弱，应行较轻程度的换肤，以 0.2% 浓度的巴豆油溶液轻涂即可。面后部换肤部位应涉及鬓角、耳屏和耳垂处（图 13-7）。下缘应延续至下颌缘下方约 1 cm 处。前缘为鼻唇沟处，换肤深度为真皮乳头层，必要时可针对单独的皱纹进行换肤。面中部换肤可以看到表皮滑动现象。颊下颌交界的皮肤特别薄弱，换肤也应轻柔。实际上，

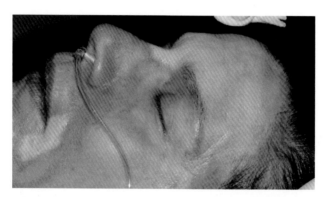

图 13-6　前额外侧的换肤霜冻透明，背景色为粉红色，表明换肤深度为真皮乳头层。眉间的换肤霜冻更不透明，也更致密，表明换肤的深度更深（引自 Bensimon RH. Croton oil peels. Aesthet Surg J 28：33-45，2008.）。

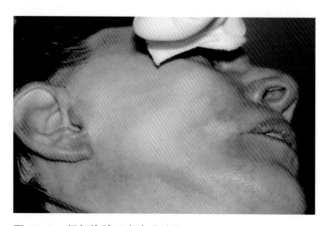

图 13-7　颊部换肤至真皮乳头层。

包含下颌角到颏下颌交界之间的下颌边缘部分几乎都没有皱纹，所以换肤时应该格外小心。

眼睑是换肤绝佳的部位，尤其是下眼睑，换肤后效果显著。虽然皮肤很薄，但换肤后很少出现并发症。以 0.1% 的低浓度巴豆油，就可以实现安全有效地换肤效果。溶液混合均匀后，用棉签蘸取少许溶液，湿润的棉签端蘸一下纱布或布，使其稍干燥，然后涂抹皮肤。从眼睑下缘开始，逐渐往上涂至睫毛缘附近（图 13-8）。与其他区域类似，棉签的湿度和操作的次数会影响换肤的深度。操作者应轻轻地牵拉颊部皮肤，使皮肤均匀舒展，显露出皱纹和褶皱。随着换肤的进展，换肤区呈现出均匀的白色，与正常皮肤颜色不同，通过棉签的移动可以发现表皮的滑动现象。松开颊部皮肤，眼睑的皮肤复位向上，可以判断表皮滑动的幅度。如果表皮变得松弛并出现特定的白色霜冻，就可以进行另外一侧眼睑的换肤。两侧完成后，再回到先前换肤的眼睑部位，医生可以凭经验评估是否需要进一步换肤。通常在眼睑的中间部分，皱纹和皮肤冗余明显，以浓度 0.05% 的巴豆油溶液进行换肤。准备一份详细的照片有助于医生术前制订方案。如因换肤液渗透进入眼睑组织内，可能使眼睑肿胀外翻，因此术前必须检查眼睑皮肤的松弛程度。如果眼睑皮肤松弛严重，可以先行外眦固定术或睑缘缝合术，或进行较轻程度的换肤，后期重复轻度的换肤操作。换肤后下眼睑皮肤可能会比较紧致，可以通过按摩缓解（下眼睑换肤稍后将会进一步地介绍，因为它还涉及眼睑成形术）。

虽然松弛的皮肤一般以 0.1% 浓度的巴豆油溶液换肤，但是上眼睑皮肤薄弱，所以考虑以 0.05% 浓度的巴豆油溶液进行换肤。如果担心上眼睑皮肤过紧，可在睑板皱襞处停止换肤。如果睑板皱襞下方的皮肤松弛严重，可使用 0.05% 浓度的巴豆油溶液进行换肤。上眼睑换肤的令皮肤紧致，有时类似于上眼睑成形术的效果。上眼睑换肤的其中一个不良反应是眼睑肿胀，几乎不能睁眼，肿胀会持续一段时间（不超过 1 天）。上眼睑内侧可能会因为鼻

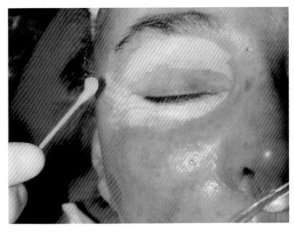

图 13-8　下眼睑以 0.1% 浓度的巴豆油溶液换肤。上眼睑依据皮肤的松弛程度，可用 0.05% 浓度的巴豆油溶液换肤。这些换肤方法都较为柔和，眼睑皮肤的反应良好，并且有较好的预见性（引自 Bensimon RH. Croton oil peels. Aesthet Surg J 28：33–45, 2008）。

上部深度的换肤而受影响。

　　鼻下部的皮肤很厚，类似于口周部分，也可通过类似的方法进行换肤。鼻上部皮肤是眉间肌皮肤的延伸，厚度相似，常出现降眉间肌收缩导致的横行皱纹。该部位应与眉间区同时进行换肤。必须避免换肤液在内眦处淤积，防止造成严重的并发症。时刻备好干纱布，以便随时擦干误滴的液体。

　　以浓度不高于 0.05% 的稀释液延伸换肤至颈部。将换肤液轻柔的滴至皮肤表面，代替纱布或者棉签擦拭的形式涂抹换肤液，可以形成小范围的，散在分布的霜冻。颈部皮肤非常薄，愈合能力差，无法承受治疗皱纹的深层换肤。如果强行换肤，可能导致色素减退，甚至形成瘢痕。可以使用 TCA 对颈部进行换肤。颈部换肤的目的是为了防止激光或深层换肤后出现明显的分界线。面部换肤后，重新评估预期换肤至真皮网状层中部的区域，寻找有提示意义的浅棕红色。如果找不到或太模糊，应进一步换肤。首先操作皮肤较厚的部位，以便有时间进行调整（图 13-2）。术者还应检查不同强度的换肤部位之间过渡是否自然。如果出现明显分界线，应该以稀释的溶液（0.1%）进行修饰性换肤。

　　术者必须精准掌握如何处理独立存在的深皱褶，且不影响周围部分的技巧。尤其是口周、颏部、眉间和前额部分。具体过程如下：用一个较湿的棉签在独立的皱纹上涂抹换肤液；然后，形成一层密集的霜冻时以纱布迅速蘸干换肤液。重复以上操作，直到达到预期的效果。这种方法特别适合"条形码样"唇纹。另一种方法是用换肤液预先浸透一根牙签或美容师用的小棒，然后用牙签或小棒蘸取的换肤液将褶皱的精准地覆盖，在纱布蘸干换肤液前保持一段时间。这种方法在治疗前额横纹（男性尤其顽固）、眉间纹和鼻部横纹效果很好。还可以制作尖端更细的小棒，进行更精确地涂液，如用于鱼尾纹的换肤（图 13-9）。

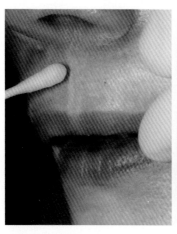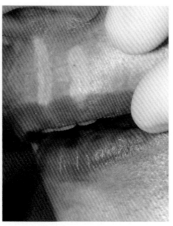

图 13-9　使用较湿润的涂抹工具，将换肤液涂抹到相应的部位，在霜冻逐渐变密时，用纱布迅速蘸干，这样就可以对明显的皱纹进行精确换肤。这种精确性和特异性在口周换肤极其重要（引自 Bensimon RH. Croton oil peels. Aesthet Surg J 28：33-45, 2008）。

　　尽管巴豆油换肤简单、有效，但对一名没有经验的操作者来说，还是会有些胆怯的。与任何新技术一样，需要做好准备、勤奋的练习并注重细节，才能够真正地掌握它。换肤的许多细节需要术者细致地观察，因此很难传授。参加现场手术研讨会可以帮助取得较快的进步。出版的刊物和视频中的高清彩色照片也能有助于学员熟悉换肤的表现。

　　新手换肤的早期阶段，可以单纯使用浓度较低的换肤液，比如浓度为 0.2% 的换肤液（眼睑和颈部除外），如果必要的话，可以重复使用。通过这种方式可以了解涂抹技术对换肤深度的影响，这是一种很好的练习方式。通过这种练习，操作者可以安全地获取经验。一旦操作者掌握了溶液配制与使用方法，并能准确判断霜冻变化的过程，那么就可以进行全面的换肤。另一种方法是系统地将面部进行精确地分区（图 13-10 和表 13-2），根据规定的浓度进行操作（这个浓度可能比最终需要的浓度低）。这种简化的方法非常奏效，虽然效果可能会比预期的换肤深度浅，但这是一个很好开始。同样，操作者需要判断霜冻的颜色和透明度。

区域
①口周
②前额中部
　（包括眉间区和鼻上部 1/3）
③面中部后部（包括下颌角至下颌与颏下颌交界处的下颌缘部分）
④面中部前部
⑤眶周
　下眼睑：睫毛缘以下
　上眼睑：除非有明显的松弛，否则限制在睑板皱襞以上
⑥鼻下部
⑦颈部
　非常轻微的换肤，形成很薄、几乎看不见的霜冻

独立皱纹
　口周 0.2% ~0.4%
　较深的鱼尾纹 0.1% ~ 0.2%
　前额皱纹 0.2% ~0.4%

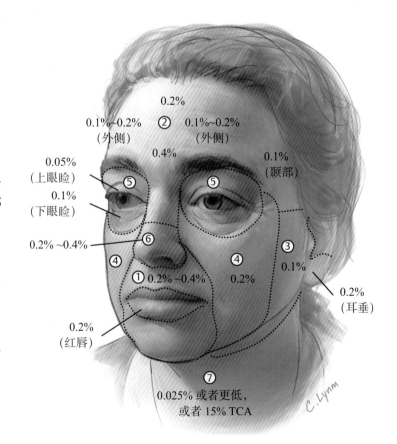

图 13-10　规定浓度可能低于最终需要的浓度。TCA，三氯乙酸。

表 13-2　换肤区域

区域	包含的区域和巴豆油溶液的浓度
区域 1	口周：0.2%~0.4%；红唇：0.2%
区域 2	前额中部（包含眉间区和鼻上部 1/3）：上半部分，0.2%；眉间区和鼻上部 1/3，0.4%
	前额外侧：0.1%~0.2%
	颞部 0.1%（轻度换肤）
区域 3	面中部后部（包括从下颌角至颏下颌交界的下颌缘处）：0.1%
	耳垂：0.2%
区域 4	面中部后部：0.2%（区域 3 和 4 可能会有一定程度的重叠）
区域 5	眶周
	下眼睑：0.1%（睫毛缘以下）
	上眼睑：0.05（除非有明显的松弛，否则限制在睑板皱襞以上）
区域 6	鼻下部：0.2%~0.4%
区域 7	颈部：0.025%，或者 15% 的三氯乙酸（TCA）（非常轻微的换肤，形成很薄的、几乎看不见的霜冻）
独立皱纹	口周：0.2%~0.4%
	较深的鱼尾纹：0.1%~0.2%
	前额皱纹：0.2%~0.4%

术后护理

术后主要是针对换肤后形成的开放性创面进行护理，为上皮化提供最佳的环境，从而快速愈合，不引起并发症。术后护理可能是整个换肤治疗最困难的环节，需要医生亲自实践并观察细节。其中有许多方法和技巧，并没有确切的唯一方案。这一节介绍了我们践行了 10 余年的经验和技巧，并通过临床验证合理有效。前面介绍的软膏效果良好，但也存在一些问题，因此本节将讨论全新的替代方案。换肤完毕，"解冻"之后，将一支多孢菌素或三抗软膏（成分有杆菌肽锌、硫酸新霉素、多黏菌素 B）和一支 2% 利多卡因乳膏混合在杯子里，迅速搅拌均匀。用配制的"抗生素 – 麻药"乳膏涂抹所有换肤的部位。在上眼睑区域，仅用于眉下区，因为涂抹的太靠下会渗透到眼睛内。剩余的乳膏盛放于容器内，嘱咐患者回家继续使用。避免使用任何其他乳霜，防止影响创面愈合。在新创面上使用含有香料或其他刺激性成分的非处方产品会导致严重的皮炎。通常情况下，患者在麻醉恢复过程中感觉很舒适，然后会经历持续 1 小时的轻度到中度的烧灼感，可能需要口服止痛药。接下来的恢复过程主要表现为不方便，而不是不适。恢复的各个阶段如图 13-11。

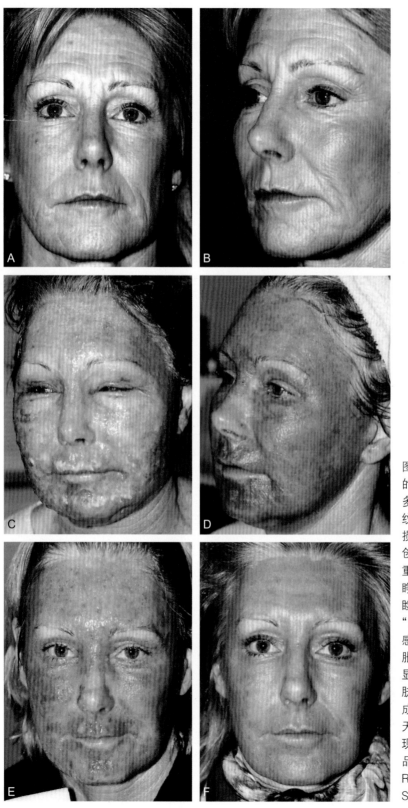

图 13-11　A、B. 这名 49 岁的女性面部皱纹明显，有较多独立的深皱纹，还有吸烟纹。皮肤弹性组织变性，光损伤明显。C. 换肤后第 1 天创面涂抹药膏。面部肿胀严重，有大量的浆液性渗出。睁眼困难（主要是由于上眼睑换肤，肿胀严重）。尽管"无法辨认"，但患者无不适感。D. 换肤后第 3 天。肿胀明显减轻，创面上皮化明显。E. 换肤后第 5 天。F. 换肤后第 7 天，上皮化几乎完成。大多数患者术后 7~10 天内完成上皮化。皮肤会出现红斑，干燥时可使用化妆品进行遮盖（引自 Bensimon RH. Croton oil peels. Aesthet Surg J 28：33-45，2008）。

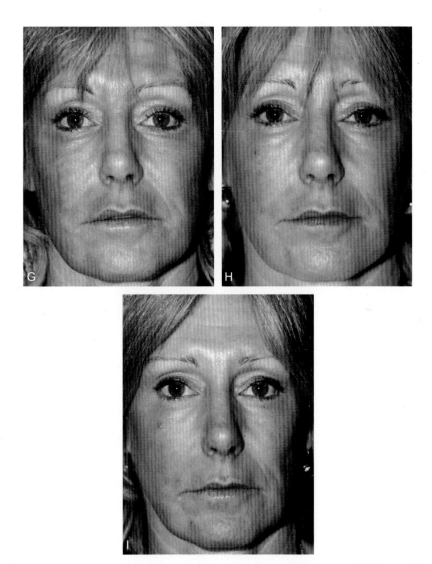

图 13-11（续） G. 换肤后第 4 周，皮肤仍然有红斑，但已经开始消退，通过化妆能很好地遮盖。H. 换肤后第 8 周。I. 换肤后第 14 周，红斑完全消退。红斑持续时间为 6~12 周，主要取决于皮肤类型和换肤的深度（引自 Bensimon RH. Croton oil peels. Aesthet Surg J 28：33–45，2008）。

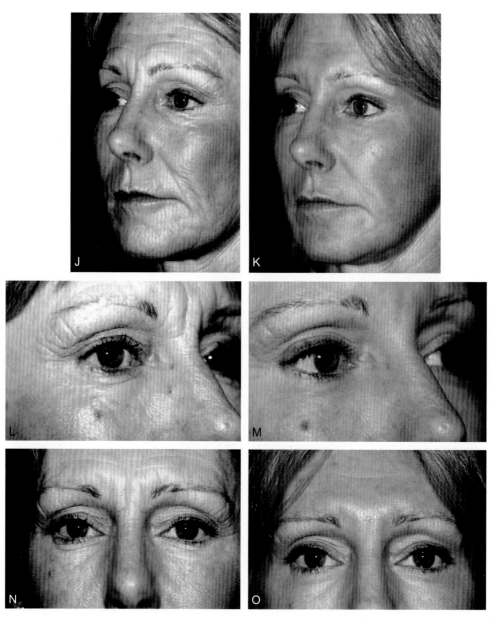

图 13-11（续）　J. 换肤前。K. 换肤后 8 个月，口周和前额部分的皮肤质地改善明显，皮肤色素看起来很正常，甚至比治疗前还要均匀。L. 治疗前。M. 治疗后 1 年。口周区照片，可以发现上唇轻微缩短和"条形码样"纹改善显著。N. 治疗前。O. 治疗后 1 年，眶周的变化（引自 Bensimon RH. Croton oil peels. Aesthet Surg J 28：33-45，2008）。

恢复的第 1 阶段

恢复的初期持续时间约为 7~10 天，期间皮肤逐渐上皮化（有时候可能会多几天）。在此期间，皮肤湿润，有浆液性渗出。创面需经常使用软膏，防止干燥或结痂。药膏放入冰箱内冷藏，用于冷敷，有利于减轻痛苦。嘱患者切勿自行剥脱结痂，否则会形成瘢痕。患者应根据需要定期随访观察，有时候甚至需要每天随访，直至患者病情稳定并能适应日常生活。全体员工的热情服务、理解和鼓励也是患者早期恢复的关键。

换肤后第 1 天

患者换肤后第 1 天的容貌可能令人震惊。因为换肤的程度不同，患者换肤区域会出现不同程度的肿胀，严重者甚至无法辨认容貌。如上眼睑未进行换肤，睁眼将不受限。初学者第 1 天的随访尤其重要，此时可以看到愈合的过程，对换肤有更深刻的理解。我们使用盐水浸泡的纱布轻柔地清洗皮肤，去除纤维状渗出物和脱落的碎片。皮肤表面以棉签滚动的形式进行非常温和的清创，但棉签的附着的物可能会遗留在创面上。

除了生理盐水，还可以使用泊洛沙姆 188（Shur-Clens）。泊洛沙姆是一种两亲性聚合物，作为合成的医用表面活性剂，用于伤口的清洁。许多整形外科医师都能熟练地使用泊洛沙姆 188 去除乳腺组织中由于乳房假体破裂而游离出的硅胶。该产品有抑菌作用，可以改善毛细血管血流，还具有封闭受损细胞膜的独特性能，用于新创面非常的舒缓、清洁。在恢复期间，如果皮肤结痂或发炎，用泊洛沙姆 188 浸泡纱布外敷非常有效，患者可以在家使用。

术后第 1 天，整形外科医师可以用棉签在换肤不充分的部位进行点状换肤。由上文所提到的，苯酚能使皮肤麻醉，这种麻醉效果能持续到术后第一天甚至更久。再次告诫患者切勿去除结痂，并且根据需要涂抹药膏，保持创面湿润，防止形成结痂。尽管术后容貌变化非常大，但大多数患者没有不适感。愈合过程从皮肤深层开始，逐渐到皮肤的表层，逐步上皮化。

换肤后第 2 天

患者在换肤第 2 天可以淋浴。淋浴时水流要柔和，或者用手将水流缓冲后，轻柔地流至面部。沐浴后，用干净的毛巾轻轻拍干面部，涂上药膏。因为很多人都是生殖器疱疹病毒的无症状携带者，因此患者在涂药之前必须洗手。有些患者可能更倾向于多等一天或几天后再洗澡。

换肤后第 3 天

换肤后第 3 天，患者可以继续淋浴或轻柔地清洗面部，但是不能摩擦创面或用毛巾进行擦拭。如果感觉皮肤干燥，可以使用含凡士林成分的软膏进行涂抹。

换肤后 4~7 天

在术后第一周剩下的时间内，坚持上述措施。医生再次向患者强调避免自行去除结痂的重要性，医生也必须在这方面严格要求自己。医生还应关注患者的情绪状态，必要时可以使用温和的镇静剂。

换肤后 7~10 天

在术后 7~10 天，创面基本完成上皮化，皮肤变得干燥。换肤较深的区域的愈合可能还需要几天。保持皮肤湿润，可以使用不含香料或其他刺激物的温和的润肤剂，也可以使用含凡士林成分的软膏。患者在户外时应注意防晒（戴遮阳帽），在车内也需要避开从车窗照射进的光线。由于新生的皮肤较为敏感，需要更久的恢复才能使用防晒霜，即使可以使用防晒霜时，也应使用二氧化钛或纳米氧化锌之类的物理型隔离霜，而非化学型的隔离霜。

初期恢复后，皮肤会出现红斑，标志着下一恢复阶段的开始。虽然红斑可能很严重，但通过化妆很容易进行遮盖。术后 2 周内如果有任何区域未愈合都说明有潜在的问题，应细心随诊。

恢复的第 2 阶段

第 2 阶段恢复的主要特征为红斑，红斑消退期将持续 6~12 周。第 1 阶段表现良好的患者，可能在第二阶段会情绪低落。他们渴望自己的生活能正常化，但因为红斑的原因，非常困扰。这个时候患者最需要同情与鼓励，可以给患者看换肤前的照片，对比显示已经产生的明显变化，给予精神上的支持。如果可以，在办公室帮助患者化妆遮盖红斑。

换肤后的第 2 周

深度换肤 2 周后会出现严重的红斑。可以短期内使用含氟类固醇乳膏，如丙酸氟替卡松（0.05% 克廷肤）或糠酸莫米他松（0.1% 莫米松），对红斑的治疗很有帮助。任何愈合缓慢的区域都应引起注意。这些愈合缓慢的部位应间歇性地使用类固醇乳膏治疗（使用 5 天后停用 5 天，直到红斑好转为止）。

换肤后 2~3 周

大多数患者在治疗后 2~3 周时可恢复正常的社交活动。期间应继续使用防晒霜，避免日晒。

换肤后 4~8 周

治疗后 4~8 周以红斑消退为标志。明显的红斑在 6~12 周消退。此时可能会出现粟丘疹，可以使用小剂量的维甲酸进行局部治疗。粟丘疹如在恢复早期出现，则不应使用维甲酸，而应使用细针小心地去除。如果不进行处理，一般也会自愈。此期间可能会出现色素沉着，看起来令人生厌，可以使用维甲酸和 4% 对苯二酚进行治疗。色素沉着可能会持续数周，但不会永久存在。关于换肤部位的硬化和瘢痕的治疗将在后面进行讨论。

换肤后的治疗

如前文所述，我们成功地使用三抗软膏和利多卡因凝胶，已经很多年了。潜在的问题包括因抗生素过敏而出现的痤疮样破溃和皮疹。粟丘疹形成的原因可能是药膏堵塞了毛孔。有时出现非常严重的红斑，可能是对这种治疗方法发生的反应。术后治疗的重点是缩短恢复时间。在化学换肤和激光换肤后，有许多治疗手段。其中一种方法是第 1 天先用浸渍氧化锌的胶带覆盖，然后再以百里酚碘粉末覆盖，形成一层厚厚的、绿色的"面罩"，一直维持到第 7 天，再轻轻移除。虽然这项技术简单易行，但有些患者不能接受这种奇怪的外观。由于第 7 天才可能揭开敷料，因此期间出现问题时，无法及时对皮肤进行检查和评估。一些达到治疗皮肤病级别的护肤霜，如优塞林，可以使创面保持湿润，利于愈合。还有其他的配方可供选择，尽管使用起来有些混乱。其他市面上出售的含有凡士林的护肤药膏，如阿夸弗尔，也可以对创面保湿。这种药膏很受皮肤科医生的青睐，但由于其中含有一定量的酒精，因此会刺激新换肤的皮肤，使患者感到不适。尽管磺胺嘧啶银膏可能会令很多患者反感，但它确实也是一种可以选择考虑的方法。许多其他非处方的"医用级别"药膏和面霜也可能在上皮化过程中起到一定的作用。我们用刺激性小的、具有促进愈合作用的天然成分，配制个性化的药膏，里面几乎不含有可能会加重红斑的刺激性物质（如抗生素）。配方可以有许多变化。以下是一个简便的配方：

- 15 ml 有机椰子油。
- 20 ml 高浓度凡士林软膏，如保湿霜。
- 6 ml 的泊洛沙姆 188 软膏。

另外还有一种比较另类的术后护理方法。这种方法的缺点是看起来很"怪异"，可能令患者难以接受，但经验证明并非如此，并且其优点很突出。让人回想起最初的 Baker 换肤法，第一步是将氧化锌胶带贴在所有换肤部位的表面（上眼睑睑板褶皱下方除外），然后在发际线和眉毛处涂上润肤膏，防止胶带粘连。胶带舒缓而有效，因此取代了麻醉软膏。然后可以使用网状绷带，防止胶带脱落（图 13-12）。如果上眼睑没有使用胶带，可以用药膏或无味的润肤膏涂在眉下区域（但不能太靠下，以免对眼睛造成刺激）。

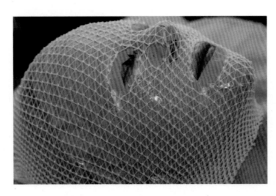

图 13-12　换肤结束后，立即以氧化锌胶带与绷带保护创面。

　　该胶带持续贴敷 24 小时，由于该方法令患者感到舒缓和放松，所以坚持使用 24 小时是非常值得的。24 小时后将胶带取下，在胶带取下的过程中，患者不会感到不适。在换肤的时候给患者戴一顶蓬松的手术帽，额部的胶带可以粘于手术帽，这样就无须担心患者头发受到影响。然后可以自下而上，不间断地、毫无痛苦地将胶带去除（图 13-13）。粉色的氧化锌胶带通常 0.5~1 英寸（1 英寸 =2.54 cm）宽。窄一点的胶带适合有边界的区域，比如鼻部、下眼睑和唇部。较宽的胶带适用于覆盖大而平坦的部位。去掉胶带后，所有换肤的皮肤上都覆盖一层没食子酸铋软膏混有泊洛沙姆 188 或生理盐水，便于碱式没食子酸铋黏附在皮肤上，形成保护层（图 13-14A）。可用压舌板、棉签或化妆刷涂抹软膏（图 13-14B）。

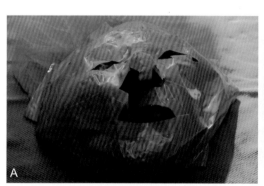
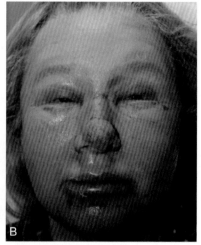

图 13-13　A. 取下的胶带"面罩"。B. 换肤后第 1 天，取下胶带后的容貌。

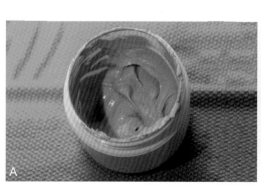
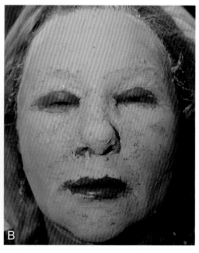

图 13-14　A. 碱式没食子酸铋软膏。B. 将碱式没食子酸铋软膏涂抹在脸上。

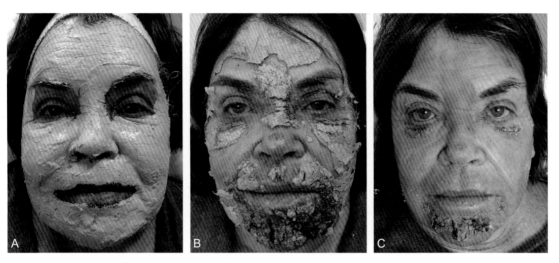

图 13-15　使用碱式没食子酸铋的恢复效果。A. 第 1 天。B. 第 5 天。C. 第 7 天。

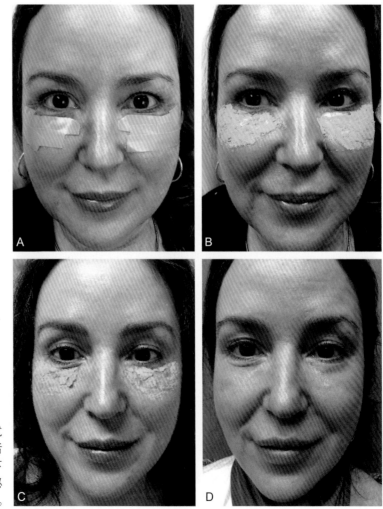

图 13-16　胶带粘好后用碱式没食子酸铋的处理。 A. 换肤后立即用胶带粘好。B. 胶带取下后第 1 天使用碱式没食子酸铋软膏。C. 治疗中。D. 完全去除。

　　保护层成形后，患者无须任何操作，皮肤重新上皮化后，保护层会自动脱落（图 13-15 和图 13-16）。保护层脱落的时间取决于换肤的深度，通常需要 7~10 天。医生建议患者在此期间不要自行去除保护层，也不可清洗或触摸面部。7~8 天后，患者可使用无味的凡士林软膏来软化保护层，次日清晨对换肤处进行轻柔地淋浴。医生应查看、评估病情的进展。可能在第十天或更晚保护层脱落完毕，显露出新鲜粉红色的皮肤。直到此时任何未愈合的创面都有可能存在问题，需要按照前面描述的方法进行处理。

　　铋粉呈橙黄色，制成软膏并涂抹在换肤部位时，它会变成一种特殊的绿色。出乎意料的是，患者通常会被这种类似"怪物"的外表逗乐，因此他们并不讨厌这种奇怪的外观，反而能够敞开胸怀去接纳它。此外，患者也很喜欢这种无须干预的方法，因为它大大简化了换肤的流程，也减少了患者因为焦虑而对医生的电话咨询。该方法换肤后红斑较少也是受到患者青睐的原因。

　　铋是一种重金属，铋化合物具有收敛、抗菌作用，对伤口具有保护作用。历史上，碱式没食子酸铋用于局部止血和治疗皮肤损伤，非处方制剂可以作为造瘘患者的口服除臭剂，3% 三溴酚铋是许多整形外科医师使用的干式医用纱布的活性成分。

　　胶布铋粉疗法也许并不适用于每个患者，但我们最近的患者早期应用都是非常有效的，特别是与密封型软膏外敷技术相比，该疗法易于管理且治疗后红斑显著减少。

辅助治疗

　　局部或节段性换肤也可行，但可能会出现肤色不均匀的风险。因此，良好的预判和诊疗计划很重要。本身具有大面积光损伤的患者出现肤色不均匀的风险很高，因此，对于这类患者，全面部换肤是最好的选择。原因不是换肤后会出现皮肤色素会减退，而是换肤后的皮肤会呈现出更准确的颜色，与晒伤的皮肤形成鲜明的对比。检查前臂的掌侧（此部位阳光通常照射不到），能够更真实地反映皮肤的颜色。口周只可进行中等深度以内的节段性换肤，皮肤恢复颜色均匀，不需要化妆遮盖，需要 8~10 周的时间。在治疗独立的上唇纹以及局部日光损伤的病例中，对其胡须区域进行换肤，可以达到显著的效果。

　　眼睑部位是非常适合节段性换肤的部位，尤其是下眼睑。如果换肤仅限于眼眶内的话，效果会非常好。如前所述，薄的眼睑皮肤内、外侧有附着，而中央缺乏支撑，因此容易受到重力和紧密附着眼轮匝肌的收缩作用的影响。该部分皮肤通常最先出现老化，通常在 40 岁早期到 45 岁就会显现。简易的换肤操作通常在办公室，不用麻醉就可以完成。对较薄的眼睑皮肤进行换肤处理，如果处理得比较得当，患者很容易接受，对于出现的红斑也能很好地耐受，并且这些红斑很容易通过化妆或佩戴眼镜进行遮盖。也可以延伸至更靠外的鱼尾纹，但应注意，这样红斑会更明显，也会持续更长的时间。下眼睑换肤的一个显著优点是，可以进行重复节段式地操作，并能获得累加的效果（图 13-17）。

如果初次换肤不能获得理想的效果，可以重复操作进行完善，这样会更加安全，而不应初次处理时过度换肤，意图一次完成。另一种策略是根据患者的需求（患者需要尽快恢复）或皮肤的颜色，进行比最终效果程度较轻的换肤，并考虑后期重复治疗，以获得更理想的效果。由于多次换肤的叠加效果，下眼睑的治疗通常能令人满意。眼睑的衰老很常见，几乎所有人都希望自己的皮肤状况能有所改善，他们发现，换肤的效果比手术更令人满意，尤其是换肤可以在没有常规麻醉的情况下进行。应告知患者，换肤的目的是淡化静态皱纹。表情纹（颧部肌肉收缩）可能会被淡化，但不会被彻底消除。

传统的经皮下眼睑成形术后，常见并发症是外眦圆钝或睑缘外翻。经睫毛下缘皮肤切口分离眼轮匝肌和眶隔后，去除多余的眶隔脂肪，将皮瓣牵拉后，去除多余的皮肤，以改善皱纹，在这一过程中破坏了眼轮匝肌与眶隔。结构的变化导致了眶隔对损伤的收缩反应，皮肤的去除破坏了眼睑的平衡，其结果不是单纯的睑缘外翻，就是外眦圆钝。

更合理的替代方案是使用"双层入路法"来改变下眼睑。眶隔脂肪突出问题可经结膜入路进行矫正。如果皮肤的衰老变化主要表现为皱纹，那么可以同时进行换肤，因为损伤区域之间有足够的距离。如果皮肤的改善需要切除过多的皮肤或处理眼轮匝肌，都是在眶隔前

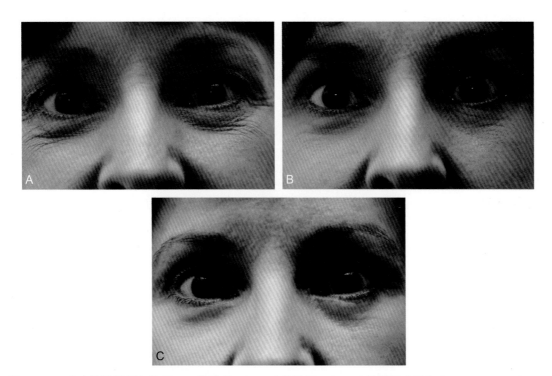

图 13-17　多次换肤的累加效果。A. 换肤前。B. 一次换肤后。C. 二次换肤后（引自 Bensimon RH. Croton oil peels. Aesthet Surg J 28：33-45, 2008）。

进行处理的（皮瓣或肌皮瓣法），换肤可以在稍后的时间进行。这样达到的效果是对正常解剖结构的纠正，完整保持眼睛自然形态的睑隔。

当然，下眼睑的处理方法有很多。无论选择何种技术，整形外科医师必须牢记，皱纹无法简单地通过手术消除。明智的医生如果能吸取这一建议，可以避免很多麻烦的并发症。由于现代巴豆油换肤的安全性和可预测性，成为治疗下眼睑老化的最佳手段之一。对于治疗下眼睑老化的医生来说，是一项必不可少的技术。

如果操作恰当，上眼睑成形术简单而又已经被患者所接受。在这种情况下，换肤技术起到的作用就相对弱一些。无论如何，如果患者不考虑手术，那么换肤所致的上眼睑皮肤的紧致效果（类似于手术），会给人一种焕然一新的感觉。此外，如果已经接受过上眼睑成形术的患者，也可以通过简单的换肤实现进一步的完善。

现代换肤技术实用性强、可控性强、操作简便，促使其产生了许多重要的分支。如前所述，下眼睑换肤可以显著地改善年轻个体的早期衰老问题。换肤使皮肤的解剖发生了改变，不可否认，随着年龄的增加它还会继续老化。如果几年后（或更久）再次出现老化问题，仍然可以通过换肤技术使皮肤再次焕发青春。患者在生活方式、皮肤护理（维甲酸、抗氧化剂、保湿剂和防晒）和避免光损伤等方面采取措施，对预防衰老也很有帮助。早期发现上眼睑皮肤冗余（未达到手术矫正的程度时），也可以通过换肤来治疗。

另一个早期衰老的迹象是面部多部位出现细纹，肤色暗淡同时伴有晒斑。通俗的说法是：皮肤失去了青春的光泽。这些变化经常可以在年轻女性身上看到，她们还没有考虑要做任何手术，但也没有达到需要进行标准地换肤、磨皮术或肉毒毒素注射的地步。可以针对特定的部位（如眼睑纹），通过轻微地换肤进行改善，并且可以进行面部整体的浅层换肤。与深层换肤相比，恢复更快，效果和维持时间也都优于 TCA 换肤或局部激光治疗。任何持久顽固的皱纹都可以通过前面描述的方式进行改善。定期重复地施行治疗是对抗衰老的好办法，并且适用于大部分人群。有趣的是，最初主要用于老年人的"苯酚换肤"已经发展成一种新的换肤方式，而年轻的患者也同样可以受益。节段性换肤和轻度换肤是许多面部手术很好的辅助手段。在施行面部提升手术时是否可以进行换肤是具有研究意义的，因为皮肤提升的主要区域（面中部的后部）不需要进行深层换肤。我们没有这方面的经验，但这是一个值得深思的问题。

术后效果

巴豆油换肤机制是：造成皮肤损伤，触发急性炎症反应，从而引起胶原蛋白和弹性蛋白的沉积。换肤后皮肤的组织学研究表明：真皮中有大量的新产生的胶原蛋白，排列有序，多年甚至几十年内都非常稳定。换肤最终改变了皮肤的结构，皱纹也得到了改善，皮肤看起来更年轻，因为真正意义上年轻的皮肤被创造出来了。不同角度的光线照射在皮肤上，反射回来的光线也很明亮；消除了皮肤光损伤后呈现出的暗淡、灰白色或灰黄的肤色。在面部年轻化手术过程中，肤质的全面改善基本上是缺失的。完美的提升手术却不能恢复青春的光泽，术后外观仍然显得衰老，因此结果是不完美的。皮肤改善而没有出现色素减退，并且皮肤似乎随着时间推移进一步改善，而不会出现恶化（图 13-18~ 图 13-25 展示了巴豆油换肤后的显著效果）。

对换肤后的皮肤进行显微观察，发现有日光角化物和新生癌细胞的破坏[8, 9]。很显然，深层的换肤完全能够到达这些细胞所在的层次。经验丰富的专业人员给我们提供了资料，证实了换肤后的患者不易患基底细胞癌或鳞状细胞癌，这一点我们深表同意。皮肤病学 5 年的研究表明，激光、氟尿嘧啶和 TCA 等换肤术后，可以有效地使黑色素瘤易感患者免受皮肤癌的影响[10]。其他研究也显示，有人使用 TCA 和苯酚换肤，成功地治疗了基底细胞癌。这些令人兴奋的进展将扩大换肤技术的适用范围，也证实了"美丽的皮肤是健康的"。

存在的问题和并发症

巴豆油换肤的并发症与其他深层换肤技术相同，主要的并发症仍然是瘢痕和色素沉着，通常可以通过控制换肤的深度来预防。愈合延迟（超过 14 天）和皮肤增厚表明换肤深度已经到达真皮网状层的深部。一旦发生皮肤增厚，应尽早使用类固醇激素局部治疗，并严密监测，防止皮肤发生萎缩。如果进展到早期瘢痕，建议局部注射 5- 氟尿嘧啶（5-

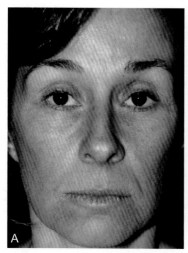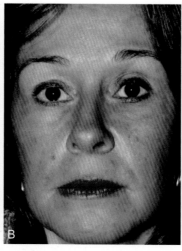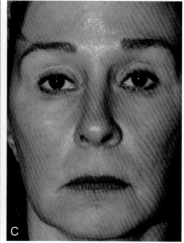

图 13-18　A. 这名 45 岁女性皮肤有弹性组织变性和较深的皱纹。B. 巴豆油换肤后 1 年，皮肤看起来更健康，富有光泽，颏部的皱纹也得到了改善。C. 术后 6 年，换肤效果稳定，并且随着时间的推移，肤质看起来越来越好（引自 Bensimon RH. Croton oil peels. Aesthet Surg J 28：33-45，2008）。

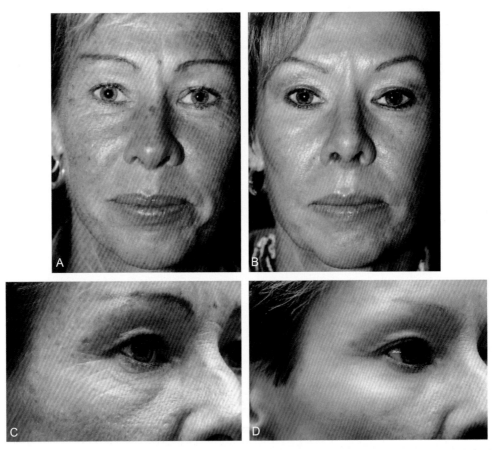

图 13-19　A、C. 这名 47 岁女性的皮肤有严重的光损伤、广泛的弹性组织变性、色素沉着改变，皮肤厚而不透明。B. 巴豆油换肤 4 年后，色素沉着与皱纹都得到了显著改善。D. 换肤 1 年后，脆弱的蜥蜴状皮肤明显改善，光线在眶周皮肤的穿透与反射现象明显（引自 Bensimon RH. Croton oil peels. Aesthet Surg J 28：33-45，2008）。

FU）。5-FU 治疗效果显著，它对所有的瘢痕都有作用，即使是陈旧性的瘢痕也有很好的疗效。根据监测结果，每 1~2 周注射一次，并持续监测瘢痕组织的萎缩情况。5-FU 是一种常见的静脉化疗药物，可在多剂量瓶中使用，不过使用说明中并未注明它可以用于瘢痕的治疗。可能导致瘢痕形成的潜在危险区域包括颞区、耳前区、颏下颌交界处和上眼睑内侧等区域。下颌角和颏下颌交界之间的皮肤娇嫩，不应该过度换肤，并且并不需要。上眼睑内侧位于鼻部与上眼睑的交汇处，可能在不经意间会被重复换肤（一定要注意这个细节）。有趣的是，这里和其他瘢痕好发区一样，有致密的韧带连接。这是巧合还是有一定的内在联系值得进一步研究。

　　如果换肤过深，会导致色素沉着，这种情况一般来说是可以预防的。如果患者的皱纹非常明显，确实需要换肤至导致色素沉着的深度，那么需要与患者进行商讨。但在大多数情

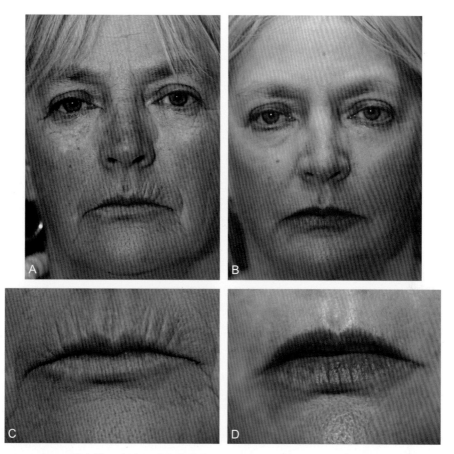

图 13-20　A、C. 一名 59 岁女性，皮肤因日晒而呈典型的灰白、灰黄色，口周皱纹明显。B、D. 为巴豆油换肤 1 年后，口周"条形码样"纹有了明显改善（引自 Bensimon RH. Croton oil peels. Aesthet Surg J 28：33-45，2008）。

况下，较深的换肤所带来的皮肤改善非常值得。传统的换肤无法获得瓷器般的光泽。医生必须仔细注意上唇，因为一旦上唇的光损伤得到改善，本身较浅的上唇肤色就会凸显出来，而不是新形成的色素沉着。同样的，应该提前告知患者，如果患者在之前的换肤治疗（比如二氧化碳激光）后出现色素沉着，那么由于本次治疗会令皮肤整体改善，上次的色素沉着就会暴露出来。

　　在恢复期可能会出现色素沉着，这在肤色较深的人身上更为常见。通常是日光照射的结果。防晒保护和预防色素沉着同样重要。如果出现色素沉着，可以用维甲酸和 4% 对苯二酚进行治疗。虽然可能会持续数周，但一般都会消退，目前并没有发现永久存在的案例。

　　病毒性疱疹是一个潜在的问题，因此所有的患者都要预防性地服用伐昔洛韦（每天 2

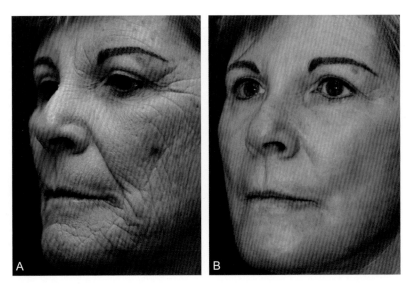

图 13-21　A. 如果这名 65 岁的女性面部除皱术后未接受换肤治疗，那么在美容效果上是不如意的，因为她衰老的主要表现是皮肤纹理的变化。B. 巴豆油换肤后 1 年，仅仅是深层换肤就显著地改善了她的外观，同时保持了正常的肤色（引自 Bensimon RH. Croton oil peels. Aesthet Surg J 28：33-45，2008）。

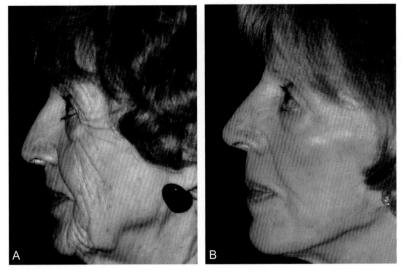

图 13-22　A. 这名 75 岁的女性面中部的前部有明显的老化迹象，但面后部没有。B. 81 岁时（面部除皱术后 5 年，巴豆油换肤后 1 年）。这一结果说明了同时改善皮肤结构和肤质的意义（引自 Bensimon RH. Croton oil peels. Aesthet Surg J 28：33-45，2008）。

次口服，每次 500 mg），在换肤前 3 日开始服用，换肤后继续服用 7 天。如果出现强烈的瘙痒和味觉障碍，提示可能存在病毒性疱疹。由于表皮的改变，爆发的疱疹性感染可能类似于红斑性病变而不是传统的水疱样表现。治疗包括加倍剂量地口服抗病毒药物，联合局部外用

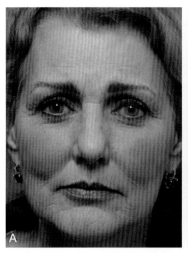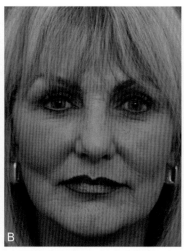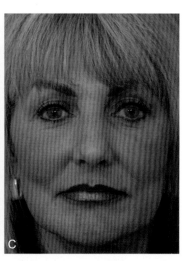

图 13-23　A. 这名 63 岁女性，表现为颏部、下颌缘、颈部松弛，上眼睑轻度凹陷。B. 面部除皱术及脂肪移植术后 1 年，尽管结构有所改善，但肤质问题影响了整体效果，所以她接受了进一步的换肤治疗。C. 换肤后 1.5 年。除皱手术、脂肪移植和换肤的结合获得了一个非常全面、均衡的效果。眉部的变化是肉毒毒素治疗的结果。

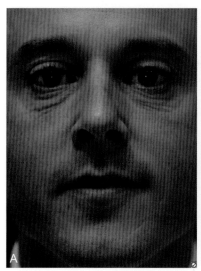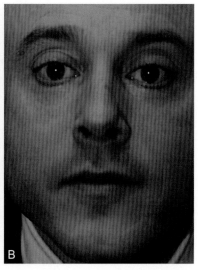

图 13-24　A. 这名 44 岁男子在衰老过程中唯一较为明显的变化是下眼睑皮肤的皱褶和轻微的冗余。B. 下眼睑节段性换肤（未进行手术）6 个月后的效果。下眼睑的肤色和外眦的形态都没有发生改变。

抗病毒药物，如喷昔洛韦。局部用药时应使用医用棉签，防止感染扩散。疱疹性感染可能会看起来比较严重，但愈合后通常不留瘢痕。

　　若面部感染生殖器疱疹，毒性更强，可能会形成瘢痕。很大一部分人是无症状的病毒

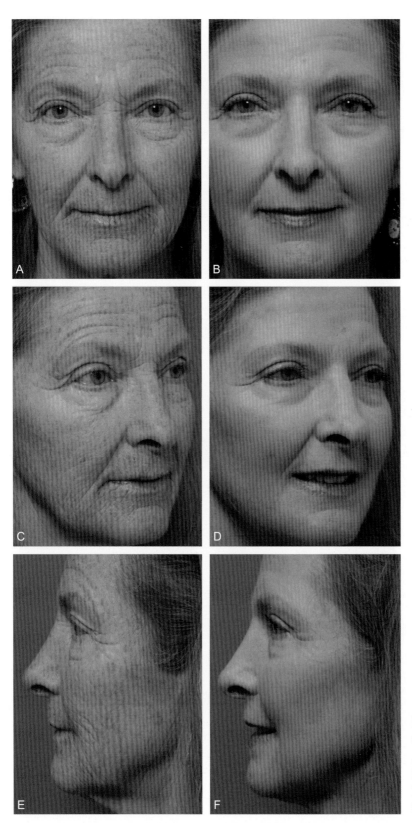

图 13-25　A、C、E. 这 名 61 岁的女性是一位烟民，有广泛的皱纹、光损伤和色素改变。B、D、F. 仅使用巴豆油换肤 6 个月后的显著改善，上眼睑皮肤紧致。

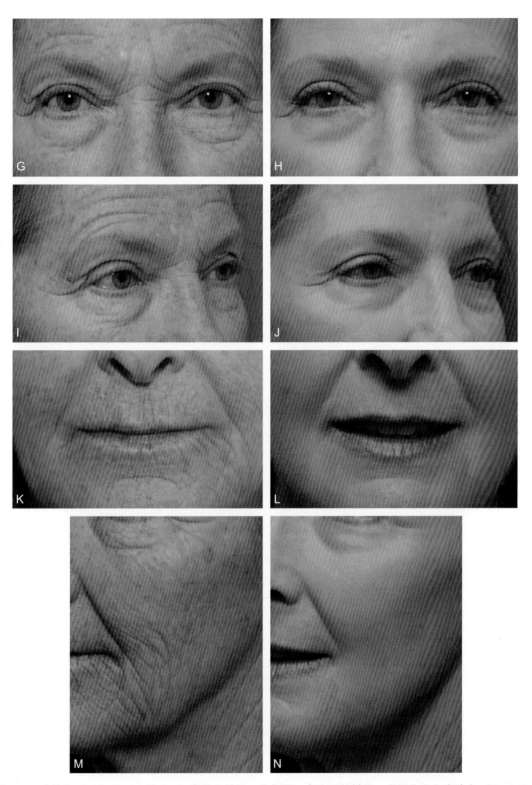

图 13-25（续） G、I、K、M. 这名 61 岁的女性是一位烟民，有广泛的皱纹、光损伤和色素改变。H、J、L、N. 换肤 6 个月后的显著改善。

携带者，因此需要提醒所有患者在涂抹任何药膏或触摸面部之前一定要彻底清洗双手。如果下眼睑皮肤松弛，换肤前应考虑到有睑外翻的可能性。有计划地进行轻度的换肤以及眼睑缝合术都能预防该问题的发生，也可以考虑换肤前行外眦固定术。换肤后，下眼睑可能会出现轻微的张力，以手指向上推下眼睑的方式进行按摩，效果很好。

愈合的早期有时候会出现粟丘疹，可能与封闭性药膏的使用有关。外用维甲酸或以细针进行轻柔地挑除，通常可以有效地治疗粟丘疹。长期的红斑（持续时间超过12周）可能与使用含有抗生素的药膏有关，当术前皮肤准备不充分或未准备时，也会出现这种情况。但它最终会完全消退，无须特殊治疗。若换肤后运用贴胶带和碱式没食子酸铋软膏的治疗方法，红斑则会明显减少。

总结

Hetter对巴豆油作为关键成分的关键发现，是化学深层换肤法的重要启示[2]。苯酚现在被认为是苛化剂的载体。可以通过控制巴豆油的浓度来获得理想的效果，同时不引起色素沉着。通过降低巴豆油的浓度，Baker换肤的"全或无"现象消失了，这也是医生最为担心的问题。医生终于有了一种安全而有效的方法来获得"崭新"的皮肤。

根据我们的经验，换肤可以在无麻醉的状态下进行，因此简化了流程，操作也更为方便。我们认为早期的实践者意识到了苯酚的麻醉特性，并很好地利用了这一点。有趣的是，换肤演变似乎经历了一个完整的循环，21世纪的换肤很像20世纪20年代换肤匠们所做的换肤。拥抱过去，我们才能走向未来。随着更多的实践者的参与和更多的研究工作的开展，巴豆油换肤将不断演变和完善，其真正的潜力将逐步得到实现。

在比较巴豆油换肤和激光换肤时，值得注意的一点是，对有经验的医生来说，激光换肤也是一项切实可行的选择，但也存在着明显的差异。比如，虽然激光也能引起胶原蛋白的增生，但弹性蛋白无法再生，这可能是由于激光的光热作用的原因，并且激光治疗的术前与远期效果无法进行对比。激光换肤后皮肤看起来比较薄，并且效果数年后出现不同程度的减退。化学换肤的效果稳定性持久，甚至在年老的患者身上可以认为是永久性的。医生要想公正地推荐激光时，应该考虑到激光高昂的价格与化学换肤低廉的成本。我们希望这一章能给读者以足够的指导和鼓励，在他们投入大笔资金购买激光仪器前，可以先尝试运用这些化学换肤技术。

对老年的患者进行换肤治疗，改善老化的皮肤，已经成为了现实。而通过逐步换肤治疗，让年轻的患者对抗衰老，这似乎很有野心，但也是可以实现的。从此，年轻的皮肤可以再现，理想的面中部年轻化也能实现。

技术要点

- 佩戴双层手套可以防止手部腐蚀（无菌外科手套更佳）。
- 将涂抹的手及时擦干，避免意外地涂抹在不需要的部位。
- 换肤液载体不应过于饱和，防止出现液体滴落。
- 持换肤药载体的手绝对不可在眼睛上方经过。
- 不应将润滑剂用于眼内，也不可使用角膜保护器。
- 抬高床头有助于防止溶液流入眼内。
- 医生必须警惕，防止内眦部分出现积液。
- 准备一块干纱布，随时准备蘸干溶液。
- 手持型风扇可以用来驱散烟雾。
- 全面部换肤时不可匆忙（至少 45~60 分钟）。

参·考·文·献

[1] Baker TJ. Chemical face peeling and rhytidectomy: a combined approach for facial rejuvenation. Plast Reconstr Surg 29:199-207, 1962.
[2] Hetter GP. An examination of the phenol-croton oil peel: part I. Dissecting the formula. Plast Reconstr Surg 105:227-239, 2000.
[3] Niamtu J III. Local anesthetic blocks of the head and neck for cosmetic facial surgery, I: a review of basic sensory anatomy. Cosmet Dermatology 17:515-522, 2004.
[4] Niamtu J III. Local anesthetic blocks of the head and neck for cosmetic facial surgery, II: techniques for upper and mid face. Cosmet Dermatology 17:583-587, 2004.
[5] Niamtu J III. Local anesthetic blocks of the head and neck for cosmetic facial surgery, III: techniques for maxillary nerve. Cosmet Dermatology 17:645-647, 2004.
[6] Niamtu J III. Local anesthetic blocks of the head and neck for cosmetic facial surgery, IV: techniques for the lower face. Cosmet Dermatology 17:714-720, 2004.
[7] Hetter GP. An examination of the phenol-croton oil peel: part II. The layer peelers and their croton oil formulas. Plast Reconstr Surg 105:240-248, 2000.
[8] Kligman AM, Baker TJ, Gordon HL. Long-term histologic follow-up of the phenol face peels. Plast Reconstr Surg 75:652-659, 1985.
[9] De Rossi-Fattaccioli D. Histologic comparison between deep chemical peels (modified Litton's formulae) and extreme pulsed laser CO_2 resurfacing. Dermatol Peru 15:181-184, 2005.
[10] Hantash BM, Stewart DB, Cooper ZA, et al. Facial resurfacing for non-melanoma skin cancer prophylaxis. Arch Dermatol 142:976-982, 2006.

延·伸·阅·读

[1] Baker TJ. The ablation of rhitides by chemical means: a preliminary report. J Fla Med Assoc 48:451-454, 1961.
[2] Bensimon RH. Croton oil peels. Aesthet Surg J 28:33-45, 2008.

[3] Edison RB. Lighter phenol peels allow faster recovery and less discomfort. Aesthetic Surg J 16:239-240, 1996.

[4] Hetter GP. An examination of the phenol-croton oil peel: part III. The plastic surgeon's role. Plast Reconstr Surg 105:752-763, 2000.

[5] Hetter GP. An examination of the phenol-croton oil peel: part IV. Face peel results with different concentrations of phenol and croton oil. Plast Reconstr Surg 105:1061-1083, 2000.

[6] Kaminaka C, Yamamoto Y, Furukawa F. Nevoid basal cell carcinoma syndrome successfully treated with trichloroacetic acid and phenol peeling. J Dermatol 34:841-843, 2007.

[7] Kaminaka C, Yamamoto Y, Yonei N, et al. Phenol peels as a novel therapeutic approach for actinic keratosis and Bowen disease: prospective pilot trial with assessment of clinical histological and immunohistochemical correlations. J Am Acad Dermatol 60:615-625, 2009.

[8] Landau M. Chemical peels. Clin Dermatol 26:200-208, 2008.

[9] Larson DL, Karmo F, Hetter GP. Phenol-croton oil peel: establishing an animal model for scientific investigation. Aesthet Surg J 29:47-53, 2009.

[10] Loftus J. The Smart Woman's Guide to Plastic Surgery, ed 2. New York: McGraw-Hill, 2007.

[11] Mendelson B, Ho WC. Anatomy of the aging face. In Neligan PC, ed. Plastic Surgery, ed 3. Philadelphia: Elsevier Saunders, 2013.

[12] Obagi ZE. Endpoints. In Obagi ZE, ed. Obagi Skin Health Restoration and Rejuvenation. New York: Springer-Verlag, 2000.

[13] Stagnone JJ, Stagnone GJ. A second look at chemabrasion. J Dermatol Surg Oncol 8:701-705, 1982.

[14] Stegman SJ. A comparative histologic study of the effects of three peeling agents and dermabrasion on normal and sun-damaged skin. Aesthetic Plast Surg 6:123-135, 1982.

[15] Truppman ES, Ellenby JD. Major electrocardiographic changes during chemical face peeling. Plast Reconstr Surg 63:44-48, 1979.

索　引